全国中医药行业高等教育"十四五"规划教材

全国高等中医药院校规划教材（第十一版）

医药数据库系统原理与应用

（新世纪第三版）

（供中药学、药学、管理学、计算机科学与技术等专业用）

主　编　杜建强　胡孔法

中国中医药出版社

·北京·

图书在版编目（CIP）数据

医药数据库系统原理与应用 / 杜建强，胡孔法主编 . —3 版 . —北京：
中国中医药出版社，2023.8
全国中医药行业高等教育"十四五"规划教材
ISBN 978-7-5132-8230-7

Ⅰ. ①医… Ⅱ. ①杜… ②胡… Ⅲ. ①数据库管理系
统—应用—医药学—中医学院—教材 Ⅳ. ① R319

中国国家版本馆 CIP 数据核字（2023）第 106628 号

融合出版数字化资源服务说明

全国中医药行业高等教育"十四五"规划教材为融合教材，各教材相关数字化资源（电子教材、PPT 课件、
视频、复习思考题等）在全国中医药行业教育云平台"医开讲"发布。

资源访问说明

扫描右方二维码下载"医开讲 APP"或到"医开讲网站"（网址：www.e-lesson.cn）注
册登录，输入封底"序列号"进行账号绑定后即可访问相关数字化资源（注意：序列号
只可绑定一个账号，为避免不必要的损失，请您刮开序列号立即进行账号绑定激活）。

资源下载说明

本书有配套 PPT 课件，供教师下载使用，请到"医开讲网站"（网址：www.e-lesson.cn）认证教师身份后，
搜索书名进入具体图书页面实现下载。

中国中医药出版社出版

北京经济技术开发区科创十三街 31 号院二区 8 号楼
邮政编码　100176
传真　010-64405721
保定市西城胶印有限公司印刷
各地新华书店经销

开本 889×1194　1/16　印张 16.75　字数 442 千字
2023 年 8 月第 3 版　2023 年 8 月第 1 次印刷
书号　ISBN 978-7-5132-8230-7

定价　65.00 元
网址　www.cptcm.com

服 务 热 线　010-64405510　　微信服务号　**zgzyycbs**
购 书 热 线　010-89535836　　微商城网址　**https://kdt.im/LIdUGr**
维 权 打 假　010-64405753　　天猫旗舰店网址　**https://zgzyycbs.tmall.com**

如有印装质量问题请与本社出版部联系（010-64405510）

全国中医药行业高等教育"十四五"规划教材
全国高等中医药院校规划教材（第十一版）

《医药数据库系统原理与应用》

编 委 会

全国中医药行业高等教育"十四五"规划教材
全国高等中医药院校规划教材（第十一版）

专家指导委员会

名誉主任委员

余艳红（国家卫生健康委员会党组成员，国家中医药管理局党组书记、局长）

主任委员

张伯礼（天津中医药大学教授、中国工程院院士、国医大师）

秦怀金（国家中医药管理局党组成员、副局长）

副主任委员

王永炎（中国中医科学院名誉院长、中国工程院院士）

陈可冀（中国中医科学院研究员、中国科学院院士、国医大师）

严世芸（上海中医药大学教授、国医大师）

黄璐琦（中国中医科学院院长、中国工程院院士）

陆建伟（国家中医药管理局人事教育司司长）

委　员（以姓氏笔画为序）

丁中涛（云南中医药大学校长）

王　伟（广州中医药大学校长）

王　琦（北京中医药大学教授、中国工程院院士、国医大师）

王耀献（河南中医药大学校长）

石学敏（天津中医药大学教授、中国工程院院士）

田金洲（北京中医药大学教授、中国工程院院士）

仝小林（中国中医科学院教授、中国科学院院士）

匡海学（教育部高等学校中药学类专业教学指导委员会主任委员、黑龙江中医药大学教授）

吕晓东（辽宁中医药大学党委书记）

朱卫丰（江西中医药大学校长）

刘松林（湖北中医药大学校长）

孙振霖（陕西中医药大学校长）

李可建（山东中医药大学校长）

李灿东（福建中医药大学校长）

杨　柱（贵州中医药大学党委书记）

余曙光（成都中医药大学校长）

谷晓红（教育部高等学校中医学类专业教学指导委员会主任委员、北京中医药大学教授）

冷向阳（长春中医药大学校长）

宋春生（中国中医药出版社有限公司董事长）

陈　忠（浙江中医药大学校长）

季　光（上海中医药大学校长）

赵继荣（甘肃中医药大学校长）

郝慧琴（山西中医药大学党委书记）

胡　刚（南京中医药大学校长）

姚　春（广西中医药大学校长）

徐安龙（教育部高等学校中西医结合类专业教学指导委员会主任委员、北京中医药大学校长）

高秀梅（天津中医药大学校长）

高维娟（河北中医药大学校长）

郭宏伟（黑龙江中医药大学校长）

彭代银（安徽中医药大学校长）

戴爱国（湖南中医药大学党委书记）

秘书长（兼）

陆建伟（国家中医药管理局人事教育司司长）

宋春生（中国中医药出版社有限公司董事长）

办公室主任

张欣霞（国家中医药管理局人事教育司副司长）

张峘宇（中国中医药出版社有限公司副总经理）

办公室成员

陈令轩（国家中医药管理局人事教育司综合协调处副处长）

李秀明（中国中医药出版社有限公司总编辑）

李占永（中国中医药出版社有限公司副总编辑）

芮立新（中国中医药出版社有限公司副总编辑）

沈承玲（中国中医药出版社有限公司教材中心主任）

全国中医药行业高等教育"十四五"规划教材
全国高等中医药院校规划教材（第十一版）

编审专家组

组　长

余艳红（国家卫生健康委员会党组成员，国家中医药管理局党组书记、局长）

副组长

张伯礼（天津中医药大学教授、中国工程院院士、国医大师）

秦怀金（国家中医药管理局党组成员、副局长）

组　员

陆建伟（国家中医药管理局人事教育司司长）

严世芸（上海中医药大学教授、国医大师）

吴勉华（南京中医药大学教授）

匡海学（黑龙江中医药大学教授）

刘红宁（江西中医药大学教授）

翟双庆（北京中医药大学教授）

胡鸿毅（上海中医药大学教授）

余曙光（成都中医药大学教授）

周桂桐（天津中医药大学教授）

石　岩（辽宁中医药大学教授）

黄必胜（湖北中医药大学教授）

前 言

为全面贯彻《中共中央 国务院关于促进中医药传承创新发展的意见》和全国中医药大会精神，落实《国务院办公厅关于加快医学教育创新发展的指导意见》《教育部 国家卫生健康委 国家中医药管理局关于深化医教协同进一步推动中医药教育改革与高质量发展的实施意见》，紧密对接新医科建设对中医药教育改革的新要求和中医药传承创新发展对人才培养的新需求，国家中医药管理局教材办公室（以下简称"教材办"）、中国中医药出版社在国家中医药管理局领导下，在教育部高等学校中医学类、中药学类、中西医结合类专业教学指导委员会及全国中医药行业高等教育规划教材专家指导委员会指导下，对全国中医药行业高等教育"十三五"规划教材进行综合评价，研究制定《全国中医药行业高等教育"十四五"规划教材建设方案》，并全面组织实施。鉴于全国中医药行业主管部门主持编写的全国高等中医药院校规划教材目前已出版十版，为体现其系统性和传承性，本套教材称为第十一版。

本套教材建设，坚持问题导向、目标导向、需求导向，结合"十三五"规划教材综合评价中发现的问题和收集的意见建议，对教材建设知识体系、结构安排等进行系统整体优化，进一步加强顶层设计和组织管理，坚持立德树人根本任务，力求构建适应中医药教育教学改革需求的教材体系，更好地服务院校人才培养和学科专业建设，促进中医药教育创新发展。

本套教材建设过程中，教材办聘请中医学、中药学、针灸推拿学三个专业的权威专家组成编审专家组，参与主编确定，提出指导意见，审查编写质量。特别是对核心示范教材建设加强了组织管理，成立了专门评价专家组，全程指导教材建设，确保教材质量。

本套教材具有以下特点：

1.坚持立德树人，融入课程思政内容

将党的二十大精神进教材，把立德树人贯穿教材建设全过程、各方面，体现课程思政建设新要求，发挥中医药文化育人优势，促进中医药人文教育与专业教育有机融合，指导学生树立正确世界观、人生观、价值观，帮助学生立大志、明大德、成大才、担大任，坚定信念信心，努力成为堪当民族复兴重任的时代新人。

2.优化知识结构，强化中医思维培养

在"十三五"规划教材知识架构基础上，进一步整合优化学科知识结构体系，减少不同学科教材间相同知识内容交叉重复，增强教材知识结构的系统性、完整性。强化中医思维培养，突出中医思维在教材编写中的主导作用，注重中医经典内容编写，在《内经》《伤寒论》等经典课程中更加突出重点，同时更加强化经典与临床的融合，增强中医经典的临床运用，帮助学生筑牢中医经典基础，逐步形成中医思维。

3.突出"三基五性"，注重内容严谨准确

坚持"以本为本"，更加突出教材的"三基五性"，即基本知识、基本理论、基本技能，思想性、科学性、先进性、启发性、适用性。注重名词术语统一，概念准确，表述科学严谨，知识点结合完备，内容精炼完整。教材编写综合考虑学科的分化、交叉，既充分体现不同学科自身特点，又注意各学科之间的有机衔接；注重理论与临床实践结合，与医师规范化培训、医师资格考试接轨。

4.强化精品意识，建设行业示范教材

遴选行业权威专家，吸纳一线优秀教师，组建经验丰富、专业精湛、治学严谨、作风扎实的高水平编写团队，将精品意识和质量意识贯穿教材建设始终，严格编审把关，确保教材编写质量。特别是对 32 门核心示范教材建设，更加强调知识体系架构建设，紧密结合国家精品课程、一流学科、一流专业建设，提高编写标准和要求，着力推出一批高质量的核心示范教材。

5.加强数字化建设，丰富拓展教材内容

为适应新型出版业态，充分借助现代信息技术，在纸质教材基础上，强化数字化教材开发建设，对全国中医药行业教育云平台"医开讲"进行了升级改造，融入了更多更实用的数字化教学素材，如精品视频、复习思考题、AR/VR 等，对纸质教材内容进行拓展和延伸，更好地服务教师线上教学和学生线下自主学习，满足中医药教育教学需要。

本套教材的建设，凝聚了全国中医药行业高等教育工作者的集体智慧，体现了中医药行业齐心协力、求真务实、精益求精的工作作风，谨此向有关单位和个人致以衷心的感谢！

尽管所有组织者与编写者竭尽心智，精益求精，本套教材仍有进一步提升空间，敬请广大师生提出宝贵意见和建议，以便不断修订完善。

国家中医药管理局教材办公室

中国中医药出版社有限公司

2023 年 6 月

编写说明

习近平总书记在中国共产党第二十次全国代表大会上的报告中明确提出，"加快实施创新驱动发展战略。坚持面向世界科技前沿、面向经济主战场、面向国家重大需求、面向人民生命健康，加快实现高水平科技自立自强"。作为数据管理的最新技术，我国数据库技术正在从跟跑发展到同国际先进水平并跑的阶段，高水平科技自立自强离不开数据库技术的自立自强。

数据库技术自从20世纪60年代末期诞生以来，表现出强劲的发展势头和旺盛的生命力，成为计算机科学最为活跃、最为实用的分支之一。基于数据库技术设计开发的各种信息管理系统已经成为现代生活的基础性设施，遍布工作生活的各个领域。在医学领域，数据库技术的应用也极为普遍，《"十四五"全民健康信息化规划》提出，到2025年，全员人口信息、居民电子健康档案、电子病历和基础资源等数据库更加完善。

数据库课程已经成为世界范围内计算机学科的核心课程之一，是计算机科学与技术、软件工程、信息管理与信息系统、电子商务等专业的必修课。因为其重要性和普及程度，也成为许多非计算机专业的选修课，已经由一种计算机应用的专门技术发展为现代计算机环境下理论研究与实用技术的核心组成部分。

编者致力于为高等院校本科生提供一本实用管用的数据库教材。本教材具有以下特点。

1. 医学特色鲜明　以一个统一的医院门诊系统数据库案例贯穿全书各个章节，从第一章绪论开始，到数据模型、SQL语言、数据安全性、数据库的设计和应用开发，乃至数据库的查询优化和并发控制，都是围绕统一的医院门诊系统数据库案例展开。通过统一的案例，读者可以深刻而系统地体会数据库的概念和原理，掌握数据库设计开发技术。

2. 实用性突出　本书围绕医院门诊系统数据库案例，详细讲解了数据库系统的设计，介绍了当前流行的数据库系统体系结构和数据库访问技术，并给出了ADO.NET访问实现示例和JDBC访问实现示例，帮助读者掌握数据库系统的开发技术。同时，本书介绍了当前若干种典型的医药数据库系统，对于一些过时的技术不再展开讨论。

3. 实验内容丰富　本书围绕数据库的安装、SQL查询、数据库安全性和完整性、数据库的管理等方面设计了多个实验，并提出具体的实验要求。同时，也提出了课程（大作业）设计的要求。

本书是在全国中医药行业高等教育"十二五""十三五"规划教材的基础上修订完善，除了勘正原书的错误外，对部分章节也进行了调整并融入了课程思政。考虑到医学数据库应用系统的不断涌现，删除了原第九章"典型的医学数据库系统"，在第六章中增加了相应的一节进行概述。随着医学领域产生的数据量越来越大、数据类型越来越丰富，大数据的应用价值进一步显现，第十一章增加了一节"健康医疗大数据"，对健康医疗大数据的定义、特点及其应用进行了阐述。

本书第一章由杜建强编写，第二章由孙艳秋、孙秀丽编写，第三章由李志敏、孙扬波、任真编写，第四章由吴雅琴、甘昕艳编写，第五章由胡孔法、佘侃侃编写，第六章由米鹂、马斌编写，第七章由张未未、程春雷编写，第八章由闫朝升、蒋旭东编写，第九章由姜姗、李晓伟编写，第十章由殷云霞、彭平编写，第十一章由罗维编写。全书由杜建强和胡孔法统稿，融合出版数字化资源负责人是张未未。

本书可作为高等医学院校中药学、药学、计算机科学与技术、软件工程、物联网工程、信息管理与信息系统、医药信息工程及其相关专业数据库课程教材，也可作为其他非计算机专业的数据库课程教材。本书也可用作软件开发人员及医药卫生行业信息化工作者的参考书。

由于编者水平有限，书中不足之处，敬请读者提出宝贵意见，以便再版时修订提高。

《医药数据库系统原理与应用》编委会

2023 年 5 月

目　录

第一章

绪 论

扫一扫，查阅本章数字资源，含PPT、音视频、图片等

　　数据库技术自从20世纪60年代末期诞生以来，表现出强劲的发展势头和旺盛的生命力，成为计算机科学最活跃、最实用的分支之一。基于数据库技术设计开发的各种信息管理系统已经成为现代生活的基础性设施，遍布工作生活的各个领域。从银行储蓄系统、ATM自动取款机、大型超市购物系统、火车票飞机票购票系统、校园一卡通系统、图书馆信息系统、微信、微博、QQ即时通讯、淘宝购物到企业资源计划系统（enterprise resource planning，ERP）、电子政务系统（e-government）、地理信息系统（geographic information system，GIS）等无不构建于数据库之上。在医学领域，数据库技术的应用也极为普遍，"十四五"全民健康信息化规划提出，到2025年，全员人口信息、居民电子健康档案、电子病历和基础资源等数据库更加完善。可以说，数据库系统建设的规模、数据量的大小、应用范围等已经成为衡量一个国家、地区、单位和部门信息化程度和管理水平的重要标志。

　　数据库课程已经成为世界范围内计算机学科的核心课程之一，是计算机科学与技术、软件工程、信息管理与信息系统、电子商务等专业的必修课程。因为其重要性和普及程度，也成为了许多非计算机专业的选修课程，已经由一种计算机应用的专门技术发展为现代计算机环境下理论研究与实用技术的核心组成部分。

　　本章主要介绍数据库系统这门学科中的一些重要概念、数据管理技术的发展、数据库系统的特点和数据模型的知识等，使读者对数据库课程有一个大致的了解和整体的把握，为后面的学习奠定一个良好基础。需要指出的是，本章对于全面正确认识数据库系统的特征与功能，把握数据库原理与技术都相当重要，具有基础性的意义。

第一节　数据库系统概述

　　在系统地学习数据库课程之前，先介绍一些数据库最常用的基本概念：数据（data）、数据库（database，DB）、数据库管理系统（database management system，DBMS）、数据库系统（database system，DBS）。

一、数据库系统基本概念

1. 数据

　　数据是描述事物的符号记录。数字是描述事物最常用的符号，如一个病人年龄35岁，身高175cm，体温38.5℃等。当然，还可用字符串"张三""江西中医药大学"来描述病人的姓名和工作单位，用文本记录病历。这些字符串、文本，以及病人的心电图、X光片图像等也是数据。

因此，数据的种类是很多的，包括数字、文字、图形、图像、音频、视频等。

光从数据本身有时很难完全理解其含义。例如，下面一段话是用来描述一位病人的。

（张三，男，45，60，39）

除了能猜测出病人姓名是张三，性别是男外，后面三个数字令人费解。如果将上面这段话加上一些内容，变成表1-1的样子，就一目了然了。

表1-1　病人基本信息表

姓名	性别	年龄	体重（kg）	入院体温（℃）
张三	男	45	60	39
…	…	…	…	…

因此，数据的表现形式必须同数据的解释结合起来才能被准确理解，数据和关于数据的解释是不可分的。具有特定意义的数据也称为信息，信息是对现实世界中存在的客观实体、现象和关系进行描述的具有特定意义的数据，是经过加工处理的数据。数据和信息是两个既紧密联系、又相互区别的概念，数据是信息的具体表现形式，信息是数据有意义的表现。很多情况下，数据库系统也称为信息管理系统。

2. 数据库

数据库是长期储存在计算机内，有组织的、可共享的大量数据的集合。为了有效管理病人，可以建立病人数据库。首先要收集大量病人的数据，包括病人基本信息、病人临床表现、病人检查信息、病人诊断信息和病人治疗信息等等，然后把收集到的大量数据按照某种数据模型有序组织起来，再存储在计算机内，既可以供医生、又可以供病人查询使用，实现医生和病人的数据共享。同其他形式的数据存储相比，数据库中的数据具有永久存储、有组织和可共享三个基本特点。

3. 数据库管理系统

在建立病人数据库的时候，面临的挑战是如何科学地组织和存储大量的数据，如何高效地获取和操作数据，如何有效地维护数据。数据库管理系统承担了这些艰巨的任务。数据库管理系统是一种操纵和管理数据库的大型软件，用于建立、使用和维护数据库，简称DBMS。它具有强大的数据定义、数据组织、数据存储、数据操纵和运行维护等功能，对数据库进行统一的管理和控制，以保证数据库的安全性和完整性。用户通过DBMS访问数据库中的数据，数据库管理员也通过DBMS进行数据库的维护工作。

数据库管理系统是位于操作系统与用户之间的数据管理软件。同操作系统一样，数据库管理系统也是计算机系统中的基础软件，是一个大型复杂的软件系统，目前常用的数据库管理系统有甲骨文公司的Oracle，微软公司的SQL Server、Access，IBM公司的DB2，开源数据库My SQL以及国产数据库达梦等。

4. 数据库系统

数据库系统是为适应实际数据处理的需要而发展起来的一种较为理想的数据处理系统，通常由软件、数据库和数据库管理员组成。其软件主要包括操作系统、数据库管理系统和各种实用程序。数据由数据库管理系统统一管理，数据的插入、删除、修改和检索均要通过数据库管理系统进行。数据库管理员负责创建、监控和维护整个数据库，使数据能被任何授权用户安全有效地使用。医院信息系统、电子病历系统、实验室检验系统、医学图像档案系统和医疗保险系统都是为满足实际数据处理需要建立的数据库系统。数据库系统组成如图1-1所示。

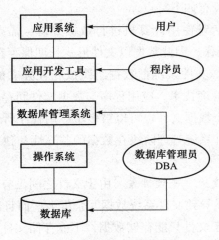

图 1-1 数据库系统组成

二、数据管理技术的发展

数据管理是指对数据的组织、分类、编码、存储、检索和维护，是数据处理过程的主要内容与核心部分。随着计算机硬件和软件的发展，在应用需求的驱动下，数据管理经历了人工管理、文件系统和数据库系统三个发展阶段。

1. 人工管理阶段

数据的人工管理阶段出现在 20 世纪 50 年代中期以前，当时计算机主要用于科学计算，软硬件设施还处于较为原始的时期。硬件方面没有可供直接访问的磁盘等存储设备，外存只有卡片机、磁带机；软件方面没有通用的操作系统，没有数据管理方面的软件，只有汇编语言，数据采用批处理方式。人工管理数据有如下特点和不足。

（1）*数据不保存* 当时计算机主要用于科学计算，一般不需要将数据长期保存。只是当计算某一问题时将数据输入，计算任务完成后就撤走。不仅对于用户数据是如此处理，对于系统软件也是同样处理。

（2）*数据由程序管理* 由于没有专门的软件系统完成数据的管理工作，因此应用程序不仅要设计数据的逻辑结构，还要设计数据的物理结构，包括存储结构、存取路径和输入方式等。

（3）*数据不共享* 数据依附于应用程序，一组数据只能对应一个程序。在出现多个不同程序涉及相同数据时，必须各自定义，难以相互参照利用，造成程序之间存在大量的冗余数据。

（4）*数据没有独立性* 由于数据紧密依附应用程序，当数据的逻辑结构或物理结构变动时，必须对应用程序进行相应修改，程序员的负担相当沉重。

人工管理阶段数据与应用程序之间的对应关系如图 1-2 所示。

应用程序1 —— 数据集1
应用程序2 —— 数据集2
⋮ ⋮
应用程序n —— 数据集n

图 1-2 人工管理阶段数据与应用程序之间的对应关系

2. 文件系统管理阶段

文件系统管理数据阶段出现在 20 世纪 50 年代中期到 60 年代中期。这一时期，由于数据量逐渐增加，数据存储、数据检索和数据维护的需求越来越迫切，计算机软硬件技术也有很大的改进。硬件方面出现了磁盘、磁鼓等直接存储设备，软件方面出现高级语言和操作系统，而且在操作系统中有专门的数据管理软件，一般称之为文件系统。数据不仅能够批处理，而且能够联机实时处理。文件系统管理数据阶段有如下特点。

（1）**数据长期保存**　由于大量使用计算机进行数据处理，需要对数据反复进行查询、更新（插入、删除和修改）等基本操作，因此数据以文件形式长期保存在计算机外部存储设备中。

（2）**数据由文件系统管理**　文件系统把数据组织成相互独立的数据文件，实现了"按文件名访问，按记录存取"的数据管理技术。应用程序与数据文件间存在多对多的关系：一个应用程序可以使用多个数据文件，一个数据文件也可以被多个应用程序所使用。

相对于人工管理阶段，文件系统管理阶段在数据的共享性和独立性方面有一定的进步，但仍然存在以下缺点。

（1）**数据共享性差，冗余度大，一致性差**　由于文件之间没有结构，缺乏联系，同样的数据有可能在多个文件中重复存储，导致文件系统数据冗余度大，而且容易导致数据不一致。

（2）**数据的独立性差**　由于文件只能存储数据，不能存储文件的结构表述，数据文件的操作都要依靠应用程序实现。当文件的逻辑结构发生变化，应用程序就需要修改，文件和程序之间缺乏独立性。文件系统一般是针对特定应用程序的，在现有数据基础上增加新的应用会很困难，系统不容易扩充。

文件系统阶段数据与应用程序之间的关系如图1－3所示。

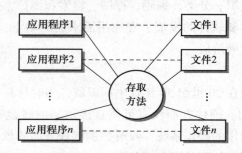

图1－3　文件系统阶段数据与应用程序之间的对应关系

3. 数据库系统管理阶段

进入20世纪60年代，随着计算机应用领域的日益拓展，计算机管理的数据规模越来越大，数据量急剧增长，多种应用共享数据集合的要求越来越强烈，基于文件系统的数据管理技术无法满足实际应用的需要。在这一时期，计算机硬件技术得到了飞速发展，大容量磁盘、磁盘阵列等数据存储技术日益成熟，新型的存储硬件陆续进入市场，而价格却在不断下降；同时许多公司竞相投入到数据管理技术的开发与研制当中，软件环境不断完善。在迫切的实际需求和良好的软硬件环境中，统一管理数据的专门软件系统——数据库管理系统应运而生。数据库管理系统的诞生，标志着数据管理技术的飞跃。

三、数据库系统的特点

与人工管理和文件系统相比，数据库系统管理数据具有显著的优点。

1. 数据整体结构化

数据整体结构化是数据库系统与文件管理系统的根本区别。文件系统中，文件内部的数据是结构化的，但是文件和文件之间的数据没有联系。而数据库系统不仅要考虑数据表内的结构化，还要考虑数据表之间的联系。

例如，以文件系统管理医院的数据，存在管理病人、医生和诊疗总费用的三个文件。三个文件记录的属性组成见图 1 - 4。

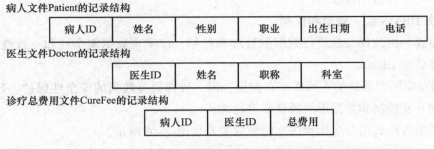

图 1－4 病人、医生、诊疗总费用文件结构

病人、医生、诊疗总费用三个文件记录内部是结构化的，但是文件和文件之间却没有联系。而实际上三个文件是存在联系的，诊疗总费用 CureFee 文件中的病人 ID 必须是病人文件 Patient 中的某个病人 ID，医生 ID 必须是医生文件 Doctor 中的某个医生 ID。显然文件系统不能反映这种联系，只能通过应用程序才能体现出来。在数据库系统中，记录之间的这种联系可以通过完整性约束来实现，体现了整体数据的结构化。

数据库系统数据整体结构化的另一个表现是数据不仅仅针对某个部门级的应用，而是面向整个组织的多个应用。例如，一个医院的信息管理系统不仅要考虑门诊部的门诊管理，还要考虑住院部的住院管理、人事部的人事管理、财务部的财务管理、后勤部门的物资管理等。因此，医院信息管理系统中医生数据就要面向各个部门而不仅仅是门诊科室，如图 1 - 5 所示。

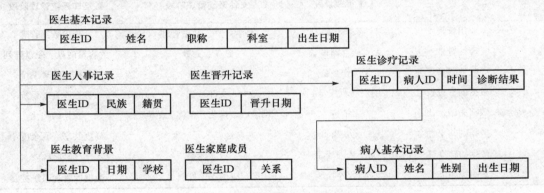

图 1－5 医药信息管理系统中的医生数据

2. 数据共享性高，冗余度低

数据库中的数据不是面向特定应用而是面向整个组织的，因此多个用户、多个应用可以访问同一数据，数据是高度共享的。数据共享可以大大减少数据的冗余程度，节约存储空间。数据共享还可以有效防止数据的不相容性和不一致性。

由于数据实现了整体结构化，因而可以面向整个组织，不仅可以被已有的多个应用共享，还可以增加新的应用，满足不同用户的多种需要，数据库系统具有良好的扩充性。

3. 数据独立性高

数据独立性是指数据与应用程序之间的独立性，分为物理独立性和逻辑独立性。物理独立性是指应用程序与存储在磁盘上的数据是互相独立的。用户程序只需关注数据库名称、数据文件名称和文件中的属性名称等逻辑概念，而不用考虑数据的实际物理存储，不需关心实际数据究竟存储在磁盘的什么位置。即使数据存储发生了变换，也不用修改用户程序。

数据的逻辑独立性是指应用程序和数据库的逻辑结构是互相独立的，数据库的逻辑结构发生了变化，也不用修改应用程序。

4. 数据由 DBMS 统一管理和控制

数据库需要一组软件工具进行数据的管理和控制，以实现数据安全性和一致性的基本要求。这样一组软件就是 DBMS。

DBMS 的功能随着系统的不同而略有差异，但一般都具有数据的安全性保护、数据的完整性检查、数据的并发控制和数据库故障恢复等功能。

数据库系统阶段数据与应用程序之间对应关系如图 1-6 所示。

综上所述，数据管理技术的发展经历了人工管理、文件系统管理和数据库系统管理三个阶段，数据管理三个阶段的特点比较如表 1-2 所示。

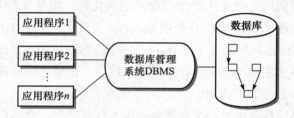

图 1-6　数据库系统阶段数据与应用程序之间的对应关系

表 1-2　数据管理三个阶段的特点比较

特征	阶段	人工管理阶段	文件系统管理阶段	数据库系统管理阶段
背景	应用背景	科学计算	科学计算、数据管理	大规模数据管理
	硬件背景	无直接存储设备	磁盘、磁鼓	大容量磁盘、磁盘阵列
	软件背景	无操作系统	文件系统	数据库管理系统
特点	数据的管理者	用户（程序员）	文件系统	数据库管理系统
	数据的结构化	无结构	记录内结构化，整体无结构	整体结构化
	数据的共享性	无共享	共享性差、冗余度大	高度共享、冗余度小
	数据的独立性	完全依赖程序	独立性差	独立性高
	数据控制能力	应用程序控制	应用程序控制	数据库管理系统控制

第二节　数据模型

模型是对现实世界某个对象的模拟和抽象，通过模型可以很快获得对该对象的认识，如飞机模型、火箭模型、建筑沙盘等。数据模型（data model）是对现实世界数据的模拟和抽象，是用来描述数据、组织数据、操作数据及约束数据的。数据模型是数据库系统的核心和基础，现有的数据库系统均是基于某种数据模型的。

一、数据模型概述

计算机不能够直接处理现实世界中的事物，必须先把具体事物转换成计算机能够处理的数据，也就是建立数据模型来表示具体的人、物、活动或概念。数据模型必须满足三方面的要求：①能够比较真实地描述现实世界。②容易理解。③便于在计算机上实现。

1. 数据模型的分类

根据数据抽象程度的不同，可以将数据模型分为三类：概念模型（conceptual model）、逻辑模型（logical model）和物理模型（physical model）。

（1）概念模型 概念模型也称信息模型，它是按照用户的观点和认识对现实世界的数据进行建模。概念模型是对现实世界数据的第一步抽象，同具体的 DBMS 无关。概念模型具有以下几个特点：①语义表达能力强。②容易理解。③容易向逻辑模型转换。常用的概念模型工具是实体－关系模型（entity－relationship model，E－R 模型）。

（2）逻辑模型 逻辑模型是按照计算机系统的观点来对数据建模，是数据抽象的中间层，用于描述数据库的整体逻辑结构。逻辑模型同具体的 DBMS 密切相关，因此逻辑模型既要易于理解，又要便于在 DBMS 上实现。不同的 DBMS 提供不同的逻辑数据模型，传统的逻辑模型有层次模型（hierarchical model）、网状模型（network model）和关系模型（relational model）。近年来出现的逻辑模型包括面向对象模型（object－oriented model，OO 模型）、XML 模型和对象－关系模型（object relational model）等。

（3）物理模型 物理模型是对数据的最底层抽象，主要描述数据在计算机系统内部的表示方式和存取方法，在磁盘等存储介质上的存储结构和存取方法。物理模型是由 DBMS 设计决定的，而且与操作系统和计算机硬件等密切相关。物理模型的具体实现是 DBMS 的任务，数据库设计人员需要了解和选择物理模型，一般用户无须考虑物理层的细节。

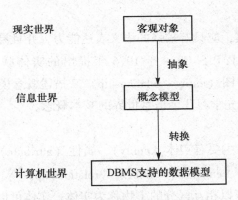

图 1-7 现实世界客观对象的抽象过程

把现实世界具体的事物转化为 DBMS 支持的某种数据模型，需要经过两次抽象。首先将现实世界抽象为信息世界，建立概念模型，不依赖于具体的计算机系统，与 DBMS 无关；然后将信息世界抽象为机器世界，建立逻辑模型和物理模型，同具体的 DBMS 紧密相关。该过程如图 1-7 所示。

建立概念模型的任务由数据库设计人员完成，从概念模型到逻辑模型的转换可以由数据库设计人员完成，也可以由数据库设计工具协助完成，从逻辑模型到物理模型的转换一般由 DBMS 完成。

2. 数据模型的组成要素

数据模型精确地描述了系统的静态特性、动态特性和完整性约束条件，由数据结构、数据操作和完整性约束三部分组成。

（1）数据结构 数据结构描述数据库的组成对象以及对象之间的联系。也就是说，数据结构描述的内容有两类：①一类是同对象的类型、内容、性质有关的，例如关系模型中的域、属性、元组等。②一类是与对象之间的联系有关的，例如关系模型中的外码等。

数据结构描述系统的静态特性，是刻画数据模型最重要的方面。因此在数据库系统中，通常按照数据结构的类型命名数据模型，层次结构、网状结构和关系结构对应的数据模型分别命名为层次模型、网状模型和关系模型。

（2）数据操作   数据操作是对数据库中各种对象的实例允许的操作集合，包括操作和相关的操作规则。数据操作描述系统的动态特性。数据库中的数据操作主要包括查询和更新两大类，更新又分为插入、修改和删除。数据模型需要定义这些操作的确切含义、操作符号、操作规则（如优先级）以及实现操作的语言。

（3）数据的完整性约束条件   数据的完整性约束条件是一组完整性规则，是给定的数据库中对象及其联系所具有的制约和依存规则，用于限定符合数据模型的数据库状态以及状态的变化，以确保数据的正确、有效和相容。

数据模型应该规定本模型必须遵守的通用的完整性约束条件。例如关系模型中，任何关系必须满足实体完整性和参照完整性约束条件。

此外，数据模型还应该提供定义完整性约束条件的机制，以反映实际应用所涉及的数据必须遵守的特定的语义约束条件。例如，在医院信息系统中，专家门诊的日挂号数量不超过 20 个，预约挂号的提前时间不超过 15 天，单张处方的费用不超过 500 元等。

二、E－R 模型

概念模型对信息世界建模，应具有较强的语义表达能力，并且易于理解。概念模型的表示方法较多，其中最为著名的是 P. P. S. Chen 于 1976 年提出的实体联系方法（entity－relationship approach）。该方法采用 E－R 图（entity－relationship）来描述概念模型，E－R 方法也称为 E－R 模型。在介绍 E－R 模型前，先学习几个信息世界的基本概念。

1. 信息世界的基本概念

信息世界涉及的基本概念主要有实体（entity）、属性（attribute）、码（key）、域（domain）、实体型（entity type）、实体集（entity set）和联系（relationship）等。

（1）实体   客观存在并可以相互区分的事物称为实体。实体可以是具体的人、事、物，也可以是抽象的概念或联系。例如，一个医生、一个病人、一个科室、医生的一次诊疗、医生和科室的联系等都是实体。

（2）属性   实体具有的某一特性称为属性。一个实体可以通过多个属性来描述，例如，医生实体可以通过医生 ID、姓名、性别、科室、职称等属性来描述（20020823，李明，男，消化内科，主任医师）。这些属性组合起来表征了一个医生。

（3）码   唯一标识实体的属性集称为码。例如医生实体的码是医生 ID。

（4）域   一组具有相同数据类型的值的集合称为域。属性的取值范围来自某个域。例如，医生 ID 的域是 8 位长度的字符串，姓名的域也是字符串，性别的域是（男，女）等。

（5）实体型   具有相同属性的实体是同类实体，用实体名和属性集来描述同类实体称为实体型。例如，医生（医生 ID，姓名，性别，科室，职称）就是描述医生的实体型。

（6）实体集   同一实体型的实体集合称为实体集。例如医院的全体医生就是一个实体集。

（7）联系   客观世界中，事物与事物之间、事物内部之间是存在联系的，这些联系在信息世界反映为实体之间以及实体内部属性之间的联系。

2. 联系

（1）两个实体之间的联系 两个实体之间的联系可以分为三种，一对一联系（1∶1）、一对多联系（1∶n）和多对多联系（m∶n）。

1）一对一联系：对于实体集 A 中的每一个实体，在实体集 B 中至多有一个（也可以没有）实体与之联系，反之亦然，则称实体集 A 和实体集 B 之间是一对一联系，记为 1∶1。

例如，在医院里，一个科室只有一个科主任，一个科主任只管理一个科室，则科室和科主任之间存在一对一联系。

2）一对多联系：对于实体集 A 中的每一个实体，在实体集 B 中有 n 个实体（n≥0）与之联系，而实体集 B 的每一个实体，实体集 A 中至多只有一个实体与之联系，则称实体集 A 和实体集 B 之间是一对多联系，记为 1∶n。

例如，在医院里，一个科室有多个医生，一个医生只隶属于一个科室，则科室和医生之间存在一对多联系。

当 n=1 时，一对多联系就变成了一对一联系，因此，一对一联系是一对多联系的一个特例。

3）多对多联系：对于实体集 A 中的每一个实体，在实体集 B 中有 n 个实体（n≥0）与之联系，而实体集 B 的每一个实体，实体集 A 中也有 m 个实体（m≥0）与之联系，则称实体集 A 和实体集 B 之间是多对多联系，记为 m∶n。

例如，一个病人找多个医生看过病，一个医生也给很多病人看过病，则病人和医生之间存在多对多联系。

当 m=1 时，多对多联系就变成了一对多联系，因此，一对多联系是多对多联系的一个特例。

（2）三个以上实体之间的联系 两个以上的实体型之间也可能存在一对一、一对多和多对多的联系。例如，有三个实体型，供应商、项目和零件。一个供应商可以为多个项目供应多个零件，每个项目使用多个供应商的多个零件，每种零件可以由多个供应商提供，应用于多个项目，因此，供应商、项目和零件三个实体之间存在多对多的联系。

（3）单个实体型内部的联系 同一个实体型内部的各个实体之间也可能存在一对一、一对多和多对多的联系。例如，在医生实体型内部存在领导与被领导的联系，即某个医生（科主任）领导多名医生，而同一名医生仅被一个医生（科主任）领导，因此在医生实体型内部存在一对多的联系。

3. E-R 模型的表示方法

E-R 模型用 E-R 图来表示，E-R 图具有较强的语义表达能力，而且简单易懂，得到了数据库设计人员的广泛应用。E-R 图提供了表示实体型、属性和联系的方法。

（1）实体 用矩形表示，矩形框内标出实体名。

（2）属性 用椭圆形表示，在椭圆形内标出属性名，并且用无向边将其同实体型连接起来。例如，医生实体包括医生 ID、姓名、性别、年龄、科室、职称等属性，用 E-R 表示见图 1-8。

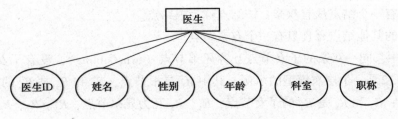

图 1-8 医生实体 E-R 图

（3）**联系** 用菱形表示，菱形框内标出联系名，并用无向边分别同有关实体型连接起来，同时在无向边旁标出联系的类型（1∶1，1∶n 或 m∶n）。如果一个联系具有属性，则这些属性也要用无向边同联系连接起来。上文举例的 1∶1，1∶n，m∶n 的联系用 E-R 图表示，见图1-9。三个实体之间的联系和单个实体内部的联系分别见图1-10和图1-11。

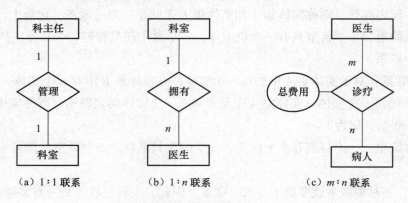

（a）1∶1 联系　　　　（b）1∶n 联系　　　　（c）m∶n 联系

图1-9　两个实体型之间的联系 E-R 图

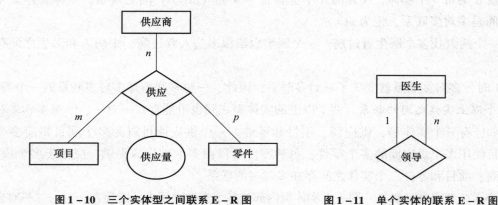

图1-10　三个实体型之间联系 E-R 图　　　**图1-11　单个实体的联系 E-R 图**

三、层次模型

层次模型是数据库系统中最早出现的数据模型，层次数据库管理系统采用层次模型作为数据的组织方式，其典型代表是 IBM 公司的 IMS（information management system，IMS）数据库管理系统。现实世界中，许多实体之间的联系都表现出一种很自然的层次关系，如家族关系、行政机构等。

1. 层次模型的数据结构

层次模型采用树形结构来表示各类实体以及实体之间的联系。在数据库中定义满足下面两个条件的基本层次联系的集合为层次模型。

（1）有且只有一个结点没有双亲，该结点称为根结点。

（2）根以外的其他结点有且只有一个双亲结点。

在层次模型中，同一双亲的子女节点互称兄弟节点（twin/sibling），没有子女节点的节点称为叶节点。图1-12是一个层次模型的示例，其中 R_1 是根节点，R_2 和 R_3 是 R_1 的子女节点，R_2、R_3 互为兄弟节点；R_4 和 R_5 是 R_2 的子女节点，R_4、R_5 互为兄弟节点；R_3、R_4、R_5 是叶节点。

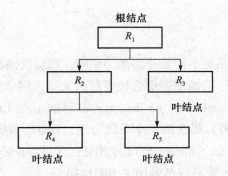

图 1 – 12　层次模型

层次模型有两个基本特征。

（1）层次模型只能直接处理一对多的实体关系。

（2）任何一个给定的记录值只有按其路径查看时，才能显出它的全部意义，没有一个子女记录值能够脱离双亲记录值而独立存在。

图 1 – 13 是一个医生病人层次模型。该层次模型有 4 个记录型。医院记录是根结点，由医院编号、医院名称、地址 3 个字段构成。医院记录有两个子女结点，科室记录和病人记录，科室记录由科室编号、科室名称、科室地点 3 个字段构成，病人记录由病人 ID、姓名、职业 3 个字段构成，科室记录和病人记录互为兄弟结点。医生记录由医生 ID、姓名、职称 3 个字段构成，是科室记录的子女结点。病人记录和医生记录都是叶结点。医院到科室、医院到病人、科室到医生均是一对多的联系。

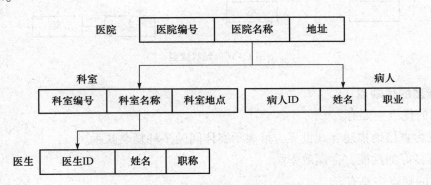

图 1 – 13　医生病人层次数据模型

2. 层次模型的优缺点

层次模型的主要优点。

（1）数据结构简单清晰。

（2）层次数据库的查询效率高。

（3）提供了良好的数据完整性支持。

层次模型的主要缺点。

（1）不能直接表示实体型间的多对多联系，只能通过引入冗余数据或创建虚拟结点的方法来解决，易产生不一致性。

（2）对数据的插入和删除的操作限制太多。

（3）查询子女结点必须通过双亲结点。

四、网状模型

现实世界中事物之间的联系更多的是非层次关系的，用层次模型表示这种关系很不直观，网状模型则克服了这一弊端，可以清晰地表示这种非层次关系。网状模型的典型代表是 20 世纪 70 年代数据库系统语言研究会（conference on data system language，CODASYL）下属的数据库任务组（data base task group，DBTG）提出的一个系统方案。DBTG 系统对于网状数据库的研制和发展具有重大的影响，后来 Cullinet Software 公司的 IDMS、Univacu 公司的 DMS1100、Honeywell 公司的 IDS/2、HP 公司的 IMAGE 等系统都采用了 DBTG 模型。

1. 网状模型的数据结构

网状模型采用的数据结构解除了对层次模型数据结构的两个约束。在数据库中，把满足以下两个条件的基本层次联系集合称为网状模型。

（1）有一个以上的结点没有双亲。

（2）一个结点可以有多于一个双亲。

网状模型允许两个或两个以上的结点没有双亲结点，允许某个结点有多个双亲结点，此时有向树变成了有向图。该有向图描述了网状模型，图 1 - 14 是网状模型的示例。

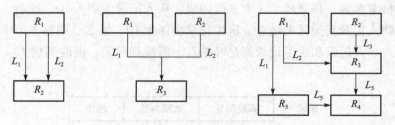

图 1 - 14　网状模型

2. 网状模型的优缺点

网状模型的优点主要有。

（1）能更为直接地描述客观世界，可表示实体间的多种复杂联系。

（2）具有良好的性能，存储效率高。

网状模型的缺点主要有。

（1）结构比较复杂，并且随着应用范围的扩大，系统的复杂程度加剧，用户不易理解掌握。

（2）网状模型的 DDL、DML 语言复杂，并且要嵌入到高级语言中，用户难于掌握使用。

五、关系模型

关系模型是目前最常用的数据模型，关系数据库采用的数据模型是关系模型。1970 年美国 IBM 公司的研究员 E. F. Codd 首次提出了数据库系统的关系模型。他发表了题为"大型共享数据银行数据的关系模型"（a relation model of data for large shared data banks）的论文，开创了数据库的关系方法和数据规范化理论的研究，为此获得了 1981 年的图灵奖。

1. 关系模型的数据结构

从用户观点看，关系模型的数据结构是一张规范化的二维表。现以表 1 - 3 所示的医生登记表为例，介绍关系模型中的一些术语。

表 1 – 3　医生登记表

医生 ID	姓名	职称	科室	助手
198005	王丹	主任医师	内科	201303
200115	刘秀	主治医师	五官科	201315
201303	张景	实习医生	内科	
198526	李灿	主任医师	呼吸科	201312
201312	朱诚	实习医生	呼吸科	
201315	汪力	实习医生	五官科	

（1）关系（relation）　一个关系对应一张通常意义的二维表，如表 1 – 3 所示的医生登记表就是一个关系。

（2）元组（tuple）　表中的一行就是一个元组。

（3）属性（attribute）　表中的一列对应一个属性，表 1 – 3 有 5 列，对应 5 个属性，分别是医生 ID、姓名、职称、科室和助手。

（4）码（key）　表中的某个属性组，可以唯一确定一个元组，称为关系的码。如表 1 – 3 中的医生 ID，可以唯一确定一位医生，医生 ID 就是医生登记表的码。

（5）域（domain）　属性的取值范围称为域，如医生的 ID 是 6 位数字字符，职称的取值范围是（实习医生、住院医师、主治医师、副主任医师、主任医师），科室的取值范围是医院所有科室中的一个。

（6）分量　元组中的一个属性值称为分量。如"198005""王丹""内科"都是分量。

（7）关系模式　通过关系名和属性来描述关系，一般表示为关系名（属性 1、属性 2……属性 n）。例如，医生的关系模式可以描述为医生（医生 ID、姓名、职称、科室、助手）。

关系模型要求关系必须是规范化的，即关系必须满足一定的规范条件，这些条件中基本的一条是：关系的每个分量必须是一个不可分的数据项，也就是说，不允许表中嵌表。表 1 – 4 所示的工资表中，工资和扣除是可分的数据项，工资分为基本工资、薪级工资和绩效工资，扣除又分为水费和电费。因此，表 1 – 4 不符合关系模型的基本要求。

表 1 – 4　工资表示例

医生 ID	姓名	职称	应发工资			扣除		实发工资
			基本工资	薪级工资	绩效工资	水费	电费	
2004081	李明	住院医师	860	480	3600	80	160	4700
…	…	…	…	…	…	…	…	…

2. 关系模型的操作和完整性约束

关系数据模型的操作主要包括查询、插入、更新和删除。关系模型中的数据操作是集合操作，操作对象和结果都是关系，即元组的集合，有别于格式模型的单记录操作方式。而且，关系模型的数据存取路径对用户是隐藏的，用户只要提出"干什么"或者"查什么"，而不需要说明"怎么干"或"怎么查"，极大方便了用户的使用。

关系数据模型的操作必须满足关系的完整性约束条件，关系的完整性约束条件包括 3 大类：实体完整性、参照完整性和用户自定义完整性。其具体含义将在第二章详细介绍。

3. 关系模型的优缺点

关系模型的主要优点。

（1）关系模型建立在严格的数学理论基础之上。

（2）关系模型的概念单一。不仅用关系描述实体，而且用关系描述实体间的联系。数据结构简单、清晰，用户易懂易用。

（3）关系模型的存取路径对用户透明（注释：计算机中的"透明"与现实理解的透明是相反的，意思是不可见），从而具有更高的数据独立性、更好的安全保密性，简化了数据库建立和开发的工作。

关系模型主要的缺点：由于存取路径对用户透明，查询效率往往不如格式化模型，因此，为了提高性能，必须对用户的查询请求进行优化，增加了开发数据库管理系统的难度。

六、面向对象模型

数据库技术在商业领域的巨大成功催生了越来越多的复杂数据管理的需求，例如文献管理系统中的大文本，医学诊断产生的 CT、核磁共振图像，股票交易市场的时间序列数据等等。传统数据模型难于支持这些复杂数据的管理，面向对象的数据模型（object – oriented data model，OODM）应运而生。

1. 面向对象模型的数据结构

面向对象模型是继关系数据模型后最重要的数据模型，是用面向对象的观点来描述现实世界实体（对象）的逻辑组织、对象间限制、联系等的模型。OODM 的核心概念包括类（class）、对象（object）、封装（encapsulation）和继承（inheritance）等。

（1）对象　对象是由一组数据结构和在这组数据结构上的操作的程序代码封装起来的基本单位。对象可描述客观世界中实际或抽象的事物，例如一个病人、一个医生、一种疾病、一种药品等，每个对象都包含一定的属性集合和方法集合。

（2）类　共享同样属性和方法集的所有对象构成了一个类，一个对象是某一类的一个实例。现实世界中，一个对象总是存在一些与之相似的对象。例如，病人之间有些共同的特征，医生之间也有些共同的特征，可以将病人（或医生）的共同特征抽取出来表示成病人（或医生）类。

（3）封装　封装用于把数据和操作包围起来，对数据的访问只能通过已定义的接口来完成。每一个对象是其状态和行为的封装，状态是对象一系列属性值的集合，而行为是在对象状态上操作的集合。

（4）继承　继承常用于类的层次模型，它提供了一种表达共性的方法。定义一个新类，可以从现有的类中派生出来，称为类继承。例如，可以定义一个类"病人"，在此基础上派生出两个新的类："心血管病病人"和"糖尿病病人"。"心血管病病人"和"糖尿病病人"继承了"病人"类的属性和方法，同时又可以有各自特殊的属性和方法。

2. 面向对象模型的主要特点

面向对象模型能够清晰地表示复杂对象，支持用户自定义的数据类型，支持用户自定义的运算和函数，满足了许多新的数据库应用需求。

七、XML 模型

XML（extensible markup language）是一种可扩展的标记语言，用户通过自定义的标记来描述文档的结构。XML 是万维网联盟（world wide web consortium，W3C）在 1998 年制定的一项标准，是标准通用标记语言（standard generalized markup language，SGML）的一个子集。随着 WEB 应用的快速发展，越来越多的应用将数据表示成 XML 的形式，XML 已经成为网络数据交换的标准。

1. XML 文档简介

下面简单介绍 XML 文档常用的语法成分，图 1-15 为一个 XML 文档的例子。

（1）XML 声明（XML declaration） XML 声明必须在文档的第一行，是对文档处理的环境和要求的说明。例如：

<?xml version ="1.0" encoding ="UTF-8" standalone ="no"?>

xml version 说明使用的 XML 的版本号，其中字母是区分大小写的。encoding 是文字编码说明，指出文档所用的字符集。standalone 是独立文档说明，"yes" 表示 XML 文档中所有的实体声明都包含在文档内部，而"no" 表示需要引用外部的标记声明。

（2）元素（element） 元素是 XML 文档的主要组成部分。图 1-15 中 pub、library、book 都是元素。元素有名字，即标记名。元素以 <标记名> 开始，以 </标记名> 结束，如 <pub> </pub>、<library> </library>、<book> </book> 等。XML 文档必须有且只有一个根元素，第一个元素就是根元素，图 1-15 中 pub 是根元素。元素的名字区分大小写，元素可以嵌套。

```
<?xml version ="1.0" encoding ="UTF-8" standalone ="no"?>
<pub>
<library> Beijing Library </library>
<book ISBN ="019583-1">
<title> Medical Database System Concept </title>
<author id ="001">
    </author>
    <author id ="002">
<name> Henry F Korth </name>
    </author>
    <price> 22.8 </price>
  </book>
  <articlepaperID ="108">
    <title> The development of medical database </title>
    <author id ="103">
    <name> John sun </name>
    </author>
  </article>
</pub>
```

图 1-15 XML 文档示例

（3）属性（attribute） 属性用来描述元素的有关信息。属性名和属性值在元素的起始标记中给出，形式为 <元素名 属性名 ="属性值">，如 <book ISBN ="019583-1">。一个元素可以有多个属性，属性值必须出现在引号中。

（4）处理指令（processing instructions） 是为使用特殊代码段设计的标记，通常用来为处理 XML 文档的应用程序提供信息，包括如何处理文档、如何显示文档等。

（5）注释（comments） XML 中注释以 <!-- 开始，以 --> 结束，位于这两个字符序列之间的是注释。注释可以在 XML 文档的任意位置插入。

（6）实体（entities） XML 文档中对于重复使用的文档内容可以用实体定义，格式为 <!ENTITY 实体名 "实体内容">。当 XML 遇到 & 实体名时就用实体内容来代替。

2. XML 的主要特点

XML 语言具有如下主要特点。

（1）自描述 对数据的描述和数据本身都包含在文档中，具有很大的灵活性。

（2）可扩展性 允许用户自定义标记和属性，数据格式可定制。

（3）数据和显示分离 XML所关心的是数据本身，而不是数据的显示，在XML数据上可以定义多种显示形式。

（4）简洁性 同标准通用标记语言SGML相比，XML语言简洁，易学易用。

第三节 数据库系统结构

从用户角度来看，数据库系统的结构可分为单用户结构、主从式结构、分布式结构、客户/服务器结构（client/server，C/S）、浏览器/服务器结构（browser/server，B/S）等。从专业技术人员角度来看，数据库系统通常采用三级模式结构。

一、三级模式结构

数据库系统的三级模式结构包括外模式、模式和内模式，如图1-16所示。

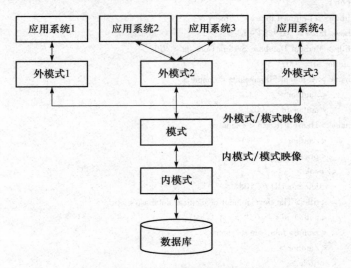

图1-16 数据库系统的三级模式结构

1. 模式（schema）

模式是数据库中全部数据的逻辑结构和特征的描述，是所有用户的公开数据视图，也称逻辑模式。一个数据库只有一个模式。数据库模式以某种数据模型为基础，综合了各种用户的需求，并将这些需求有机地结合成一个逻辑整体。模式位于数据库系统结构的中间层，既不涉及数据的物理存储细节，也不涉及具体的应用程序开发。

定义模式时不仅要定义数据的逻辑结构，例如数据项的名字、类型和取值范围等，而且要定义数据之间的联系，定义数据相关的安全性、完整性要求。DBMS提供模式描述语言（模式DDL）来严格地定义模式。

2. 外模式（external schema）

外模式是数据库用户（包括应用程序开发人员和最终用户）使用的局部数据的逻辑结构和特征的描述，是与特定应用相关的数据的逻辑表示，也称子模式或用户模式。一个数据库可以有多个外模式，外模式是模式的子集。

不同的用户在应用需求、看待数据的方式、对数据的保密要求等方面如果存在差异，则其外模式的描述是不同的。即使对模式中的同一数据，在外模式中的结构、类型、长度和保密级别都可以不同。一个外模式可以为多个应用程序所使用，一个应用程序只能使用一个外模式。

外模式是数据库安全性的一个有力保障措施，每个用户只能看见和访问所对应的外模式中的数据，而无法看见和访问数据库中的其他数据。DBMS 提供子模式描述语言（子模式 DDL）来严格定义子模式。

3. 内模式（internal schema）

内模式是数据物理结构和存储方式的描述，是数据在数据库内部的表示方式，也称存储模式。一个数据库只有一个内模式。

内模式主要反映数据的物理存储结构和存储方式，如记录的存储方式是堆存储，还是按照某个（些）属性值的升（降）序存储；索引的组织方式是什么，是 hash 索引还是 B + 树索引；数据是否压缩，是否加密；数据的存储结构是定长结构还是变长结构，一个记录不能跨物理页存储等等。DBMS 提供内模式描述语言（内模式 DDL）来严格定义内模式。

二、二级映像及数据独立性

数据库系统的三级模式是对数据的三个抽象级别，为了能够实现这三个抽象层次的联系和转换，数据库管理系统在三级模式之间提供了二级映像：外模式/模式映像和模式/内模式映像。

1. 二级映像

（1）外模式/模式映像　模式描述的是数据库的全局逻辑结构，外模式描述的是局部数据的逻辑结构。一个模式对应多个外模式，每个外模式都有一个外模式/模式映像。外模式/模式映像一般是放在外模式中描述的。

（2）模式/内模式映像　数据库中只有一个模式，也只有一个内模式，因此模式/内模式映像是唯一的，它表达了数据全局逻辑结构与存储结构之间的对应关系，如逻辑记录和字段在内部是如何存储的。模式/内模式映像一般是放在模式中描述的。

2. 数据独立性

由于数据库系统采用三级模式结构，并提供了二级映像，因此具有数据独立性的特点。数据独立性是指应用程序与数据库的数据结构之间相互独立，不受影响，分为逻辑独立性和物理独立性。

（1）数据的逻辑独立性　如果数据库的模式要修改，比如增加记录类型或增加数据项，那么只要对外模式/模式映像做相应的修改，就可以使外模式尽可能保持不变。应用程序是依据外模式来编写的，这样应用程序也不需要修改，保证了应用程序和数据的独立性，简称数据的逻辑独立性。

（2）数据的物理独立性　如果数据库的内模式要修改，即数据库的物理结构有所变化，只要对模式/内模式映像做相应的修改，可以使模式尽可能保持不变，当然外模式和应用程序也不需要修改，保证了数据和应用程序的物理独立性，简称数据的物理独立性。

小　结

本章概述数据、数据库、数据库管理系统、数据库系统等基本概念，回顾了数据管理技术发展的三个阶段，说明了数据库系统的优点。

数据模型是数据库系统的核心和基础，介绍了组成数据模型的三要素：数据结构、数据操作和数据完整性的约束条件；介绍了三类数据模型：概念模型、逻辑模型和物理模型。

概念模型对信息世界建模，具有较强的语义表达能力。介绍了信息世界的基本概念，描述了一种常用的概念模型表示方法——E-R模型。

逻辑模型按照计算机系统的观点来对数据建模，用于描述数据库的整体逻辑结构。不仅介绍了层次模型、网状模型和关系模型，而且介绍了近年来出现的逻辑模型：面向对象模型和XML模型。

数据库系统的三级模式和两级映像的系统结构确保了数据库系统结构具有较高的逻辑独立性和物理独立性。

习 题

1. 解释数据、数据库、数据库管理系统、数据库系统的概念。

2. 数据管理经历了哪几个阶段，各有什么特点？

3. 什么是数据模型？数据模型包含哪些要素？

4. 什么是概念模型、逻辑模型和物理模型？它们之间具有怎样的关系？

5. 试给出三个实际的E-R图，要求实体型之间具有一对一、一对多、多对多等各种不同的联系。

6. 学校中有多个学院，每个学院有多个教研室和班级，每个教研室有多名教师，其中高级职称教师各带若干名研究生，每名研究生只有一名导师。每个班有多名学生，每个学生选修多门课程，每门课程被多门学生选修。试用E-R图表示该学校的概念模型。

7. 什么是层次模型，什么是网状模型，层次模型和网状模型各有什么优缺点？

8. 什么是关系模型，关系模型有什么优缺点？

9. 关系模型有哪些概念？试分别解释。

10. 面向对象模型和XML模型各有什么特点？

11. 数据库管理系统结构中的三级模式和二级映像指的是什么？

12. 什么是数据的逻辑独立性？什么是数据的物理独立性？数据库系统如何实现数据的独立性？

第二章

关系模型与关系代数

扫一扫，查阅本章数字资源，含PPT、音视频、图片等

　　关系模型是关系数据库系统采用的数据模型。绪论初步介绍了关系模型，本章将进一步讲解关系模型的三要素：关系数据结构、关系操作和关系完整性约束。关系代数是通过关系运算来进行关系查询的语言，在关系代数中介绍了传统的关系运算和专门的关系运算。

第一节　关系数据结构

　　在关系模型中，现实世界的实体以及实体间的各种联系均用关系来表示。在用户看来，关系模型中数据的逻辑结构是一种二维数据结构，在数据库中就表现为一张二维表。关系模型是建立在集合代数的基础之上的，可以从集合论的角度给出关系数据结构的形式化定义。

一、关系

1. 域（domain）

　　域是一组具有相同数据类型的值的集合。如性别域是集合｛男，女｝，含 2 个元素。民族域是集合｛汉，蒙，维……｝，如果仅限于中国人，含 56 个元素。科室域是集合｛内科，五官科，呼吸科……｝，元素个数即科室个数。工号域是整数工号的集合。

2. 笛卡尔积（cartesian product）

　　给定一组域 D_1，D_2，…，D_n，这些域中可以有相同的部分。D_1，D_2，…，D_n 的笛卡尔积为：

$$D_1 \times D_2 \times \cdots \times D_n = \{ (d_1, d_2, \cdots, d_n) \mid d_i \in D_i, i = 1, 2, \cdots, n \}$$

是所有域所有取值的一个组合，不能重复。笛卡尔积中每一个元素 $(d_1, d_2, \cdots, d_n)$ 称为一个 n 元组（n – tuple）或简称元组。笛卡尔积元素 $(d_1, d_2, \cdots, d_n)$ 中的每一个值 d_i 称为一个分量。

　　若 D_i（$i = 1, 2, \cdots, n$）为有限集，其基数为 m_i（$i = 1, 2, \cdots, n$），则 $D_1 \times D_2 \times \cdots \times D_n$ 的基数 M 为

$$M = \prod_{i=1}^{n} m_i$$

　　例如有三个域，医生姓名域 D_1：｛李景，刘秀｝，性别域 D_2：｛男，女｝，科室域 D_3：｛内科，五官科｝。

　　D_1，D_2，D_3 的笛卡尔积记为 $D_1 \times D_2 \times D_3$。这是一个三元组集合｛$(d_1, d_2, d_3)$｝，$d_i$ 取自 D_i，并且取完 D_i。

　　$D_1 \times D_2 \times D_3 =$

{（李景，男，内科），（李景，男，五官科），（刘秀，男，内科），

（刘秀，男，五官科），（李景，女，内科），（李景，女，五官科），

（刘秀，女，内科），（刘秀，女，五官科）}

其中，（李景，男，内科），（李景，男，五官科）等都是元组，李景、男、五官科等都是分量。该笛卡尔积的基数为 $2 \times 2 \times 2 = 8$，也就是说，$D_1 \times D_2 \times D_3$ 共有 8 个元组，用二维表展示见表 2-1。

表 2-1 $D_1 \times D_2 \times D_3$ 的二维表展示

医生姓名	性　别	科　室
李景	男	内科
李景	男	五官科
刘秀	男	内科
刘秀	男	五官科
李景	女	内科
李景	女	五官科
刘秀	女	内科
刘秀	女	五官科

3. 关系

关系（relation），一个 n 元关系是定义在域 D_1，D_2，…，D_n 上的，它是笛卡尔积 $D_1 \times D_2 \times \cdots \times D_n$ 的一个子集，表示为 R （D_1，D_2，…，D_n）。其中，R 表示关系名，n 表示关系的目或度（degree）。

当 $n = 1$ 时，称该关系为单元关系（unary relation）。

当 $n = 2$ 时，称该关系为二元关系（binary relation）。

笛卡尔积的元组有些是没有意义的，在表 2-1 关于李景的元组中，有时性别是男，有时是女；其科室有时是内科，有时是五官科。元组之间充满了矛盾，必定存在无意义的元组。

关系是笛卡尔积的有意义的子集，如表 2-2 所示。关于李景和刘秀的描述是清楚的，不会引起混淆。可以表示为医生关系（医生姓名，性别，科室）。

表 2-2 笛卡尔积的有意义的子集

医生姓名	性　别	科　室
李景	男	内科
刘秀	女	五官科

关系通常是对现实中真实表格数据的描述。关系模型的数据结构虽然简单，但它能够表达丰富的语义，描述出现实世界的实体以及实体间的各种联系。也就是说，在关系模型中，现实世界的实体以及实体间的各种联系都是用关系来表示的。

下面介绍关系中的几个基本概念。

（1）元组　关系中的每个元素是关系中的元组，通常用 t 表示。如医生关系中，（李景，男，内科），（刘秀，女，五官科）就是元组。

（2）属性　关系中不同列可以对应相同的域，为了加以区分，必须对每列起一个名字，称为属性（attribute）。医生关系有三个属性，分别是医生姓名、性别和科室。医生关系为三元关系。

（3）候选码（candidate key）　若关系中的某一属性组的值能唯一地标识一个元组，则称该属性组为候选码。

在最简单的情况下，候选码只包含一个属性。在最极端的情况下，关系模式的所有属性组是这个关系模式的候选码，称为全码（all - key）。

（4）主码（primary key）　若一个关系有多个候选码，则选定其中一个为主码。关系中，候选码的属性称为主属性（prime attribute），不包含在任何候选码中的属性称为非主属性（non - key attribute）。

在关系数据库中，关系存在三种形式：基本关系、查询表和视图。

（1）基本关系（基本表或基表）　实际存在的表，是实际存储数据的逻辑表示。

（2）查询表　查询结果对应的表。

（3）视图　由基本表或其他视图表导出的表是虚表，不对应实际存储的数据。视图在第三章 SQL 语言会详细讲述。

二、关系模式

1. 关系模式

关系模式是对于关系的具体描述。那么一个关系需要描述哪些方面呢？

首先，关系实质上是一张二维表，表的每一行为一个元组，每一列为一个属性。关系是元组的集合，因此关系模式必须描述元组集合的结构，即关系由哪些属性构成，这些属性的取值来自哪些域，以及属性与域之间的映像关系。

其次，现实世界随着时间在不断地变化。在不同的时刻，关系中的数据也会有所变化，例如医生关系中的医生数据时常处于变化当中，有的医生退休了，有的医生调离了，每年都有新入职的医生。但是，无论数据如何变化，医生关系都必须满足一定的完整性约束条件。例如医生的性别只能是"男"或"女"，年龄必须小于 65 岁（65 岁以后必须退休）等。关系模式应当刻画出这些完整性约束条件。

关系的描述称为关系模式（relation schema），它可以形式化地表示为：

R（U，D，DOM，F）

其中 R 为关系名，U 为组成该关系的属性名集合，D 为属性组 U 中属性的域，DOM 为属性 U 向域 D 的映像集合，F 为属性间数据的依赖关系集合。

通常简记为：R（U）或 R（A_1，A_2，…，A_n）。其中 R 为关系名，U 为属性名集合，A_1，A_2，…，A_n 为各属性名。例如：

医生关系（医生 ID，姓名，职称，科室，……）

病人关系（病人 ID，姓名，性别，年龄，职业，……）

病历关系（病历编号，症状，主诉，就诊时间，病史，……）

这种关系如图 2 - 1 的结构概括表示。

医生表

医生ID	姓名	职称	科室	……

病人表

病人ID	姓名	性别	年龄	……

病历表

病历编号	症状	主诉	就诊时间	病史	……

图 2 - 1　医生、病人和病历关系的表格结构

关系模式是静态的、稳定的，而关系是关系模式在某一时刻的状态或内容，是动态的、随时间不断变化的，因为关系操作在不断地更新着其中的数据。在实际应用中，人们常常把关系模式和关系都称为关系，其准确含义可以从上下文中加以区别。

2. 关系数据库

（1）关系数据库　在一个给定的应用领域中，所有实体及实体之间联系的关系的集合构成一个关系数据库。

（2）关系数据库的型与值　关系数据库的型称为关系数据库模式，是对关系数据库的描述，包括若干域的定义以及在这些域上定义的若干关系模式。

关系数据库的值是这些关系模式在某一时刻对应的关系的集合，通常称为关系数据库。

三、关系实例

在医院门诊系统数据库中包含的关系有实体型关系：医生关系和病人关系；联系型关系：就诊关系。医生关系的属性 dID、dName、Title、Department、Assistant 分别表示医生 ID、姓名、职称、科室和助手，医生 ID 为主键。病人关系的属性 pID、pName、Sex、Job、Tel 和 Birth 分别表示病人 ID、姓名、性别、职业、电话和出生日期，病人 ID 为主键。就诊关系的属性 pID、dID、Fee 分别表示病人 ID、医生 ID 和就诊总费用，病人 ID 和医生 ID 为联合主键。医生和病人之间有多对多的联系：一个医生可诊治多个病人，一个病人可以被多个医生诊治，这种联系通过就诊关系体现。

医生关系用 Doctor 表示，病人关系用 Patient 表示，就诊关系用 CureFee 表示，则医院门诊系统数据库的关系模式集为：

医生关系模式 Doctor（dID，dName，Title，Department，Assistant）。

病人关系模式 Patient（pID，pName，Sex，Job，Tel）。

就诊关系模式 CureFee（pID，dID，Fee）。

三个关系的实例见表 2-3～表 2-5 所示。

表 2-3　医生关系实例

医生 ID dID	姓名 dName	职称 Title	科室 Department	助手 Assistant
d1	王丹	主任医师	内科	d3
d2	刘秀	主治医师	五官科	d6
d3	张景	实习医生	内科	
d4	李灿	主任医师	呼吸科	d5
d5	朱诚	实习医生	呼吸科	
d6	汪力	实习医生	五官科	

表 2-4　病人关系实例

病人 ID pID	姓名 pName	性别 Sex	职业 Job	电话 Tel	出生日期 Birth
p1	曾范	男	司机	13870451234	1980-01-11
p2	刘丽	女	教师	18101423456	1970-09-14
p3	项城	男	个体户	13645231405	1950-07-17
p4	崔慧	女	职员	18945712315	1980-12-11
p5	李明	男	学生	13941256347	2006-11-24
p6	王梅	女	经理	13644123616	1968-11-22

表 2 – 5　就诊关系实例

病人 ID pID	医生 ID dID	就诊总费用 Fee
p1	d1	2000
p2	d2	500
p3	d1	5000
p4	d2	1000
p5	d4	100
p6	d4	12000

第二节　关系操作

关系模型由关系数据结构、关系操作和关系完整性约束三部分组成。上一节讲解了关系数据结构，这一节讲解关系操作的一般概念和分类。

关系模型给出了关系操作的能力的说明，但不对 DBMS 语言给出具体的语法要求，也就是说不同的 DBMS 可以定义和开发不同的语言来实现这些操作。

一、基本的关系操作

关系模型中常用的关系操作包括查询操作和更新操作（插入、删除、修改）两大部分。

关系的查询表达能力很强，是关系操作中最主要的部分。查询操作可以分为：选择、投影、连接、除、并、差、交、笛卡尔积等。其中，选择、投影、并、差、笛卡尔积是五种基本操作。

关系数据库中的核心内容是关系即二维表。而对这样一张表的使用主要包括按照某些条件获取相应行、列的内容，或者通过表之间的联系获取两张表或多张表相应的行、列内容。关系操作其操作对象是关系，操作结果亦为关系。

二、关系数据语言的分类

早期的关系操作是用代数方式或逻辑方式来表示，分别称为关系代数（relational algebra）和关系演算（relational calculus）。关系代数是用对关系的运算来表达查询要求的。关系演算是用谓词来表达查询要求的。按谓词变元的基本对象是元组变量还是域变量，关系演算又可分为元组关系演算和域关系演算。在表达能力上关系代数、元组关系演算和域关系演算三种语言是完全等价的。

关系代数、元组关系演算和域关系演算均为抽象的查询语言，这些抽象的语言与具体的RDBMS 中实现的实际语言并不完全一样，但它们可作为评估实际系统中查询语言能力的标准或基础。实际的查询语言除了提供关系代数或关系演算的功能外，还提供了许多附加功能，例如关系赋值、算术运算和聚集函数（aggregation function）等，使得目前实际查询语言功能十分强大。

SQL（structure query language）是一种介于关系代数和关系演算之间的结构化查询语言。SQL 具有丰富的查询功能、数据定义和数据控制功能，是集查询、数据定义语言（data definition language，DDL）、数据操控语言（data manipulation language，DML）和数据控制语言（data control language，DCL）于一体的关系数据语言。它充分体现了关系数据语言的特点，是关系数据库的标准语言。

因此，关系数据语言可以分为三类。

关系代数语言，例如 ISBL

关系演算语言 { 元组关系演算语言，例如 APLHA
域关系演算语言，例如 QBE

具有关系代数和关系演算双重特点的语言，例如 SQL

上述关系数据语言的共同特点是：语言具有完备的表达能力、非过程的集合操作语言、能够嵌入高级语言中使用。

关系语言是一种高度非过程化的语言，用户不必请求 DBA（database administrator）为其建立高效的存取路径，存取路径的建立由 RDBMS 的优化机制来完成。例如：在一个存储有几千万条记录的关系中查找符合条件的某一个或某一些记录，可以有多种查找方法。既可以顺序扫描这个关系，也可以通过某一种索引来查找。不同的查找路径（存取路径）的效率可能存在巨大的差异，有的在数秒内就完成了某一个查询，有的可能要耗费几天的时间。RDBMS 中设计了查询优化方法，系统可以自动地选择较优的存取路径，提高查询效率。

第三节　关系约束

关系模型的完整性规则是对关系的某种约束，也就是说关系的值随着时间变化时应该满足一些约束条件。这些约束条件实际上是现实世界的要求。任何关系在任何时刻都要满足这些语义约束。

一、关系的三类完整性约束

关系模型中有三类完整性约束：实体完整性、参照完整性和用户自定义的完整性。其中实体完整性和参照完整性是关系模型必须满足的完整性约束条件，被称作是关系的两个不变性，关系数据库系统自动支持。用户自定义的完整性是应用领域需要遵循的约束条件，体现了具体领域中的语义约束。

二、实体完整性

规则 2.1 实体完整性规则：若属性（一个或一组属性）A 是基本关系 R 的主属性，则 A 不能取空值。

实体完整性规则规定，关系码中的属性（即主属性）不能取空值。空值 NULL 不是 0，也不是空字符串，而是没有值。换言之，所谓空值就是"不知道"或"无意义"的值。由于主码是实体的唯一标识，如果主属性取空值，关系中就会存在某个不可标识的实体，即存在不可区分的实体，这与实体的定义矛盾，因此，这个规则称为实体完整性规则。

实体完整性规则规定基本关系的所有主关键字对应的主属性都不能取空值，例如，中医门诊系统的就诊关系（病人 ID，医生 ID，就诊总费用）中，病人 ID 和医生 ID 共同组成为主关键字，病人 ID 和医生 ID 两个属性都不能为空。因为没有病人 ID 的就诊或没有医生 ID 的就诊都是不存在的。

对于实体完整性，有如下规则。

（1）实体完整性规则针对基本关系。一个基本关系表通常对应一个实体集，例如，医生关系对应医生集合。

（2）现实世界中的实体是可以区分的，它们具有一种唯一性标识。例如，医生的 ID，病人的病人 ID 等。

（3）在关系模型中，主关键字作为唯一的标识，且不能为空。

三、参照完整性

现实世界中实体与实体之间往往存在某种联系，当用关系来表示实体及实体之间的联系时，关系之间的相互引用是必然的。先看两个例子。

例2.1 医生实体、病人实体、医生和病人之间的就诊联系用3个关系表示如下，其中主码用下划线表示：

医生（<u>医生 ID</u>，姓名，职称，科室）

病人（<u>病人 ID</u>，姓名，性别，年龄，职业）

就诊（<u>医生 ID</u>，<u>病人 ID</u>，就诊总费用）

显然，这3个关系之间存在引用关系。就诊关系中的医生 ID 引用了医生关系中的医生 ID，即就诊关系中的医生必须是存在医生关系中的一个真实的医生；同理就诊关系中的病人 ID 引用了病人关系中的病人 ID，即就诊关系中的病人必须是存在病人关系中的一个真实病人。

这种关系间的引用不仅存在于多个关系之间，在一个关系内部也可能存在引用关系。如为例2.1的医生关系增加一个字段助手，见例2.2。

例2.2 医生（<u>医生 ID</u>，姓名，职称，科室，助手）

分析医生关系时发现，助手也是医生，也有一个 ID 号，也就是说属性助手引用了属性医生 ID，助手的 ID 号必须是一个真实存在的医生 ID 号。

上面两个例子说明了关系之间以及关系内部存在相互引用的情况，下面介绍外码的概念。

定义2.1 设 F 是基本关系 R 的一个或一组属性，但不是关系 R 的主码（或候选码）。如果 F 与基本关系 S 的主码 K_S 相对应，则称 F 是基本关系 R 的外码（foreign key），并称基本关系 R 为参照关系（referencing relation），称基本关系 S 为被参照关系（referenced relation）。

显然，基本关系 S 的主码 K_S 和基本关系 R 的外码 F 必须定义在相同的域上。

在例2.1中，就诊关系的医生 ID 和医生关系的主码医生 ID 相对应，就诊关系的病人 ID 与病人关系的主码病人 ID 相对应，因此在就诊关系中，医生 ID 和病人 ID 都是外码，就诊关系是参照关系，病人关系和医生关系是被参照关系。

在例2.2中，医生关系中的助手同主码医生 ID 相对应，因此助手是医生关系的外码，医生关系既是参照关系，又是被参照关系。

需要指出的是，外码的名字不一定要和对应的主码相同，如例2.2中助手和医生 ID。不过，在实际应用中，为了更好地辨识外码，当外码和对应的主码属于不同的关系时，往往给它们取相同的名字。

参照完整性规则就是用来定义外码和对应的主码之间的引用规则。

规则2.2 参照完整性规则：若属性（或属性组）F 是基本关系 R 的外码，它与基本关系 S 的主码 K_S 相对应，则对于 R 中每个元组在 F 上的值或取空值，或者等于 S 中某个元组的主码。

在例2.1中，就诊关系中的外码医生 ID 的取值根据参照完整性规则只有两种可能：要么取空值，要么取对应的主码医生 ID 中的一个值。由于就诊关系中，医生 ID 是主属性，根据实体完整性规则，主属性不能取空值。因此，在就诊关系中，其外码医生 ID 只能取医生关系中的一个医生 ID 值。同理，就诊关系中的病人 ID 也只能取病人关系中的一个病人 ID。

在例2.2中，医生关系的外码助手根据参照完整性规则要么取空值，要么取医生 ID 中一个值。当助手为空值的时候，说明其同元组中的医生没有助手。

四、用户定义的完整性

任何关系数据库系统都应该支持实体完整性和参照完整性。除此之外，关系数据库系统根据现实世界中应用环境的不同，往往还需要另外的约束条件。用户定义的完整性就是针对某一具体要求来定义的约束条件，它反映某一具体应用所涉及的数据必须满足的语义要求。例如，医生关系中的医生职称必须是（实习医生，住院医师，主治医师，副主任医师，主任医师）中的一个值，病人关系中的性别必须是（男，女）中的一个值，就诊关系中的就诊总费用必须大于 0 等。

关系模型应提供定义和检验这类完整性的机制，以便系统用统一的方法处理它们，而不需要由应用程序来承担这一功能。完整性规则检查是为了维护数据库中数据的完整性，在对关系数据库执行插入、删除和修改操作时，检查是否满足以上三类完整性规则。

第四节　关系代数

关系代数是一种抽象的查询语言，用对关系的运算来表达查询，作为研究关系数据语言的数学工具。

关系代数的运算对象是关系，运算结果亦为关系。关系代数用到的运算符包括四类：集合运算符、专门的关系运算符、算术比较符和逻辑运算符，如表 2 – 6 所示。

表 2 – 6　关系代数运算符

运　算　符		含　义	运　算　符		含　义
集合运算符	∪	并	比较运算符	>	大于
	–	差		≥	大于等于
	∩	交		<	小于
	×	笛卡尔积		≤	小于等于
				=	等于
				< >	不等于
专门的关系运算符	σ	选择	逻辑运算符	¬	非
	π	投影		∧	与
	⋈	连接		∨	或
	÷	除			

比较运算符和逻辑运算符是用来辅助专门的关系运算符进行操作的，所以按照运算符的不同，主要将关系代数分为传统的集合运算和专门的关系运算两类。

一、传统的集合运算

传统的集合运算是二目运算，包括并、交、差、广义笛卡尔积四种运算。

1. 并（union）

设关系 R 和关系 S 具有相同的目 n（即两个关系都有 n 个属性），且相应的属性取自同一个域，则关系 R 与关系 S 的并由属于 R 或属于 S 的元组组成。其结果关系仍为 n 目关系。记作：

$$R \cup S = \{t \mid t \in R \lor t \in S\}$$

2. 差（difference）

设关系 R 和关系 S 具有相同的目 n，且相应的属性取自同一个域，则关系 R 与关系 S 的差由属于 R 而不属于 S 的所有元组组成。其结果关系仍为 n 目关系。记作：

$$R - S = \{t \mid t \in R \land t \notin S\}$$

3. 交（intersection referential integrity）

设关系 R 和关系 S 具有相同的目 n，且相应的属性取自同一个域，则关系 R 与关系 S 的交由既属于 R 又属于 S 的元组组成。其结果关系仍为 n 目关系。记作：

$$R \cap S = \{t \mid t \in R \land t \in S\}$$

4. 广义笛卡尔积（extended cartesian product）

两个分别为 n 目和 m 目的关系 R 和 S 的广义笛卡尔积是一个（$n+m$）列的元组的集合。元组的前 n 列是关系 R 的一个元组，后 m 列是关系 S 的一个元组。若 R 有 k_1 个元组，S 有 k_2 个元组，则关系 R 和关系 S 的广义笛卡尔积有 $k_1 \times k_2$ 个元组。记作：

$$R \times S = \{\widehat{t_r t_s} \mid t_r \in R \land t_s \in S\}$$

图 2-2（a）、图 2-2（b）分别为具有 3 个属性列的关系 R、S。图 2-2（c）为关系 R 与 S 的并。图 2-2（d）为关系 R 与 S 的交。图 2-2（e）为关系 R 与 S 的差。图 2-2（f）为关系 R 与 S 的笛卡尔积。

R

A	B	C
a_1	b_1	c_1
a_1	b_3	c_1
a_2	b_2	c_3

（a）关系 R

S

A	B	C
a_1	b_3	c_1
a_1	b_3	c_2
a_2	b_2	c_3

（b）关系 S

$R \cup S$

A	B	C
a_1	b_1	c_1
a_1	b_3	c_1
a_2	b_2	c_3
a_1	b_3	c_2

（c）关系 R 与关系 S 的并

$R \cap S$

A	B	C
a_1	b_3	c_1
a_2	b_2	c_3

（d）关系 R 与关系 S 的交

$R-S$

A	B	C
a_1	b_1	c_1

（e）关系 R 与关系 S 的差

$R \times S$

R.A	R.B	R.C	S.A	S.B	S.C
a_1	b_1	c_1	a_1	b_3	c_1
a_1	b_1	c_1	a_1	b_3	c_2
a_1	b_1	c_1	a_2	b_2	c_3
a_1	b_3	c_1	a_1	b_3	c_1
a_1	b_3	c_1	a_1	b_3	c_2
a_1	b_3	c_1	a_2	b_2	c_3
a_2	b_2	c_3	a_1	b_3	c_1
a_2	b_2	c_3	a_1	b_3	c_2
a_2	b_2	c_3	a_2	b_2	c_3

（f）关系 R 与关系 S 的笛卡尔积

图 2-2　传统集合运算示意图

二、专门的关系运算

专门的关系运算（specific relation operations）包括选择、投影、连接、除等。

为了叙述方便，我们先引入几个记号。

（1）设关系模式为 R（A_1，A_2，$\cdots$，A_n）。$t \in R$ 表示 t 是 R 的一个元组。$t[A_i]$ 则表示元组 t 中相应于属性 A_i 的一个分量。

（2）若 $A = \{A_{i1}, A_{i2}, \cdots, A_{ik}\}$，其中 A_{i1}，A_{i2}，$\cdots$，A_{ik} 是 A_1，A_2，$\cdots$，A_n 中的一部分，则 A 称为属性列或域列。$\bar{A}$ 则表示 $\{A_1, A_2, \cdots, A_n\}$ 中去掉 $\{A_{i1}, A_{i2}, \cdots, A_{ik}\}$ 后剩余的属性组。$t[A] = (t[A_{i1}], t[A_{i2}], \cdots, t[A_{ik}])$ 表示元组 t 在属性列 A 上诸分量的集合。

（3）R 为 n 目关系，S 为 m 目关系。设 $t_r \in R$，$t_s \in S$，则 $\widehat{t_s t_r}$ 称为元组的连接（concatenation）。它是一个（$n+m$）列的元组，前 n 个分量为 R 中的一个 n 元组，后 m 个分量为 S 中的一个 m 元组。

（4）给定一个关系 R（X，Z），X 和 Z 为属性组。我们定义，当 $t[X] = x$ 时，x 在 R 中的象集（images set）为：

$$Zx = \{t[Z] \mid t \in R, t[X] = x\}$$

它表示 R 中属性组 X 上值为 x 的诸元组在 Z 上分量的集合。

下面介绍专门的关系运算。

1. 选择（selection）

选择又称为限制（restriction）。它是在关系 R 中选择满足给定条件的诸元组，记作：

$$\sigma_F(R) = \{t \mid t \in R \wedge F(t) = \text{'真'}\}$$

其中 F 表示选择条件，它是一个逻辑表达式，取逻辑值 '真' 或 '假'。

逻辑表达式 F 的基本形式为：

$$X_1 \theta Y_1 [\phi X_2 \theta Y_2]$$

θ 表示比较运算符，它可以是 >、$\geqslant$、<、$\leqslant$、= 或 $\neq$。X_1、Y_1 等是属性名或常量或简单函数。属性名也可以用它的序号来代替。ϕ 表示逻辑运算符，它可以是 $\neg$、$\wedge$ 或 $\vee$。[ ] 表示任选项，即 [ ] 中的部分可以要也可以不要。

因此选择运算实际上是从关系 R 中选取使逻辑表达式 F 为真的元组。这是从行的角度进行的运算。

以表 2 - 3 ~ 表 2 - 5 中的医生关系 *Doctor*、病人关系 *Patient* 和就诊关系 *CureFee* 为例，对这 3 个关系进行运算。

例 2.3 查询内科全体医生。

$\sigma_{\text{Department} = \text{'内科'}}$（Doctor）或 $\sigma_{4 = \text{'内科'}}$（Doctor）

其中下角标 "4" 为 Doctor 的属性序号。结果如图 2 - 3（a）所示。

例 2.4 查询助手为 d3 的医生。

$\sigma_{\text{Assistant} = \text{'d3'}}$（Doctor）或 $\sigma_{5 = \text{'d3'}}$（Doctor）

结果为如图 2 - 3（b）所示。

| 医生ID | 姓名 | 职称 | 科室 | 助手 |
dID	dName	Title	Department	Assistant
d1	王丹	主任医师	内科	d3
d3	张景	实习医生	内科	

(a)

| 医生ID | 姓名 | 职称 | 科室 | 助手 |
dID	dName	Title	Department	Assistant
d1	王丹	主任医师	内科	d3

(b)

图 2 - 3　选择运算示意图

2. 投影（projection）

关系 R 上的投影是从 R 中选择出若干属性列组成新的关系。记作：

$$\pi_A(R) = \{t[A] \mid t \in R\}$$

其中 A 为 R 中的属性列。

投影操作是从列的角度进行的运算。

例 2.5　查询医生的姓名和职称，即求 Doctor 关系上的医生姓名和职称两个属性上的投影。

$\pi_{dName,Title}(Doctor)$ 或 $\pi_{2,3}(Doctor)$

结果如图 2 - 4（a）。

例 2.6　查询医生关系 Doctor 中都有哪些科室，即查询关系 Doctor 上科室属性上的投影。

$$\pi_{Department}(Doctor)$$

结果如图 2 - 4（b）。Doctor 关系上原来有 6 个元组，而投影结果取消了重复的科室元组，因此只有 3 个元组。

| 姓名 | 职称 | | 科室 |
dName	Title		Department
王丹	主任医师		内科
刘秀	主治医师		五官科
张景	实习医生		呼吸科
李灿	主任医师		
朱诚	实习医生		
汪力	实习医生		

(a)　　　　　　　　　　　　　　(b)

图 2 - 4　投影运算示意图

3. 连接（join）

连接也称为 θ 连接。它是从两个关系的笛卡尔积中选取属性间满足一定条件的元组，记作：

$$R \underset{A\theta B}{\bowtie} S = \{\widehat{t_r t_s} \mid t_r \in R \wedge t_s \in S \wedge t_r[A]\theta t_s[B]\}$$

其中 A 和 B 分别为 R 和 S 上度数相等且可比的属性组，θ 是比较运算符。连接运算从 R 和 S 的笛卡尔积 $R \times S$ 中选取 R 关系在 A 属性组上的值与 S 关系在 B 属性组上值满足比较关系的元组。

连接运算中最为重要也最为常用的连接有两种，一种是等值连接（equijoin），另一种是自然连接（natural join）。

θ 为 "=" 的连接运算称为等值连接。

它是从关系 R 与 S 的广义笛卡尔积中选取 A、B 属性值相等的那些元组，即等值连接为

$$R\underset{A=B}{\bowtie}S = \{\widehat{t_r t_s} \mid t_r \in R \wedge t_s \in S \wedge t_r[A] = t_s[B]\}$$

自然连接是一种特殊的等值连接。它要求两个关系中进行比较的分量必须是相同的属性组，并且在结果中把重复的属性列去掉。即若 R 和 S 具有相同的属性组 B 则自然连接可记作

$$R\bowtie S = \{\widehat{t_r t_s} \mid t_r \in R \wedge t_s \in S \wedge t_r[B] = t_s[B]\}$$

一般的连接操作是从行的角度进行运算。但自然连接还需要取消重复列，所以同时从行和列的角度进行运算。

例2.7 设图 2-5（a）和（b）分别为关系 R 和关系 S，图2-5（c）为一般连接 $R\underset{C<E}{\bowtie}S$ 的结果，图2-5（d）为等值连接 $R\underset{R.B=S.B}{\bowtie}S$ 的结果，图2-5（e）为自然连接 $R\bowtie S$ 的结果。

R		
A	B	C
a_1	b_1	3
a_1	b_2	4
a_2	b_3	6
a_2	b_4	10

（a）关系R

S	
B	E
b_1	1
b_2	5
b_3	8
b_3	2
b_5	2

（b）关系S

A	R.B	C	S.B	E
a_1	b_1	3	b_2	5
a_1	b_1	3	b_3	8
a_1	b_2	4	b_2	5
a_1	b_2	4	b_3	8
a_2	b_3	6	b_3	8

（c）一般连接

A	R.B	C	S.B	E
a_1	b_1	3	b_1	1
a_1	b_2	4	b_2	5
a_2	b_3	6	b_3	8
a_2	b_3	6	b_3	2

（d）等值连接

A	B	C	E
a_1	b_1	3	1
a_1	b_2	4	5
a_2	b_3	6	8
a_2	b_3	6	2

（e）自然连接

图2-5 连接运算示意图

两个关系 R 和 S 在自然连接时，选择两个关系在公共属性上相等的元组构成新的关系。此时，关系 R 中某些元组可能在 S 中不存在公共属性上值相等的元组，从而造成 R 中这些元组在操作时被舍弃了，同样，S 中某些元组也可能被舍弃。

如果把舍弃的元组也保留在结果关系中，而在其他属性上填空值（Null），那么把这种连接叫作外连接（OUTER JOIN）。如果只把左边关系 R 中要舍弃的元组保留就叫作左外连接（LEFT OUTER JOIN 或 LEFT JOIN），如果只把右边关系 S 中要舍弃的元组保留就叫作右外连接（RIGHT OUTER JOIN 或 RIGHT JOIN）。在图2-6中，图（a）是图2-5中的关系 R 和关系 S 的外连接，图（b）是左外连接，图（c）是右外连接。

A	B	C	E
a_1	b_1	3	1
a_1	b_2	4	5
a_2	b_3	6	8
a_2	b_3	6	2
a_2	b_4	10	NULL
NULL	b_5	NULL	2

（a）外连接

A	B	C	E
a_1	b_1	3	1
a_1	b_2	4	5
a_2	b_3	6	8
a_2	b_3	6	2
a_2	b_4	10	NULL

（b）左外连接

A	B	C	E
a_1	b_1	3	1
a_1	b_2	4	5
a_2	b_3	6	8
a_2	b_3	6	2
NULL	b_5	NULL	2

（c）右外连接

图 2－6 外连接运算示意图

4. 除（division）

给定关系 R（X，Y）和 S（Y，Z），其中 X、Y、Z 为属性组。R 中的 Y 与 S 中的 Y 可以有不同的属性名，但必须出自相同的域集。

R 与 S 的除运算得到一个新的关系 P（X）。P 是 R 中某些元组在 X 属性组上的投影，且这些元组应满足：元组在 X 上分量值 x 的象集 Y_x 包含 S 在 Y 上投影的集合，记作：

$$R \div S = \{ t_r[X] \mid t_r \in R \wedge \pi_Y(S) \subseteq Y_X \}$$

Y_x：x 在 R 中的象集，$x = t_r[X]$

除操作是同时从行和列的角度进行运算。

例2.8 设关系 R、S 分别为图 2－7 中的（a）和（b），$R \div S$ 的结果为图 2－7（c）。

R

A	B	C
a_1	b_1	c_2
a_2	b_3	c_3
a_3	b_6	c_4
a_1	b_2	c_3
a_2	b_6	c_6
a_4	b_2	c_5
a_1	b_2	c_1

（a）

S

B	C	D
b_1	c_2	d_1
b_2	c_1	d_1
b_2	c_3	d_2

（b）

$R \div S$

A
a_1

（c）

图 2－7 除运算示意图

在关系 R 中，A 可以取 4 个值 $\{a_1, a_2, a_3, a_4\}$。其中：

a_1 的象集 $\{(b_1, c_2), (b_2, c_3), (b_2, c_1)\}$

a_2 的象集 $\{(b_3, c_3), (b_6, c_6)\}$

a_3 的象集 $\{(b_6, c_4)\}$

a_4 的象集 $\{(b_2, c_5)\}$

S 在 （B，C）上的投影为 $\{(b_1, c_2), (b_2, c_1), (b_2, c_3)\}$

显然只有 a_1 的象集包含了 S 在 （B，C）属性组上的投影，所以：

$$R \div S = \{a_1\}$$

小　结

关系数据库系统是目前使用最广泛的数据库系统。20 世纪 70 年代以后开发的数据库管理系统几乎都是基于关系的。在数据库发展的历史上，关系模型是最重要的成就之一。

本章系统讲解了关系模型的重要概念，包括关系模型的数据结构、关系的三类完整性及关系操作。介绍了通过关系运算来表达查询的语言，即关系代数，并对传统的关系运算和专门的关系运算进行了举例说明。

习　题

1. 试述关系模型的 3 个组成部分。

2. 试述关系数据语言的分类。

3. 简述以下概念，并说明它们之间的联系与区别。

（1）域、笛卡尔积、关系、元组、属性。

（2）主码、候选码、外部码。

4. 关系模型的完整性规则有哪些？

5. 关系代数的基本运算有哪些？如何用这些基本运算来表示其他运算？

第三章
SQL 语言

结构化查询语言（structured query language，SQL）集数据查询（data query）、数据操纵（data manipulation）、数据定义（data definition）和数据控制（data control）功能于一体，是一个综合的、功能极强的关系数据库标准语言。目前，SQL 已经成为关系数据库系统的国际标准，几乎所有的关系数据库系统均支持 SQL。

本章将详细介绍 SQL 的功能特点，并以医院门诊系统数据库（hospital information system database，HISDB）为例阐述如何使用 SQL 进行数据定义、数据查询、数据更新以及视图创建删除等。

第一节　SQL 概述

SQL 语言是高级的非过程化编程语言，是用户与数据库之间进行交流的语言，用于实现对关系数据库系统的数据进行定义、存取、查询、更新等操作。

一、SQL 的产生与发展

1970 年 E. F. Codd 发表文章提出了关系模型及其相关概念，基于关系模型建立的关系数据库具有简单统一的逻辑结构、严格的理论基础等优势，得到广泛的应用。SQL 语言是对关系数据库进行操作的语言，诞生于 IBM 公司在加利福尼亚 San Jose 的试验室中，20 世纪 70 年代 SQL 从这里开发出来。1972 年提出的 SQUARE（spectifying queries as relational expression）语言，是 SQL 的前身。1974 年，由 Boyce 和 Chamberlin 提出将其修改并改名为 SEQUEL（structured English query language）语言，简称为 SQL 语言，并在 IBM 公司的关系数据库系统 System R 实现了该语言。

由于 SQL 功能丰富、语言简单易学、使用方式灵活等优点，备受操作数据库用户欢迎，很快数据库产品商家纷纷推出各自的支持 SQL 的软件或者与 SQL 接口的软件。1979 年 Oracle 公司的 Oracle 数据库即是使用 SQL 最早的商品化数据库系统。在 1981～1986 年间，出现了其他商业版本，分别来自 IBM 公司（SQL/DS）、Relational Technology 公司（INGRES）、Britton - Lee 公司（IDM）、Data General Corporation 公司（DG/SQL）、Sybase 公司（SYBASE）等。

随着关系数据库系统和 SQL 语言应用的日益广泛，SQL 的标准化工作也在不断发展和完善。

（1）1986 年，美国国家标准局（ANSI）批准 SQL 作为关系数据库语言的美国标准；

（2）1987 年，国际标准化组织（ISO）将其采纳为国际标准，称为"SQL86"；

（3）1989 年，推出"SQL89"标准，增加了引用完整性；

（4）1992 年，推出"SQL2/SQL92"标准，被数据库管理系统生产商广泛接受；

（5）1999 年，推出"SQL3/SQL99"标准，增强了 SQL 面向对象的功能；

（6）2003 年，推出"SQL4/SQL：2003"标准，扩展了对 XML 的支持；

（7）2006 年，推出"SQL：2006"标准，定义了结构化查询语言与 XML（包含 XQuery）的关联应用。

SQL 语言的标准化仍在进行中，正是由于 SQL 语言的标准化，屏蔽了不同 DBMS 产品之间的差异，方便用户使用。目前，几乎所有的关系型数据库系统都支持 SQL 语言，它已经发展成为数据库领域中进行数据处理的主流语言。

本章主要基于 SQL99 标准介绍 SQL 语言的基本功能。

二、SQL 的特点

SQL 作为一种标准关系数据库语言，具有对数据库的创建到管理操作的所有功能，是一种综合的、功能极强又简单易学的关系数据库的标准语言。其主要特点如下。

1. 综合统一

SQL 语言集数据定义语言（DDL）、数据操纵语言（DML）、数据控制语言（DCL）功能于一体，语言风格统一，可以实现数据库生存周期内的全部活动。

（1）数据定义　创建数据库、关系和视图等对象；

（2）数据操纵　数据查询、数据更新（插入、修改和删除）；

（3）数据控制　数据库的安全性、完整性控制，数据库并发控制和故障恢复等。

2. 高度非过程化

在 SQL 中，用户只需指出"做什么"，而无需指出"怎么做"。SQL 语句的操作过程由系统自动完成，存取路径和操作过程对用户透明，大大减轻了用户负担，而且有利于提高数据独立性。

3. 使用方式灵活

SQL 语言可采用两种使用方式。一种是交互式 SQL，能够独立地用于联机交互的使用方式，用户可以在终端键入 SQL 命令对数据库进行操作。这种方式下的 SQL 语言也称为自含式语言。另一种是嵌入式 SQL，能够嵌入到其他高级语言（如 C、C#、JAVA 等）中，供程序员设计程序时使用。在这两种不同的使用方式下，SQL 语言的语法结构是一致的，这就为用户提供了极大的灵活性和方便性。

4. 语言简洁，易学易用

SQL 语言功能强大，语言简洁，其数据定义、数据操纵和数据控制的核心功能只用了 9 个命令动词，如表 3 - 1 所示。而且，SQL 语言的命令动词和语法简单，接近英语口语，易学易用。

表 3 - 1　SQL 语言的命令动词

功能	命令动词	说明
数据查询	SELECT	对表、视图等对象中的记录的查询
数据定义	CREATE，DROP，ALTER	对数据库、表等对象的结构的操作
数据操纵	INSERT，UPDATE，DELETE	对表、视图等对象中的记录的操作
数据控制	GRANT，REVOKE	对数据库、表等对象的权限控制

第二节　医院门诊系统数据库

本章以医院门诊系统数据库（HISDB）为实例，讲解 SQL 的数据定义、数据查询和数据操纵语句的具体应用，应用环境为关系数据库管理系统 SQL Server。HISDB 数据库包括 Doctor（医生表）、Patient（病人表）和 CureFee（就诊总费用）三张表，表结构见表 3 - 2 ~ 表 3 - 4。各表的实例数据见表 3 - 5 ~ 表 3 - 7。

表 3 - 2　Doctor（医生表）

字段名	中文描述	类型	是否允许为空	备 注
dID	医生 ID	CHAR（6）	否	主键
dName	姓名	CHAR（10）	否	
Title	职称	CHAR（10）	是	
Department	科室	CHAR（10）	是	
Assistant	助手	CHAR（6）	是	

表 3 - 3　Patient（病人表）

字段名	中文描述	类型	是否允许为空	备 注
pID	病人 ID	CHAR（6）	否	主键
pName	姓名	CHAR（10）	否	
Sex	性别	CHAR（2）	是	
Job	职业	CHAR（30）	是	
Tel	电话	CHAR（12）	是	
Birth	出生日期	Datetime	是	

表 3 - 4　CureFee（就诊总费用表）

字段名	中文描述	类型	是否允许为空	备 注
pID	病人 ID	CHAR（6）	否	主键
dID	医生 ID	CHAR（6）	否	主键
Fee	就诊总费用	Int	是	

表 3 - 5　Doctor 表实例数据

dID	dName	Title	Department	Assistant
d1	王丹	主任医师	内科	d3
d2	刘秀	主治医师	五官科	d6
d3	张景	实习医生	内科	
d4	李灿	主任医师	呼吸科	d5
d5	朱诚	实习医生	呼吸科	
d6	汪力	实习医生	五官科	

表 3 - 6　Patient 表实例数据

pID	pName	Sex	Job	Tel	Birth
p1	曾范	男	司机	13870451234	1980 - 01 - 11
p2	刘丽	女	教师	18101423456	1970 - 09 - 14
p3	项城	男	个体户	13645231405	1950 - 07 - 17
p4	崔慧	女	职员	18945712315	1980 - 12 - 11
p5	李明	男	学生	13941256347	2006 - 11 - 24
p6	王梅	女	经理	13644123616	1968 - 11 - 22

表 3 - 7　CureFee 表实例数据

pID	dID	Fee
p1	d1	2000
p2	d2	500
p3	d1	5000
p4	d2	1000
p5	d4	100
p6	d4	12000

第三节　数据定义

SQL 的数据定义包括对 SQL 数据库（DATABASE）、基本表（TABLE）、索引（INDEX）、视图（VIEW）等的创建、修改和删除操作。

在 SQL 语句格式中，有一些约定的符号，尖括号 "＜ ＞" 中的内容为实际语句；方括号 "［ ］" 中的内容为可选项；大括号 "｛｝" 或分隔符 "｜" 中的内容为必选其中的一项；［，…n］表示前面的项可重复多次。一般语法规定，SQL 中的数据项分隔符为 "，"，其字符串常数的定界符用单引号 "'" 表示。SQL 特殊语法规定，SQL 的关键词一般使用大写字母表示；语句的结束符为 "；"。

一、数据库的定义与删除

1. 数据库的定义

SQL 语言使用 CREATE DATABASE 创建数据库，其一般语法格式为：

CREATE DATABASE ＜数据库名＞；

在 SQL Server 创建的数据库包含两个文件：数据文件和日志文件。在没有定义文件具体参数描述的情况下，系统按照默认值设置。用户也可以在创建数据库时，指定数据库文件和日志文件的各项参数值。如例 3.1 所示。

例 3.1　创建医院门诊系统数据库（名称为 HISDB）。

CREATE DATABASE HISDB

ON

（／＊－－数据文件的具体描述－－＊／

NAME = HISDB，－－主数据文件的逻辑名称

　FILENAME = 'D：\HISDB. mdf'，－－主数据文件的物理名称

　SIZE = 10 MB，－－主数据文件的初始大小

　MAXSIZE = 100 MB，－－主数据文件增长的最大值

　FILEGROWTH = 1 MB）－－主数据文件的增长率

LOG ON

（

／＊－－日志文件的具体描述，各参数含义同上－－＊／

　NAME = HISDB_log，

FILENAME = 'D:\HISDB. ldf',

SIZE = 5 MB,

MAXSIZE = 50 MB,

FILEGROWTH = 1 MB);

2. 数据库的删除

SQL 语言使用 DROP DATABASE 删除数据库，其一般语法格式为：

DROP DATABASE <数据库名>；

例 3.2　删除建立的 HISDB 数据库。

DROP DATABASE HISDB；

二、基本表的定义和维护

1. 基本表的定义

SQL 语言使用 CREATE TABLE 语句定义基本表，其一般语法格式如下。

CREATE TABLE <表名>

(<列名> <数据类型>[<列级完整性约束条件>]

　　　[, <列名> <数据类型>[<列级完整性约束条件>]]…

　　　[, <表级完整性约束条件>]）；

说明：

（1）<表名>：所要定义的基本表的名字。

（2）<列名>：组成该表的各个属性（列）。列的数据类型可以是系统的数据类型，也可以是用户定义的数据类型。

（3）<列级完整性约束条件>：涉及相应属性列的完整性约束条件。

（4）<表级完整性约束条件>：涉及一个或多个属性列的完整性约束条件。如果完整性约束条件涉及该表的多个属性列，则必须定义在表级上。

2. 完整性约束条件

建表的同时通常还要定义与该表相关的完整性约束条件，这些完整性条件被存入系统的数据字典中，当用户操作表中数据时，DBMS 自动检查该操作是否符合这些完整性条件。

（1）NULL | NOT NULL 约束　此约束表明相应列是否允许空值，凡带有 NOT NULL 的列，表示不允许出现空值；反之，可出现空值。

（2）PRIMARY KEY 约束（主键约束）　用于定义基本表的主键，起惟一标识作用。主键可以是某一列，也可以是多列的组合。一个基本表中只能有一个主键，对于指定为 PRIMARY KEY 的一个列或多个列的组合，其中任何一个列都必须定义为 NOT NULL。

（3）CHECK 约束　CHECK 约束用来检查字段值所允许的范围。其格式如下：

CHECK(<条件>)。

在建立 CHECK 约束时，需要考虑以下几个因素：一个表中可以定义多个 CHECK 约束。每个字段只能定义一个 CHECK 约束。在多个字段上定义的 CHECK 约束必须定义为表约束。

（4）FOREIGN KEY 约束（外键约束）　用于定义基本表的外键，建立两张表之间的联系。其格式如下：FOREIGN KEY(<列名>)REFERENCES <主表名>(<列名>)。

一个基本表中可以有多个外键，需分别为每个外键定义 FOREIGN KEY 子句。

例 3.3　HISDB 数据库中有如下三张表。

医生表：Doctor（dID，dName，Title，Department，Assistant）

病人表：Patient（pID，pName，Sex，Job，Tel，Birth）

就诊总费用表：CureFee（pID，dID，Fee）

用 SQL 语言定义如下。

```
--医生表(Doctor)
CREATE TABLE Doctor(
    dID CHAR(6)   PRIMARY KEY,  --医生 ID,主键
    dName CHAR(10) NOT NULL,    --姓名
    Title CHAR(10),             --职称
    Department CHAR(10),        --科室
    Assistant CHAR(6)           --助手
);
```

```
--病人表(Patient)
CREATE TABLE Patient(
    pID CHAR(6)   PRIMARY KEY,  --病人 ID,主键
    pName CHAR(10) NOT NULL,    --姓名
    Sex CHAR(2),                --性别
    Job CHAR(30),               --职业
    Tel CHAR(12),               --电话
    Birth Datetime,             --出生日期
    CHECK（Sex in('男','女'))   --CHECK 约束
);
```

```
--就诊总费用表(CureFee)
CREATE TABLE CureFee(
    pID CHAR(6)   NOT NULL,                          --病人 ID,NOT NULL 约束
    dID CHAR(6)   NOT NULL,                          --医生 ID
    Fee Int CHECK(Fee > =0),                         --就诊总费用及 CHECK 约束
    PRIMARY KEY(pID,dID),                            --主键由多个属性组成,表级约束
    FOREIGN KEY(pID)   REFERENCES Patient(pID),  --外键
    FOREIGN KEY(dID)   REFERENCES Doctor(dID)    --外键
);
```

使用 CREATE TABLE 定义一张新表后，只是建立了一个无记录的空表结构。

3. 基本表的删除

删除表的一般语法格式为：

DROP TABLE ＜表名＞

例 3.4 设有已建立的退休医生表 RTDoctor，删除该表。

DROP TABLE RTDoctor;

注意：删除该表后，基本表的定义、表中的数据、该表上建立的索引和视图的定义都将自动

删除。

4. 基本表的修改

可对建立的基本表结构进行修改，包括增加新列、删除已有的列、修改已有列的定义，或者增加、删除已有的完整性约束条件等。SQL 语言使用 ALTER TABLE 语句来修改基本表。一般语法格式如下。

ALTER TABLE <表名>

[ADD <新列名> <数据类型> [完整性约束],…]

[ADD [CONSTRAINT <约束名>] <完整性约束>]

[DROP COLUMN [<列名>]]

[DROP [CONSTRAINT] <约束名>]

[ALTER COLUMN <列名> <数据类型>];

说明：

（1）ADD 子句用于增加新列和新的完整性约束条件；

（2）DROP 子句用于删除已有的列和已有的完整性约束条件；

（3）ALTER COLUMN 子句用于修改已有列的定义。

例 3.5 在医生表 Doctor 中增加"性别""简介"列，其数据类型均为字符型。

ALTER TABLE Doctor

ADD sex CHAR(2) CHECK(sex in('男','女')),introduction CHAR(30);

注意：不论基本表中是否有数据，新增的列一律为空值。

例 3.6 将医生表 Doctor 中的"性别"列删除。

ALTER TABLE Doctor DROP COLUMN sex;

注意：如果要删除的列上定义的有完整性约束条件，在使用 DROP COLUMN 语句删除该列之前，必须先删除其完整性约束条件。

假设例 3.5 增加的新字段 sex 的 check 约束名称为 CK_Doctor_sex，则需要先使用语句 ALTER TABLE Doctor DROP CK_Doctor_sex 删除该 CHECK 约束，才能删除列 sex。

例 3.7 将医生表 Doctor 中的"简介"列的字段长度修改为 50。

ALTER TABLE Doctor ALTER COLUMN introduction CHAR(50);

注意：修改已有列的定义有可能会破坏原有数据。

例 3.8 设有已建立的退休医生表 RTDoctor，表结构同医生表，补充定义该表主键。

ALTER TABLE RTDoctor ADD PRIMARY KEY (dID);

注意：被定义为主键的列必须满足非空和唯一性的条件。

例 3.9 删除退休医生表 RTDoctor 的主键。

假设例 3.8 建立的主键名称为 PK_RTDoctor，可使用下面的语句删除主键。

ALTER TABLE RTDoctor DROP PK_RTDoctor;

例 3.10 为 CureFee 表增加一检查约束，要求"就诊总费用"列必须大于零。

ALTER TABLE CureFee ADD CONSTRAINT CK_CureFee_Fee CHECK(Fee >0);

例 3.11 删除 CureFee 表的检查约束 CK_CureFee_Fee。

ALTER TABLE CureFee DROP CONSTRAINT CK_CureFee_Fee;

注意：此处的 CONSTRAINT 可以省略。

例 3.12 为 Patient 表的 Sex 列建立默认约束，默认为"男"。

ALTER TABLE Patient
ADD CONSTRAINT DF_Patient_Sex DEFAULT '男' FOR Sex；

三、索引的建立和删除

在基本表上建立索引，可以加快对表中记录的查找速度。索引是对数据库表中一个或多个列的值进行排序的结构。其提供指针来指向存储在表中指定列的数据值，然后根据指定的排序次序排列这些指针。数据库中的索引是某个表中一列或者若干列值的集合和相应的指向表中物理标识这些值的数据页的逻辑指针清单。数据库中的索引与书籍中的索引类似，在一本书中，利用索引可以快速查找所需信息，无须阅读整本书。在数据库中，索引使数据库程序无须对整个表进行扫描，就可以在其中找到所需数据。

1. 索引的分类

在创建索引前，必须确定要使用的列和要创建的索引类型。

（1）唯一索引（UNIQUE） 每一个索引值只对应唯一的数据记录。系统在创建该索引时检查是否有重复的键值，并在每次使用 INSERT 或 UPDATE 语句添加数据时进行检查。如要使用此选项，则应确定索引所包含的列均不允许 NULL 值，否则在使用时会经常出错。

（2）聚集索引（CLUSTERED） 也称聚簇索引。创建聚簇索引时，需要对已有表数据重新进行排序（若表中已有数据），即删除原始的表数据后再将排序结果按物理顺序插回，故聚簇索引建立完毕后，建立聚簇索引的列中的数据已经全部按序排列，排列的结果存储在表中。一个表中只能包含一个聚簇索引，但该索引可以包含多个列。

（3）非聚集索引（NONCLUSTERED） 也称非聚簇索引。索引与数据存放在不同的物理区域，建立非聚集索引时数据本身不进行排序，即排列的结果不存储在表中。一个表中可以建立多个非聚簇索引。

（4）复合索引 将两个或多个字段组合起来建立的索引，单独的字段允许有重复的值。

需要注意的是，建立索引的目的是加快对表中记录的查找或排序。同时，为表设置索引是要付出代价的：一是增加了数据库的存储空间，二是在插入和修改数据时要花费较多的时间（因为索引也要随之变动）。用户可以在最常查询的列上建立聚集索引，以提高查询效率。但对于经常更新的列不宜建立聚集索引。

2. 创建索引

SQL 语言使用 CREATE INDEX 语句建立索引，一般格式为：
CREATE［UNIQUE］［CLUSTERED］［NONCLUSTERED］INDEX <索引名 >
ON <表名 >（<列名 >［ASC|DESC］［｛，<列名 >｝］［ASC|DESC］…）；
说明：

（1）索引可以建立在表的一列或者多列上，各列名之间用逗号分隔。每个列名后面的 ASC（升序）、DESC（降序）指定索引值的排序次序，缺省值为 ASC。

（2）索引类型缺省值为 NONCLUSTERED（非聚集索引）。

（3）索引名指所创建的索引的名称。索引名称在一个表中应是惟一的。

（4）表名指创建索引的表的名称。必要时还应指明数据库名称和所有者名称。

例3.13 为 HISDB 中的三张表 Doctor、Patient、CureFee 建立索引。其中 Doctor 表按医生 ID（dID）升序建立唯一索引，Patient 表按病人编号（pID）升序建立唯一索引，CureFee 表按医生 ID（dID）升序、病人编号（pID）降序建立唯一索引。

CREATE UNIQUE INDEX Dindex ON Doctor（dID）；

CREATE UNIQUE INDEX Pindex ON Patient(pID)；

CREATE UNIQUE INDEX Cindex ON CureFee(dID ASC,pID DESC)；

3. 删除索引

删除索引的一般格式为：DROP INDEX ＜索引名＞ON ＜表名＞

例 3.14 删除按医生 ID（dID）建立的索引。

DROP INDEX Dindex ON Doctor；

删除索引时，系统会从数据字典中删去有关该索引的描述。

第四节　单表查询

SQL 数据查询是数据库的核心操作。SQL 提供 SELECT 语句进行数据库的查询，该语句灵活、方便，简单易学。其一般语法格式为：

SELECT[ALL | DISTINCT] ＜目标列表达式＞[，＜目标列表达式＞]…

FROM ＜表名或视图名＞[别名][，＜表名或视图名＞[别名]]…

[WHERE ＜条件表达式＞]

[GROUP BY ＜列名 1＞[HAVING ＜条件表达式＞]]

[ORDER BY ＜列名 2＞[ASC | DESC]]；

它的执行方式如下。

（1）根据 WHERE 子句的条件表达式，从 FROM 子句指定的基本表或视图中找出满足条件的记录，再按 SELECT 子句中的目标列表达式，选出记录中的属性值形成结果表。

（2）如果有 GROUP BY 子句，则将结果按 ＜列名 1＞的值进行分组，该属性列值相等的记录为一组。通常会在每组中使用聚合函数求解统计数据。如果 GROUP BY 子句带 HAVING 短语，则只有满足指定条件的组才能被查询出来。

（3）如果有 ORDER BY 子句，则结果表会按照 ＜列名 2＞的值升序或降序排序。

SELECT 语句可以完成简单的单表查询，也可以完成复杂的连接查询和嵌套查询。下面以医院门诊系统数据库（HISDB）为实例数据库讲解 SELECT 语句的用法。

单表查询是指查询的对象仅涉及一张表。

一、查询列

查询列从表中选择全部列或者部分列，是针对关系代数中的投影运算。

1. 查询指定列

例 3.15 查询所有医生的 ID、姓名与职称。

SELECT dID,dName,Title – – ＜目标列＞的顺序与定义顺序一致

FROM　Doctor；

该语句的执行过程一般为：从 Doctor 表中取出一条记录，取出此条记录 dID，dName 和 Title 上的值，形成一条新的记录输出。对 Doctor 表的所有记录都做相同的处理，最后形成查询的结果输出。

上例中 ＜目标列表达式＞的列的顺序与表定义顺序一致，但实际应用中，用户可以根据需要改变 ＜目标列表达式＞中各列的显示顺序。

例 3.16　查询所有医生的科室、姓名与职称。

SELECT Department, dName, Title

FROM Doctor;

2. 查询所有列

在 SELECT 关键字后面列出所有列名有两种方法：一种是将 < 目标列表达式 > 指定为 *，查询结果中列的显示顺序将与基本表中的顺序一致；另一种是在 SELECT 关键字后列出所有列，顺序可以根据查询结果显示需要自行定义。

例 3.17　查询所有医生的详细记录。

SELECT * FROM Doctor;

等价于

SELECT dID, dName, Title, Department, Assistant

FROM Doctor;

3. 查询经过计算的值

SELECT 子句的 < 目标列表达式 > 不仅可以是表中的属性列，还可以是算术表达式、字符串常量、函数、列别名。

例 3.18　SELECT 后可以直接跟算术表达式。

SELECT　25 * 4

此处 SELECT 后直接跟随一个算术表达式，运行的结果为：

无列名
100

例 3.19　查询所有病人的姓名和出生年份。

SELECT pName, YEAR(Birth)

FROM Patient;

注意：YEAR( ) 函数用于返回某个日期的年份。

查询结果中的第二列不是列名，而是一个包含函数的表达式，用于计算病人的出生年份。输出的结果为：

pName	无列名
曾范	1980
刘丽	1970
项城	1950
崔慧	1980
李明	2006
王梅	1968

可以看出第二列显示的为"无列名"，可使用别名改变查询结果的列标题，列取别名的方法：达式 AS 别名，其中 AS 可以省略。

例 3.20　查询所有病人的姓名、年龄。

SELECT pName, 'Age is:' pAge, YEAR(GETDATE( )) - YEAR(Birth) Age

FROM Patient;

注意：此处 GETDATE ( ) 用于返回当前的日期。

查询结果如下所示，其中，第二列"Age is"为字符串常量，pAge 为其别名，第三列是用于计算年龄的有函数的算术表达式，Age 为其别名。对于包含算术表达式、常量、函数的目标列经常用别名进行标记。

pName	pAge	Age
曾范	Age is:	43
刘丽	Age is:	53
项城	Age is:	73
崔慧	Age is:	43
李明	Age is:	17
王梅	Age is:	55

二、查询元组

1. 选择表中的若干记录

（1）消除取值重复的行　两个本来并不完全相同的记录，在查询某些列后，结果可能变成相同的行，可以用 DISTINCT 关键词取消重复行。

例 3.21　查询医院里包含的科室。

SELECT Department
FROM Doctor;

执行查询的结果为：

Department
内科
五官科
内科
呼吸科
呼吸科
五官科

该查询结果包含了重复的行。这是因为默认情况下使用的为 ALL，如果指定 DISTINCT 关键词，可以去掉表中重复的行：

SELECT DISTINCT Department
FROM Doctor;

执行的结果为：

Department
呼吸科
内科
五官科

　　（2）查询满足条件的记录　查询条件是通过 WHERE 子句实现的。常用的查询条件如表3-8所示。

表3-8　常用的查询条件

查询条件	谓　　词
比较	=，>，<，>=，<=，!=，<>，!>，!<
确定范围	BETWEEN AND，NOT BETWEEN AND
确定集合	IN，NOT IN
字符匹配	LIKE，NOT LIKE
空值	IS NULL，IS NOT NULL
多重条件（逻辑运算）	AND，OR，NOT

　　1）比较大小：用于比较大小的运算符一般包括 =（等于），>（大于），<（小于），>=（大于等于），<=（小于等于），!=（不等于），<>（不等于），!>（不大于），!<（不小于）。

　　例3.22　查询内科医生的姓名和科室。

SELECT dName，Department

FROM Doctor

WHERE Department = '内科'; --条件语句

　　DBMS 执行此查询的一种可能过程是：对 Doctor 表进行扫描，取出第一条记录，检查该记录在 Department 列的值是否为"内科"，如果是，则取出 dName，Department 两列的值形成一条新的记录，否则跳过该条记录，进行下一条记录的检查，以此类推。

　　当医生人数非常多时，内科医生占医生数的10%左右，可以在 Department 列上建立索引，系统会利用该索引找出 Department 为"内科"的记录，从中取出 dName，Department 两列值形成的结果关系，这样避免了对 Doctor 表的全扫描，加快查询速度。但是值得一提的是，如果医生人数较少，索引查询不一定能提高查询效率。

　　例3.23　查询就诊总费用在500元以下的就诊记录。

SELECT pID，dID，Fee

FROM CureFee

WHERE Fee < 500;

　　2）确定范围：谓词 BETWEEN…AND…和 NOT BETWEEN…AND…可以用来查找属性值在（或不在）指定范围内的记录，BETWEEN 后是范围的下限，AND 后是范围的上限。

　　例3.24　查询出生日期在 2010-01-01 与 2014-01-01 之间的病人的基本信息。

SELECT * FROM Patient

WHERE Birth BETWEEN '2010-01-01' and '2014-01-01';

　　例3.25　查询出生日期不在 2010-01-01 与 2014-01-01 之间的病人的基本信息。

SELECT * FROM Patient

WHERE Birth NOT BETWEEN '2010-01-01' and '2014-01-01';

　　3）确定集合：谓词 IN、NOT IN 可以用来查找属性值属于或不属于指定集合的记录。

　　例3.26　查询内科、呼吸科的医生的姓名、职称、科室。

SELECT dName，Title，Department

FROM　Doctor

WHERE Department IN('内科','呼吸科');

与 IN 相对的谓词是 NOT IN，用于查找属性值不属于指定集合的记录。

例 3. 27　查询既不属于内科也不属于呼吸科的医生的姓名、职称、科室。

SELECT dName，Title，Department

FROM Doctor

WHERE Department NOT IN('内科','呼吸科');

4）字符匹配：谓词 LIKE 用来进行字符串的匹配，语法格式为：

［NOT］LIKE '＜匹配串＞'　［ESCAPE '＜换码字符＞']

用于查找指定的属性列值与＜匹配串＞相匹配的记录。＜匹配串＞可以是一个常规的字符串，也可以包含通配符%和_ 。

%（百分号）用于代表任意长度（长度可以为 0）的字符串。例如 a%b 表示以 a 开头，以 b 结尾的任意长度的字符串。如 acb，addgb，ab 等都满足该匹配串。

_ （下横线）用于代表任意单个字符。例如 a_b 表示以 a 开头，以 b 结尾的长度为 3 的任意字符串。如 acb、afb 等都满足该匹配串。

例 3. 28　查询姓刘的医生的基本信息。

SELECT *

FROM Doctor

WHERE dName LIKE '刘%';

例 3. 29　查询电话以 "136" 开头，倒数第二位为 "1" 的病人的基本信息。

SELECT *

FROM Patient

WHERE Tel LIKE '136%1_';

例 3. 30　查询所有不姓刘的医生的基本信息。

SELECT *

FROM Doctor

WHERE dName NOT LIKE '刘%';

如果用户查询的字符串本身就含有通配符%或_ ，这时就要使用 ESCAPE '＜换码字符＞'，将通配符转义为普通字符。

因为实例中不存在这样的数据，可以假设在病人表中增加一列邮箱 eMail，默认为 his_12@ qq. com，在本章后面章节中学习了对数据库记录修改语句后，可以对每个医生的邮箱进行修改。

ALTER TABLE Patient

ADD COLUMN eMail CHAR(30) DEFAULT 'his_12@ qq. com';

例 3. 31　查询邮箱为 his_12@ qq. com 的病人的基本信息。

SELECT *

FROM Patient

WHERE eMail LIKE 'his_12@ qq. com' ESCAPE '\';

此例中的_不是通配符，而是属于查询条件中的一个字符。

例 3. 32　查询邮箱以 "his_" 开头，且倒数第二个字符为 o 的病人的基本信息。

SELECT *

FROM Patient

WHERE eMail LIKE 'his_%o_' ESCAPE '\\';

此例中的匹配串为"his_%o_"。第一个_前面有换码符 \\ ，所以它被转义为普通的_字符。而 o 后面的_前面没有换码符 \\ ，仍旧为通配符。

5）涉及空值的查询：谓词 IS NULL 或 IS NOT NULL 用于判断某个属性是否为空或非空。

例 3.33 查询没有提供联系电话的病人的姓名、性别、职业。

SELECT pName,Sex,Job

FROM Patient

WHERE Tel IS NULL; – –电话为空

例 3.34 查询已经诊治过并且已经交费的诊治记录。

SELECT pID,dID,Fee

FROM CureFee

WHERE Fee IS NOT NULL;

6）多重条件查询：逻辑运算符 AND 和 OR 可以用来联结多个查询条件，其中 AND 的优先级高于 OR，可以用括号改变优先级。

例 3.35 查询内科的主任医师。

SELECT dID,dName,Title,Department,Assistant

FROM Doctor

WHERE Department ='内科' AND Title ='主任医师';

改写例 3.26 查询内科、呼吸科的医生的姓名、职称、科室。

SELECT dName, Title, Department

FROM Doctor

WHERE Department ='内科' OR Department ='呼吸科';

三、查询结果排序

ORDER BY 子句可以将查询结果按一个或多个属性列排序，排序方式有升序（ASC）和降序（DESC），缺省值为升序。当排序列含空值时，按升序（ASC）排列，空值显示在记录最后，若按降序（DESC）排列，空值显示在最前。

例 3.36 查询病人的就诊信息，查询的结果按就诊总费用降序排列。

SELECT *

FROM CureFee

ORDER BY Fee DESC;

例 3.37 查询病人基本信息，查询结果按照病人性别升序排列，相同性别按出生日期降序排列。

SELECT pID,pName,Sex,Job,Tel,Birth

FROM Patient

ORDER BY Sex,Birth DESC; – –Sex 的排序为默认排序方式 ASC

四、简单统计查询

SQL 提供聚集函数实现统计查询，主要包括以下 4 种方式。

1. 计数

COUNT([DISTINCT|ALL] *):统计记录个数。

COUNT([DISTINCT|ALL] <列名>):统计一列中值的个数。

2. 计算总和

SUM([DISTINCT|ALL] <列名>):计算一列(必须是数值型)的总和。

3. 计算平均值

AVG([DISTINCT|ALL] <列名>):计算一列(必须是数值型)的平均值。

4. 最大最小值

MAX([DISTINCT|ALL] <列名>):求一列中的最大值。

MIN([DISTINCT|ALL] <列名>):求一列中的最小值。

聚集函数中,如果指定 DISTINCT,则表示在计算时要取消指定列中的重复值。如果不指定 DISTINCT 或指定 ALL 短语(ALL 为缺省值),则表示不取消重复值。

例 3.38　查询医生的人数。

SELECT COUNT(*)

FROM Doctor;

例 3.39　查询参与诊治病人的医生人数。

SELECT COUNT(DISTINCT dID)

FROM CureFee;

为避免重复计算参与诊治的医生人数,必须在 COUNT 函数中用 DISTINCT 短语。

例 3.40　计算所有病人的平均就诊费用。

SELECT AVG(Fee)

FROM CureFee;

例 3.41　查询 d1 医生的病人的最高就诊费用。

SELECT MAX(Fee)

FROM CureFee

WHERE dID = 'd1';

例 3.42　查询所有病人的就诊总费用。

SELECT SUM(Fee)

FROM CureFee;

注意:在聚集函数遇到空值时,除 COUNT(*)外,都跳过空值而只处理非空值。

五、分组查询

GROUP BY 子句将查询结果按指定的一列或多列值分组,值相等的为一组。如果未对查询结果分组,聚集函数将作用于整个查询结果。对查询结果分组后,聚集函数将分别作用于每个组,每个组返回一个函数值。

例 3.43　查询男性病人与女性病人的人数。

SELECT Sex,COUNT(pID) Cnt

FROM Patient

GROUP BY Sex;

例 3.44　查询每个医生的病人的平均就诊费用。

```
SELECT dID,AVG(Fee)
FROM CureFee
GROUP BY dID;
```

如果分组后还要按一定的条件对这些组进行筛选，结果只输出满足条件的记录，则可以使用 HAVING 短语指定筛选条件。

例 3.45 查询重名医生的姓名。

```
SELECT dNAME,COUNT( * )
FROM Doctor
GROUP BY dNAME
HAVING COUNT( * ) >1; - - HAVING 短语控制分组结果只显示重名医生
```

此例也可以通过嵌套查询完成查询重名医生的基本信息。

注意：嵌套查询在本章后续内容将进行详细阐述。

```
SELECT * FROM Doctor
WHERE dNAME IN(
    SELECT dNAME
    FROM Doctor
    GROUP BY dNAME
    HAVING COUNT( * ) >1);
```

注意：HAVING 短语与 WHERE 子句的区别：WHERE 子句作用于基表或视图，从中选择满足条件的记录；HAVING 短语作用于组，从中选择满足条件的组。

第五节 复合查询

一、连接查询

本章前面部分的查询都是针对一张表的。但实际应用中查询一般涉及多张表，这种查询称为连接查询。连接查询是关系数据库中最主要、最重要的查询。包括等值连接、非等值连接、自然连接查询、自身连接查询、外连接查询和复合条件连接查询等。其语法格式为：

[<表 1 >.] <列名 1 >　　<比较运算符>　　[<表 2 >.] <列名 2 >
[<表 1 >.] <列名 1 > BETWEEN [<表 2 >.] <列名 2 > AND[<表名 2 >.] <列名 3 >

连接条件中的各连接字段类型必须是可比的，但列名不一定是相同的。

RDBMS 执行连接操作过程可能会有以下几种方式。

（1）嵌套循环法（NESTED - LOOP）

1）首先在表 1 中找到第一条记录，然后从头开始扫描表 2，逐一查找满足连接条件的记录，找到后将表 1 中的第一条记录与该记录拼接起来，形成结果表中一条记录。

2）表 2 全部查找完后，再找表 1 中第二个记录，然后再从头开始扫描表 2，逐一查找满足连接条件的记录，找到后就将表 1 中的第二个记录与该记录拼接起来，形成结果表中一条记录。

3）重复上述操作，直到表 1 中的全部记录都处理完毕。

（2）排序合并法（SORT - MERGE）（常用于 = 连接）

1）首先按连接属性对表 1 和表 2 排序。

2) 对表 1 的第一条记录，从头开始扫描表 2，顺序查找满足连接条件的记录，找到后就将表 1 中的第一条记录与该记录拼接起来，形成结果表中一条记录。当遇到表 2 中第一条大于表 1 连接字段值的记录时，对表 2 的查询不再继续。找到表 1 的第二条记录，然后从刚才的中断点处继续顺序扫描表 2，查找满足连接条件的记录，找到后就将表 1 中的第二条记录与该记录拼接起来，形成结果表中一条记录。直接遇到表 2 中大于表 1 连接字段值的记录时，对表 2 的查询不再继续。

3) 重复上述操作，直到表 1 或表 2 中的全部记录都处理完毕为止。

（3）索引连接（INDEX - JOIN）

1) 对表 2 按连接字段建立索引。

2) 对表 1 中的每个记录，依次根据其连接字段值查询表 2 的索引，从中找到满足条件的记录，找到后就将表 1 中的第一条记录与该记录拼接起来，形成结果表中一条记录。

1. 等值与非等值连接查询

（1）等值连接 连接运算符为"="。

（2）非等值连接 连接运算符为"＞、＜、＞ =、＜ =、＜ ＞"等。

例 3.46 查询每个医生及其诊治病人的情况。

SELECT Doctor. * ,CureFee. * ,Patient. *

FROM Doctor,Patient,CureFee

WHERE Doctor. dID = CureFee. dID

AND Patient. pID = CureFee. pID;

2. 自然连接

若在等值连接中把目标列中重复的属性列去掉则为自然连接。

例 3.47 用自然连接完成上例。

SELECT Doctor. dID,dName,Title,Department,Assistant,

         Patient. pID,pName,Sex,Job,Tel,Birth,Fee

FROM Doctor,Patient,CureFee

WHERE Doctor. dID = CureFee. dID AND Patient. pID = CureFee. pID;

3. 自身连接

不同的表之间可以实现连接，同一张表的连接称为自身连接。表与表自身连接时需要给表起别名以示区别。由于所有属性名都是同名属性，因此必须使用别名前缀。

例 3.48 查询与王丹医生同一科室的医生的姓名、职称。

SELECT Second. dName,Second. Title

FROM Doctor First,Doctor Second

WHERE First. dName = '王丹' AND First. Department = Second. Department；

此例中 Doctor 被查询了两次，分别用别名 FIRST 和 SECOND 区别。

4. 外连接

普通连接操作只输出满足连接条件的记录，连接的表中所有不满足连接条件的记录均不显示。外连接操作可以指定某张表为连接主体，将主体表中不满足连接条件的记录一并输出。常用的外连接有左外连接和右外连接。

1) 左外连接：列出左边关系中所有的记录，而不管其是否满足连接条件。

2) 右外连接：列出右边关系中所有的记录，而不管其是否满足连接条件。

例 3.49 左外连接：查询所有医生诊治病人的情况。

SELECT Doctor. * ,CureFee. pID,CureFee. Fee

FROM Doctor LEFT JOIN CureFee ON Doctor. dID = CureFee. dID;

此例中 Doctor 表为连接主体，Doctor 中的医生（包括参加诊治的和未参加诊治的）将全部被列出，查询的结果如下。

dID	dName	Title	Department	Assistant	pID	Fee
d1	王丹	主任医师	内科	d3	p1	2000
d1	王丹	主任医师	内科	d3	p3	5000
d2	刘秀	主治医师	五官科	d6	p2	500
d2	刘秀	主治医师	五官科	d6	p4	1000
d3	张景	实习医生	内科	NULL	NULL	NULL
d4	李灿	主任医师	呼吸科	d5	p5	100
d4	李灿	主任医师	呼吸科	d5	p6	12000
d5	朱诚	实习医生	呼吸科	NULL	NULL	NULL
d6	汪力	实习医生	五官科	NULL	NULL	NULL

从查询结果中可以看出没有参与诊治病人的医生对应的 pID、Fee 为空值（NULL）。

例 3.50 右外连接：查询所有病人被诊治的情况。（实际的情况：有些病人已挂号，但未被诊治）

SELECT Patient. * ,CureFee. dID,CureFee. Fee

FROM CureFee RIGHT JOIN Patient ON CureFee. pID = Patient. pID;

此例中 Patient 表为连接主体。

由于实例数据库的记录中所有的记录都存在于 CureFee 表中（即均被诊治过），为方便结果易理解，可以考虑先增加一条病人记录：

INSERT INTO Patient VALUES('p7','陈天天','男','经理','13597132653','1978 – 10 – 20');

再运行上面外连接查询语句，运行结果为：

pID	pName	Sex	Job	Tel	Birth	dID	Fee
p1	曾范	男	司机	13870451234	1980 – 01 – 11	d1	2000
p2	刘丽	女	教师	18101423456	1970 – 09 – 14	d2	500
p3	项城	男	个体户	13645231405	1950 – 07 – 17	d1	5000
p4	崔慧	女	职员	18945712315	1980 – 12 – 11	d2	1000
p5	李明	男	学生	13941256347	2006 – 11 – 24	d4	100
p6	王梅	女	经理	13644123616	1968 – 11 – 22	d4	12000
p7	陈天天	男	经理	13597132653	1978 – 10 – 20	NULL	NULL

从查询结果中可以看出所有的病人都被列出，但是病人 p7 的诊治记录为空。

此外 SQL Server 中还提供全连接（FULL JOIN）与内连接（INNER JOIN）的方式，请读者自行理解。

5. 复合条件连接

复合条件连接是指 WHERE 子句中含多个连接条件。

例 3.51 查询就诊费用超过 500 元的病人的基本信息及就诊总费用。

SELECT Patient. ＊,Fee

FROM Patient,CureFee

WHERE Patient. pID = CureFee. pID － －两张表自然连接

　　　AND Fee >500;　 － －其他限定条件

例 3. 52　查询王丹医生诊治的病人的姓名、性别、就诊总费用。

SELECT pName,Sex,Fee

FROM Patient,Doctor,CureFee － －多表连接

WHERE Patient. pID = CureFee. pID

　　　AND Doctor. dID = CureFee. dID

　　　AND Doctor. dName = '王丹';

二、嵌套查询

一个 SELECT － FROM － WHERE 语句称为一个查询块,将一个查询块嵌套在另一个查询块的 WHERE 子句或 HAVING 短语的条件中的查询称为嵌套查询。

SELECT dName　　　　　　　　　　／＊外层查询/父查询＊／

FROM Doctor

WHERE dID IN

　　　　　(SELECT dID　　　／＊内层查询/子查询＊／

　　　　　FROM CureFee

　　　　　WHERE pID = ' p4 ');

此例中下层查询 SELECT dID FROM CureFee WHERE pID = 'p4'是嵌套在上层查询块的 WHERE 条件子句中的。上层查询称为外层查询或父查询,下层查询称为内层查询或子查询。

SQL 语言支持多层嵌套查询,即一个子查询中还可以嵌套其他子查询。层层嵌套方式反映了 SQL 语言的 “结构化” 的含义所在。

注意:子查询中不能使用 ORDER BY 子句。有些嵌套查询可以用连接运算替代。

SQL 嵌套查询有两种。

(1) 不相关子查询　即子查询的查询条件不依赖于父查询。它的执行方式是:由里向外逐层处理。即每个子查询在上一级查询处理之前求解,子查询的结果用于建立其父查询的条件。

(2) 相关子查询　即子查询的查询条件依赖于父查询。它的执行步骤是:首先取外层查询中的第一条记录,根据它与内层查询相关的属性值处理内层查询,若 WHERE 子句返回值为真,则取此记录放入结果表;然后再取外层查询的下一条记录进行同样的操作,重复这一过程,直至外层表全部检查完为止。

1. 带有 IN 谓词的子查询

例 3. 53　查询诊治病人刘丽的医生的姓名。

SELECT dName　 － －③

FROM Doctor

WHERE dID IN(

　　　SELECT dID FROM CureFee　 － －②

　　　WHERE pIDIN(

　　　SELECT pID FROM Patient　 － －①

```
        WHERE pName ='刘丽'
        )
);
```

此查询为不相关子查询，执行过程如下。

1）首先执行子查询①，从 Patient 表中找出"刘丽"的病人 ID 为"p2"；

2）然后执行子查询②，在 CureFee 表中找出诊治"p2"病人的医生 ID；

3）最后执行最外层查询③，从 Doctor 表中查询由②产生的医生 ID 对应的医生姓名 dName。

2. 带有比较运算符的子查询

当能确切知道内层查询返回单值时，可用比较运算符（>，<，=，>=，<=，!=或<>）。

例 3.54 不相关子查询：用嵌套查询完成：查询与王丹医生同一科室的医生的基本信息。

```
SELECT * FROM Doctor
WHERE Department =
        (SELECT Department FROM Doctor
        WHERE dName ='王丹');
```

此列中"王丹"医生对应的科室只有一个，所以内查询返回的结果只有一个值，可以用 = 代替 IN，如果内存查询返回的值有多个，则不允许这种用法。

例 3.55 查询每个医生的病人就诊总费用超出该医生接诊的所有病人的平均就诊总费用的医生 ID、病人 ID 和诊治费用。

```
SELECT dID,pID,Fee
FROM CureFee X
WHERE Fee >(SELECT AVG(Fee) - -某一个医生的病人的平均就诊费用
            FROM CureFee Y
            WHERE Y. dID = X. dID);
```

此例中，由于内层查询与外层查询都是从 CureFee 获取，给外层 CureFee 取别名为 X，内层从 CureFee 取别名为 Y。

内层查询是求某个医生的所有病人的平均就诊费用，至于是哪个医生的要看外层查询所取的医生 ID X. dID，也即是内层查询中的条件依赖于父查询，与其相关联，这类查询就称为相关子查询。

这个语句的执行过程一般为：

1）从外层查询中取出 CureFee 的一条记录 x，将 x 的 dID 值（如 d1）传送给内层查询。

```
SELECT AVG(Fee)
FROM CureFee
WHERE dID ='d1';
```

2）执行内层查询，得到值 3500，用该值代替内层查询，得到外层查询；

```
SELECT dID,pID,Fee
FROM CureFee
WHERE Fee >3500;
```

3）执行这个查询，得到的查询结果为：

(d1,p3,5000)

4）然后外层查询取出下一条记录重复 1）至 3）步骤的处理，直到外层的记录全部处理完毕。

注意：求解不相关子查询是先一次将子查询求解出来，然后再求解父查询。而相关子查询则需要将内层查询与外层查询相关，根据相关条件反复求值才能形成查询结果。

3. 带有 EXISTS 谓词的子查询

EXISTS 谓词代表存在量词∃。带有 EXISTS 谓词的子查询不返回任何数据，只产生逻辑真值"TRUE"或逻辑假值"FALSE"。

例 3.56　查询 d1 医生诊治的病人的姓名。

SELECT pName

FROM Patient

WHERE EXISTS（

　　　SELECT *

　　　FROM CureFee

　　　WHERE Patient. pID = CureFee. pID

　　　AND dID = 'd1'）；

此查询可以用 EXISTS 的相关子查询来完成。从 Patient 表中取出每条记录的 pID 值，用此值去检查 CureFee 表。如 CureFee 表中存在这样的记录，其 pID 的值与外层查询中所取的 Patient. pID 相等，并且 dID = 'd1'，则取此 pID 对应的 pName 送入结果表中。

使用存在量词 EXISTS 后，若内层查询结果非空，则外层的 WHERE 子句返回真值；若内层查询结果为空，则外层的 WHERE 子句返回假值。与 EXISTS 相对应的是 NOT EXISTS 谓词。使用存在量词 NOT EXISTS 后，若内层查询结果非空，则外层的 WHERE 子句返回假值，若内层查询结果为空，则外层的 WHERE 子句返回真值。

注意：由 EXISTS 引出的子查询，其目标列表达式通常都用 * 或某个常量如 1，因为带 EXISTS 的子查询只返回真值或假值，给出列名无实际意义。

该实例也可以用连接运算或 IN 的嵌套查询来完成，请读者思考。有些带 EXISTS 或 NOT EXISTS 谓词的子查询不能被其他形式的子查询等价替换。而所有带 IN 谓词、比较运算符的子查询都能用带 EXISTS 谓词的子查询等价替换，因此实际应用很广泛。

SQL 中没有全称量词（FOR ALL），经常把带有全称量词的谓词转换为等价的带有存在量词的谓词。

例 3.57　查询至少诊治了 p1 和 p3 病人的医生 ID。

SELECT DISTINCT dID

FROM CureFee A

WHERE NOT EXISTS

　　　（

　　　SELECT * FROM CureFee B

　　　WHERE（pID = 'p1' or pID = 'p3'）－－用（）增加 or 的优先级

　　　AND NOT EXISTS

　　　（

　　　SELECT * FROM CureFee C

　　　WHERE C. dID = A. dID

　　　AND C. pID = B. pID

　　　）

　　　）；

三、集合查询

集合查询是指在某些应用中，查询结果需要通过多条 SELECT 语句从一个或多个表中来获取，查询最终结果是多条 SELECT 语句查询结果的汇总数据集。集合查询可以看作是数据的垂直联接，而前面介绍的多表联接查询可以看作是数据的水平联接。

SQL 提供 UNION、INTERSECT 和 EXCEPT 运算符来实现集合查询。这三个查询聚集运算符可以满足不同的需要，但都要求每条 SELECT 语句生成的数据集中列的个数、列的数据类型和顺序必须相同。

1. UNION

UNION 是一种并集运算，可以将两个以上的查询结果合并成一个结果，并在后续的结果集中去除前面结果集中已有的数据行。

例 3.58 查询内科医生以及主任医师。

SELECT * FROM Doctor

WHERE Department ='内科'

UNION

SELECT *

FROM Doctor

WHERE Title ='主任医师';

执行查询，结果为：

dID	dNamDe	Title	Department	Assistant
d1	王丹	主任医师	内科	d3
d3	张景	实习医生	内科	NULL
d4	李灿	主任医师	呼吸科	d5

UNION 将多个查询结果合并起来时，系统自动去掉重复记录。如果需要保留所有的重复数据，可以使用 UNION ALL。

如上例改写成：

SELECT * FROM Doctor

WHERE Department ='内科'

UNION ALL

SELECT *

FROM Doctor

WHERE Title ='主任医师';

执行查询，结果为：

dID	dNamDe	Title	Department	Assistant
d1	王丹	主任医师	内科	d3
d3	张景	实习医生	内科	NULL
d1	王丹	主任医师	内科	d3
d4	李灿	主任医师	呼吸科	d5

使用 UNION ALL 后，其中的"d1"由于既是"内科"医生，又是"主任医师"，结果中这条记录显示了两次。

2. INTERSECT

INTERSECT 可以返回多条查询语句中都包含的重复数据。

例 3.59　查询呼吸科医生与诊治过病人的医生的交集。

SELECT dID

FROM Doctor

WHERE Department = '呼吸科'

INTERSECT

SELECT dID

FROM CureFee；

执行查询的结果只有 d4，实际相当于查询参与诊治病人的呼吸科医生的 ID。

3. EXCEPT

EXCEPT 可以比较左右两个查询结果集的差异，并从左侧的查询结果集中返回在右侧结果集找不到的数据，即从左侧的结果集中减去右侧结果集中相同的数据后得到的结果。

例 3.60　查询呼吸科医生与诊治过病人的医生的差集。

SELECT dID

FROM Doctor

WHERE Department = '呼吸科'

EXCEPT

SELECT dID

FROM CureFee；

查询的结果只有 d5，实际相当于查询没有参与诊治病人的呼吸科医生的 ID。

四、SELECT 语句一般格式

SELECT 语句是 SQL 的核心语句，可以实现多种功能的查询，下面总结一下它们的一般格式：

SELECT ［ALL | DISTINCT］ <目标列表达式> ［别名］［，<目标列表达式> ［别名］］…

　　FROM 　　<表名或视图名> ［别名］［，<表名或视图名> ［别名］］…

　　［WHERE <条件表达式>］

　　［GROUP BY <列名 1> ［HAVING <条件表达式>］］

　　［ORDER BY <列名 2> ［ASC | DESC］］

1. 目标列表达式

（1） *

（2）<表名>. *

（3）COUNT ［DISTINCT | ALL］ *）

（4）［<表名>.］<属性列名表达式>［，［<表名>. <属性列名表达式>］］…

其中 <属性列名表达式> 可以是由属性列、作用于属性列的聚集函数和常量的任意算术运算（+，-，*，/）组成的运算公式。

2. 聚集函数的一般格式

$$\left.\begin{array}{l}\text{COUNT}\\\text{SUM}\\\text{AVG}\\\text{MAX}\\\text{MIN}\end{array}\right\}\ (\ [\ \text{DISTINCT}\ |\ \text{ALL}]\ <列名>\ )$$

3. WHERE 子句的条件表达式

（1）

$$<属性列名>\theta\left\{\begin{array}{l}<属性列名>\\<常量>\\<\text{ANY}\ |\ \text{ALL}>(\text{SELECT 语句})\end{array}\right.$$

（2）

$$<属性列名>\ [\text{NOT}]\ \text{BETWEEN}\left\{\begin{array}{l}<属性列名>\\<常量>\\(\text{SELECT 语句})\end{array}\right.\ \text{AND}\left\{\begin{array}{l}<属性列名>\\<常量>\\(\text{SELECT 语句})\end{array}\right.$$

（3）

$$<属性列名>\ [\text{NOT}]\ \text{IN}\left\{\begin{array}{l}(\ <值1>[\ ,<值2>]\cdots\\(\text{SELECT 语句})\end{array}\right.$$

（4）　<属性列名>[NOT] LIKE <匹配串>

（5）　<属性列名>IS［NOT］NULL

（6）　[NOT] EXISTS（SELECT 语句）

（7）　<条件表达式><AND | OR><条件表达式>[<AND | OR><条件表达式>]…

第六节　数据更新

向数据表中插入数据、修改数据和删除数据是数据库系统管理数据的三项最基本的操作。在 SQL Server 中实现上述三项操作的基本语句是：INSERT、UPDATE 和 DELETE。

一、插入数据

SQL 插入数据有两种方式。

（1）插入一条或多条记录，语法格式为：

INSERT INTO <表名|视图名>[（<属性列1>[，<属性列2>…）]]

VALUES（<常量1>[，<常量2>]　　…　　　　　）；

（2）插入子查询结果，语法格式为：

INSERT INTO <表名>　[（<属性列1>[，<属性列2>…　)]]

子查询；

说明：

（1）当未指定属性列时，为各列所提供数据顺序应严格按照表中各列的定义顺序。

（2）两种方式中，VALUES 子句中提供的值或子查询提供的查询结果中包含的列数必须与

INTO 子句中提供的列的类型和列的个数匹配。

（3）INSERT 语句只为指定列插入数据。其余未指定列的列值要根据它们的默认值和空值属性的情况而定，它们有以下几种可能取值。

1）对于 TIMESTAMP 列或具有 IDENTITY 属性列，它们的列值由 SQL Server 计算后自动赋值。

2）如果这些列有默认值设置，插入新行时，它们的值为默认值。

3）当这些列没有默认值设置，但它们允许空值时，该列值为空。

4）当这些列没有默认值设置，也不允许空值时，SQL Server 在执行 INSERT 语句时将产生错误，导致插入操作失败。

例 3. 61　在 HISDB 数据库的 Doctor 表中插入一条记录 "'d2', '刘秀', '主治医师', '五官科', 'd6'"。

INSERT INTO Doctor

VALUES（'d2','刘秀','主治医师','五官科','d6'）;

此例中 INTO 子句只指出了表名，而未指定属性列，因此新插入的记录必须按照 Doctor 表定义的列次序逐一给每个属性列赋值。

例 3. 62　在 HISDB 数据库的 Doctor 表中插入多条记录。

INSERT INTO Doctor（dID, dName, Title, Department, Assistant）

VALUES('d4','李灿','主任医师','呼吸科','d5'),

　　　　　('d5','朱诚','实习医生','呼吸科',''),

　　　　　('d6','汪力','实习医生','五官科','');

例 3. 63　INSERT 语句后也可以跟 SELECT 语句，将查询的结果插入到某个表中。

INSERT INTO CureFee（pID, dID）

SELECT pID, 'd5' FROM Patient;

此例中将语句 "SELECT pID, 'd5' FROM Patient" 的查询结果一次性插入到 CureFee 表中，可以运行后查看记录的增加情况。CureFee 表中未出现的 Fee 属性列均为空值。

二、更新数据

修改数据的语法格式为：

UPDATE ＜表名|视图名＞

SET ＜列名＞ = ＜表达式＞［, ＜列名＞ = ＜表达式＞］…

［WHERE ＜条件＞］;

执行结果是修改指定表中满足 WHERE 子句条件的记录。其中 SET 子句给出的＜表达式＞的值将取代相应的属性列值。如果省略 WHERE 子句，则表示要修改表中的所有记录。

注意：

（1）使用 UPDATE 语句如果省略 WHERE 子句，将会修改表中所有的记录。

（2）DBMS 在执行修改语句时也会检查所插入的记录是违反表上已定义的完整性规则。

修改记录有以下三种情况。

1. 修改一条记录

例 3. 64　将 Doctor 表中所有 "呼吸科" 医生的助手 Assistant 改为 "d4"。

UPDATE Doctor SET Assistant = 'd4' WHERE Department = '呼吸科';

2. 修改多条记录

例 3.65 将 Doctor 表中所有医生的助手 Assistant 改为 "d5"。

UPDATE Doctor SET Assistant = 'd5';

例 3.66 将 Patient 表中所有的电话号码前七位改为 "∗∗∗"。

UPDATE Patient SET Tel = STUFF(Tel,1,7,'∗∗∗');

例 3.67 将 CureFee 表中前 10% 的人就诊总费用 Fee 打 9 折，语句如下：

UPDATE TOP(10) PERCENT CureFee

SET Fee = Fee ∗ 0.9;

3. 带子查询的修改语句

子查询也可以嵌套在 UPDATE 语句中，用以构造修改的条件。

例 3.68 将 CureFee 表中所有职业 Job 为 "教师" 的病人就诊总费用 Fee 置零。

UPDATE CureFee

SET Fee = 0

WHERE '教师' =

        (SELECT Job

        FROM Patient

        WHERE Patient. pID = CureFee. pID);

或者

UPDATE CureFee

SET Fee = 0

WHERE pID in

        (SELECT pID FROM Patient WHERE Job = '教师');

三、删除数据

删除数据表中数据的 SQL 语句有两种。

(1) DELETE 语句　　删除数据表中的部分或全部数据，其语法格式为：

DELETE FROM <表名>

[WHERE <条件>]

执行结果是删除指定表中满足 WHERE 子句条件的记录。使用 DELETE 语句如果省略 WHERE 子句，将会删除表中所有的记录，要慎用。

(2) TRUNCATE TABLE 语句　　删除数据表中的全部数据，其语法格式为：

TRUNCATE TABLE <表名>

两种用法的主要区别如下。

(1) TRUNCATE TABLE 语句删除指定表中的所有数据，不能指定行，属于表级删除。

(2) 如果表中包含有IDENTITY列，TRUNCATE TABLE 将该列复位到其原始基值。使用不带 WHERE 子句的 DELETE 语句也可以删除所选行，但它不复位 IDENTITY 列。

(3) TRUNCATE TABLE 语句的删除速度比 DELETE 快，但不可恢复。因为 DELETE 语句在每删除一行数据时都要把删除操作记录到日志中，而 TRUNCATE TABLE 语句会立即通过释放表中数据和索引所占的空间来删除数据。所以使用 TRUNCATE TABLE 语句删除数据后，这些行是不可恢复的，而 DELETE 操作则可回滚，能够恢复原来数据。

例 3.69　删除 Doctor 表中所有科室 Department 为"五官科"的数据。

DELETE FROM Doctor WHERE Department ='五官科';

例 3.70　删除 CureFee 表中所有就诊总费用 Fee 低于 100 的数据。

DELETE FROM CureFee WHERE Fee <100;

例 3.71　删除 Patient 表中前三行数据，语句如下：

DELETE TOP（3）FROM Patient;

例 3.72　删除 Doctor 表中所有数据。

DELETE FROM Doctor;

或

TRUNCATE TABLE Doctor;

例 3.73　删除"崔慧"病人的所有诊治记录。

DELETE FROM CureFee

WHERE pID in

　　（SELECT pID FROM Patient WHERE pName ='崔慧'）;

注意：对表中的数据进行增、删、改时要遵循表的完整性约束。

第七节　视　图

视图是用户查看数据库表中数据的一种方式，它是从一个或多个基本表（或视图）中导出的表。但与表不同的是，视图是虚表，用户可以通过它来查看表中感兴趣的部分或全部数据，而数据仍存放在原来的基表中。当基本表的数据发生变化时，视图中的数据也随之改变。

视图定义好后，可以像基本表一样查询、更新、删除。但在更新操作上有一定的限制。

一、定义视图

1. 创建视图

创建视图的语法格式为：

CREATE VIEW <视图名>[（<列名>[，<列名>]…）]

AS

<子查询>

[WITH CHECK OPTION]

说明：

（1）<子查询>可以是任意查询语句，但不允许含有 ORDER BY 子句。

（2）[WITH CHECK OPTION]选项表示当对视图进行 UPDATE、INSERT 和 DELETE 操作时，要保证更新、插入或删除的行满足视图定义中的子查询的条件。

（3）视图的各个属性列名可以省略，当省略该参数时，视图结构与 SELECT 子句所返回的结果集合结构相同。但当视图中的列是由算术表达式、函数或常量等产生的计算列时，或者SELECT子句所返回的结果集合中有两列或多列具有相同的列名时，必须在创建视图时指出列名。

注意：在 SQL Server 中创建视图时，CREATE VIEW 必须是批查询中的第一条语句。

例 3.74　为 Patient 表创建名称为 Pati 的视图，视图包含病人 pID、姓名 pName、性别 Sex、职业 Job 等信息。

```
CREATE VIEW Pati
AS
SELECT pID,pName,Sex,Job FROM Patient；
```

例 3.75 为 Doctor 表创建名为 Dr 的视图，视图仅包含职称 Title 为"主任医师"的信息，并要求进行更新操作时仍保证该视图只存"主任医师"的信息。

```
CREATEVIEW Dr
AS
SELECT dID,dName,Title,Department,Assistant
FROM Doctor
WHERE Title ='主任医师'
WITH CHECK OPTION；
```

例 3.76 创建一个视图存放每个医生的病人数。

```
CREATE VIEW Count_P(dID,C_P)
AS
SELECT dID,COUNT(pID)
FROM CureFee
GROUP BY dID；
```

2. 修改视图

修改视图定义的语法格式为：

```
ALTER VIEW <视图名 >[( <列名 >[, <列名 > ]…)]
AS
 <子查询 >
[WITH CHECK OPTION]
```

例 3.77 修改例 3.74 创建的 Pati 视图，将视图中的职业 Job 列删除。

```
ALTER VIEW Pati
AS
SELECT pName,Sex
FROM Patient；
```

3. 删除视图

删除视图语句的语法格式为：

```
DROP VIEW <视图名 >
```

例 3.78 删除例 3.74 建立的 Pati 视图，语句如下。

```
DROP VIEW Pati；
```

二、查询视图

创建视图后，可以使用 SELECT 语句对视图进行查询，就像查询数据表一样。DBMS 执行对视图的查询时，首先进行有效性检查，检查查询的表、视图等是否存在。如果存在，则从数据字典中取出视图的定义，把定义中的子查询和用户查询结合起来，转换成等价的对基本表的查询，然后再执行修正了的查询。

例 3.79 根据例 3.75 创建的 Dr 视图，查询"呼吸科"的"主任医生"。

SELECT ＊ FROM Dr

WHERE Department = '呼吸科';

转换为对基本表的查询为：

SELECT dID，dName，Title，Department，Assistant

FROM Doctor

WHERE Title = '主任医师' AND Department = '呼吸科';

注意：通过视图检索数据时，对查询语句几乎没有什么限制，但在修改数据时却存在着较多限制。

三、更新视图

更新视图是指通过视图进行数据的插入、修改和删除操作。由于视图是不实际存储数据的虚表，因此对视图的更新最终都要转换为对基本表的更新。

为防止用户通过视图对数据进行增删改时对不属于视图范围内的基本表数据进行操作，可在定义视图时加上 WITH CHECK OPTION 子句。此外，修改视图存在以下 4 项限制。

（1）视图的拥有者必须具有修改基表中数据的权限。

（2）一条修改视图的语句不能一次修改一个以上的基表。

（3）对视图中数据的修改必须遵守基表中所定义的各种数据完整性约束条件，要符合列的空值属性、约束、IDENTITY 属性、与基表所关联的规则和默认等限制。

（4）不允许对视图中的计算列进行修改，也不允许对视图中含有统计函数或 GROUP BY 子句的视图进行修改或插入数据。

1. 插入数据

在视图中插入数据与在基本表中插入数据的操作是相同的，都是通过 INSERT 语句进行操作的。但是不能在使用了 DISTINCT、GROUP BY 或者 HAVING 语句的视图中插入数据，对于建立在多张基表基础上的视图，一个插入操作只能作用于一个基表上。

例 3.80　向例 3.74 建立的 Pati 视图中插入一条新记录。

INSERT INTO Pati

VALUES ('p7','李明','男','学生')；

插入数据的操作是针对视图中的列进行插入操作，而不是基表中的所有列。

2. 修改数据

修改数据同样与修改基表相同，通过使用 UPDATE 语句进行视图更新，但当视图是基于多个表创建时，那么修改数据只能修改一个表中的数据。

例 3.81　在例 3.75 中建立的 Dr 视图中，将 dID 为 "d5" 的医生姓名 dName 改为 "朱城"，助手 Assistant 改为 "d1"。

UPDATE Dr

SET dName = '朱城'　'Assistant = 'd1'

WHERE dID = 'd5';

转换为对基本 Doctor 的操作为：

UPDATE Doctor

SET dName = '朱城'　'Assistant = 'd1'

WHERE dID = 'd5' AND Title = '主任医师'

3. 删除数据

通过使用 DELETE 语句可以将视图中的数据删除。但是如果一个视图建立在多张基表上时，不允许删除。

例 3.82 将例 3.74 建立的 Pati 视图中所有性别 Sex 为"男"的记录删除，语句如下：

DELETE FROM Pati

WHERE Sex = '男';

四、视图的作用

视图是虚表，对视图的操作最后都需要转化为对基本表的操作。但是，视图的应用却非常广泛，因为视图可以隔离用户对表的直接访问，提高系统的安全性，还可以简化应用程序的开发。

1. 视图使不同用户以不同角度看待同一数据

视图机制能使不同的用户以不同的方式看待同一数据，或者是用户能够着重于他们所感兴趣的特定数据，不必要的数据可以不出现在视图中。当许多不同种类的用户共享一个数据库时，这种灵活性是十分必要的。

2. 视图可以根据需要定制数据，保证数据的安全

数据表中通常存放着某个对象的完整数据。如果使用数据表，用户可以看到表中所有数据。使用视图则能够限制用户从表中检索的内容。通过视图提供定制的数据，既可以屏蔽不该显示的数据列，也可以过滤不该显示的数据行，从而避免数据的过多暴露。例如：Patient 表涉及多个科室的病人数据，可分别为每个科室建立独立视图，并只允许每个科室的医生查询自己科室的病人视图，这样的视图机制也就自动提供了对数据的安全保护功能。另外视图所引用的表的访问权限与视图的权限设置也是相互不影响的。

3. 视图可以简化查询操作

视图机制使用户可以将注意力集中在所关心的数据上。如果这些数据不是直接来自基表，则可以通过定义视图，使数据库看起来结构简单、清晰，并且可以简化用户的数据查询操作（可以将连接查询、UNION 查询、SELECT 查询定义为视图）。在这种情况下不必每次执行时都指定条件。如查询每个医生诊治病人的情况。

SELECT CureFee. pID，Patient. pName，CureFee. dID，Doctor. dName，Fee

FROM CureFee，Doctor，Patient

WHERE CureFee. pID = Patient. pID

AND Doctor. dID = CureFee. dID；

如果要经常查询某个医生诊治病人的情况，可以使用视图简化数据操作：

CREATE VIEW P_D

AS

SELECT CureFee. pID，Patient. pName，CureFee. dID，Doctor. dName，Fee

FROM CureFee，Doctor，Patient

WHERE CureFee. pID = Patient. pID

AND Doctor. dID = CureFee. dID；

创建上述视图后，用户如果要查询某个医生如"王丹"诊治病人的情况，只需要执行以下 SQL 语句即可：

SELECT ＊ FROM P_D WHERE dName = '王丹';

在实际工作中，特别是在记录较多，查询记录需要多个 WHERE 条件时，使用视图在很大程度上简化操作的复杂性。

4. 视图可以简化应用程序开发

在客户机/服务器（C/S）程序结构中，如果在客户端程序中部署了较多的 TSQL 代码，当出现系统更新时，需要更新每个客户端程序。而应用视图可以简化这一过程，因为视图是保存在服务器端的，客户端调用的只是视图的名称。因此，只需在服务器端对视图的定义进行修改就可以实现对程序的更新。

5. 视图对重构数据库提供了一定程度的逻辑独立性

视图对应数据库的外模式。如果应用程序使用视图来存取数据，那么当数据表的结构发生改变时，只需要更改视图定义的查询语句即可，不需要更改程序，方便程序的维护，在一定程度上保证了数据的逻辑独立性。

小　结

熟练使用 SQL 语言是学习关系数据库的重点。本章简要介绍了 SQL 语言的发展、特点及其基本概念。重点讲解了 SQL 语言的数据定义、数据查询、数据更新的语法和功能，并用大量的实例进行解释。在讲解 SQL 的同时也进一步结合关系数据库系统的基本概念，使这些概念更加具体。

读者通过本章的学习，要求能熟练用 SQL 语言实现数据库、表、索引的定义，并能通过 SQL 更新语句实现数据的增加、删除、修改，在已有数据的基础上结合实际应用熟练使用各种查询语句。

SQL 的功能功能复杂而又强大，读者应加强实践练习。

习　题

1. 试述 SQL 的特点。
2. 理解 SQL 查询语言的结构及其各子句的功能。
3. 什么是视图？视图和基本表之间的主要区别是什么？
4. 视图的作用是什么？
5. 假设有一个学生选课的数据库，它包含三个关系模式。

学生（Student）

学号（Sno）	姓名（Sname）	性别（Sex）	出生日期（Birth）	专业（Specialty）
20101140101	张三	男	1992 – 06 – 01	CS
20101140102	李四	女	1991 – 09 – 23	IS
20101140103	王五	男	1992 – 05 – 04	CS
20101140104	李徜祥	男	1992 – 08 – 09	MI

课程（Course）

课程号（Cno）	课程名（Cname）	学分（Credit）	类别（Category）
001	C 程序设计	5	必修
002	数据库系统概论	4	必修
003	ORACLE 基础	3	选修

选修（SC）

学号（Sno）	课程号（Cno）	成绩（Grade）
20101140101	001	85
20101140101	002	78
20101140101	003	90
20101140102	001	87
20101140102	002	89

请完成以下练习。

（1）用 SQL 语言完成上述数据库及三张表的定义，必须包括主码、外码及自定义约束（注意：数据库名和表名需用英文字母表达）；

（2）完成每张表的记录录入；

（3）查询 1992 年出生的学生的基本信息；

（4）查询姓"李"的学生；

（5）查询不是"CS"和"IS"专业的学生的学号和姓名；

（6）查询"001"号课程的平均成绩；

（7）查询年龄最大的学生的学号和姓名；

（8）查询每个学生所选课程的平均成绩；

（9）查询"CS"专业的男生信息；

（10）查询与"王五"在用一个专业学习的学生的基本信息（用自然连接查询和嵌套查询两种方式实现）；

（11）查询每个学生超过他选修课程平均成绩的课程号；

（12）查询每个学生以及其选修课程情况（要求用左外连接实现）；

（13）查询至少选修了"001"和"002"号课程的学生的学号；

（14）将"002"课程的名称改为"数据库系统原理及应用"；

（15）删除"李四"的选课记录；

（16）假设"王五"选修了所有的三门课程，将"王五"的学号及其选修的三门课程号（"001"，"002"，"003"）一次插入 SC 表；

（17）创建学生选课的视图 S_ C，包括学号、姓名、课程号、课程名称、成绩；

（18）在视图 S_ C 基础上，查询学生"张三"的选课情况。

第四章

数据库完整性与安全性

扫一扫，查阅本章数字资源，含PPT、音视频、图片等

数据库作为重要而且宝贵的共享信息资源，在各种信息系统中得到了广泛应用，数据的价值也越来越高，因此如何对数据库系统加以有效地保护成为一个越来越需要关注的方面。

在数据库系统中，数据由 DBMS 管理和控制。DBMS 为数据提供统一的保护功能，主要包括数据的完整性和安全性，保证数据安全、完整、正确、有效，使其免受破坏。

数据库的安全性和完整性是从两个不同方面对数据进行保护。数据库的完整性是防止合法用户无意中对数据库造成破坏，比如输入不符合语义的数据、输出错误信息等，防范对象是不合语义的数据；而数据库的安全性是防止不合法用户故意对数据库造成破坏，防范对象是非法用户和非法操作。从数据库的安全保护来讲，两者是密切相关的。

第一节　数据库完整性

数据库的完整性指的是数据库中数据的正确性、有效性和相容性。正确性是指数据的合法性，比如数值型数据只能由数字组成，而不能包含其他字符。有效性是指数据是否在所定义的范围之内，比如，性别只能是"男"或者"女"。相容性是指表示同一事实的两个数据应当相同，若不同即不相容或者满足同一约束关系的一组相关数据不应该互斥，若互斥则不相容，比如，同一个人不能有两个性别，一个班级的学生某一门课的及格率和不及格率之和应该等于 100%，否则不相容。

为了防止不符合语义或不合理的数据进入数据库，DBMS 提供的数据库的完整性控制必须包括：一是进行完整性约束条件的定义。完整性约束条件即完整性规则，是对数据库中的数据进行某些约束，这些添加在数据上的语义约束条件就称为数据库完整性约束条件，它包括关系模型的实体完整性、参照完整性和用户定义完整性，并作为数据库模式的一部分存入 DBMS 中。二是进行完整性检查和违约处理。检查数据库中数据的完整性，看其是否满足语义规定的条件，若不满足，则采取一定的动作保证数据的完整性。数据完整性的程度是决定数据库中数据的可靠程度和可信程度的主要因素。

一、实体完整性

实体完整性通过 PRIMARY KEY 定义，既可以在创建表时定义，也可以在创建完表之后定义。PRIMARY KEY 可以指定一列或多列的数据值具有唯一性，即不存在相同的值，同时指定为主键的列不允许有空值。

1. 在创建表时定义主键

PRIMARY KEY 可以作用于列，定义列级约束条件，也可以作用于表，定义表级约束条件。在列上创建主键语法格式如下。

column_name data – type PRIMARY KEY

还可以在定义完所有列后，指定主键，进行表级约束，语法格式如下。

CONSTRAINT < 主键名 > PRIMARY KEY ［CLUSTERED | NONCLUSTERED］［列名］［,…n］

例 4.1 创建 Recorder 表，表结构如表 4-1 所示，其主键为 cRecorderID。

CREATE TABLE Recorder

(

  cRecorderID CHAR（12）PRIMARY KEY,

  cRegisterID CHAR（12）,

  vHistory VARCHAR（500）,

  vSymptom VARCHAR（500）,

  vDescription VARCHAR（1000）,

  tCure TIME

);

或者

CREATE TABLE Recorder

(

  cRecorderID CHAR（12）,

  cRegisterID CHAR（12）,

  vHistory VARCHAR（500）,

  vSymptom VARCHAR（500）,

  vDescription VARCHAR（1000）,

  tCure TIME

  CONSTRAINT 病历编号

  PRIMARY KEY（cRecorderID）

);

表 4-1　Recorder 表结构

字段名	数据类型	备　注
cRecorderID	CHAR（12）	病历编号
cRegisterID	CHAR（12）	挂号编号
vHistory	VARCHAR（500）	病史
vSymptom	VARCHAR（500）	症状
vDescription	VARCHAR（1000）	主诉
tCure	TIME	治疗时间

2. 在未设置主键的表中添加主键

使用 ALTER 语句添加主键，语法格式如下。

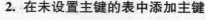

```
ALTER TABLE table_name
ADD
CONSTRAINT  约束名称
PRIMARY KEY [CLUSTERED|NONCLUSTERED][列名][,…n]
```

例 4.2　创建 Register 表，表结构如表 4-2 所示，创建完成后，在 CRegisterID 字段上添加主键约束。

```
CREATE TABLE Register
(
        cRegisterID    CHAR(12) not null,
        cDoctorID      CHAR(6),
        cPatientID     CHAR(10),
        tRegister      TIME,
        fFee           FLOAT
);
```

该表创建时没有定义主键，现添加主键语句如下。

```
ALTER TABLE Register
ADD
CONSTRAINT 挂号编号 PRIMARY KEY(cRegisterID)
```

表 4-2　Register 表结构

字段名	数据类型	备　注
cRegisterID	CHAR（12）	挂号编号
cDoctorID	CHAR（6）	医生编号
cPatientID	CHAR（10）	病人编号
tRegister	TIME	挂号时间
fFee	FLOAT	挂号费用

3. 定义多字段联合主键

对多字段构成的主键只能用表级约束。

例 4.3　创建 RecorderPart 表，表结构如表 4-3 所示，cRecipelID 和 cPrescriptionID 作为联合主键。

```
CREATE TABLE RecorderPart
(
        cRecipelID     CHAR(12),
        cPrescriptionID CHAR(8),
        iNum           SMALLINT,
        CONSTRAINT 处方组成
        PRIMARY        KEY(cRecipelID,cPrescriptionID)
);
```

表 4 - 3 **RecorderPart 表结构**

字段名	数据类型	备 注
cRecipelID	CHAR（12）	处方编号
cPrescriptionID	CHAR（8）	方剂编号
iNum	SMALLINT	数量

使用主键约束时应注意：一个表只能包含一个 PRIMARY KEY 约束。

当表定义主键后，每当对包含主键的列进行更新操作时，DBMS 都会自动进行检查，包括检查主键值是否唯一和组成主键的各属性是否为空，如果不唯一或有一个属性为空，则拒绝修改。

二、参照完整性

参照完整性通过 FOREIGN KEY 定义哪些列为外键，用 REFERENCES 短语指明外键参照哪些表的主码。一个表可以有多个外键，外键可以为空，若不为空，则每一个外键值必须等于另一个表中主键的某个值。

1. 在定义表时创建外键

语法格式如下。

［CONSTRAINT <外键名 >］FOREIGN KEY 字段名 1［,字段名 2,…］

REFERENCES <被参照表名 > 主键列 1［,主键列 2,…］

例 4.4 定义 Recipel 表，表结构如表 4 - 4 所示，其中主键为 cRecipelID，cRecorderID 作为外键关联到例 4.1 创建的 Recorder 表的主键 cRecorderID。

```
CREATE TABLE Recipel
(
cRecipelID    CHAR(12) PRIMARY KEY,
cRecorderID CHAR(12),
iType         SMALLINT,
vInhibition   VARCHAR(50),
CONSTRAINT   病历编号 FOREIGN KEY(cRecorderID)REFERENCES
Recorder( cRecorderID)
);
```

表 4 - 4 **Recipel 表结构**

字段名	数据类型	备 注
cRecipelID	CHAR（12）	处方编号
cRecorderID	CHAR（12）	病历编号
iType	SMALLINT	处方类型
vInhibition	VARCHAR（50）	禁忌

2. 在未设置外键的表中创建外键

使用 ALTER 语句添加外键，语法格式如下。

```
ALTER TABLE table_name
ADD
```

［CONSTRAINT ＜外键名＞］FOREIGN KEY 字段名 1［,字段名 2,…］

REFERENCES ＜被参照表名＞主键列 1［,主键列 2,…］

例 4.5　如例 4.4 所示,如果定义 Recipel 表时没有设置外键约束,则可使用以下语句添加外键。

ALTER TABLE Recipel

ADD

CONSTRAINT 病历编号

FOREIGN KEY(cRecorderID)REFERENCES Recorder(cRecorderID)

参照完整性是两个表之间的相互约束,也就是说参照表中每条记录外键的值必须是被参照表中存在的,所以,一旦在两个表之间建立了这种关联关系,对一个表进行的操作有可能影响到另一个表中的记录,就有可能破坏参照完整性。为此,对这两个表进行更新操作时,系统会自动检查。

以表 Recipel 和 Recorder 为例,一般来说,破坏参照完整性的情况有两种。

一是在 Recipel 表中插入或修改一个元组后,该元组的 cRecorderID 属性值与表 Recorder 中任何一个 cRecorderID 属性值都不相等;

二是在 Recorder 表中删除或修改某个元组后,使得 Recipel 表中一些元组的 cRecorderID 属性值在 Recorder 表中的元组中,找不到与之相等的 cRecorderID 属性值。

遇到上述情况后,系统会采取以下策略进行处理。

（1）拒绝执行（NO ACTION）　不允许执行该操作,一般设置为默认策略。

（2）级联操作（CASCADE）　删除或修改被参照表中元组造成与参照表的不一致,则删除或修改参照表中所有不一致的元组。

（3）置空操作（SET NULL）　删除或修改被参照表中与参照表的不一致,则参照表中所有不一致的元组所对应的外键值设置为空。

一般情况下,当对参照表和被参照表的操作造成不一致时,系统会选用默认策略,即拒绝执行。如果要让系统采用其他策略,则必须通过在 REFERENCES 子句后添加 ON DELETE 和 ON UPDATE 子句实现,语句格式如下:

［ON DELETE｛CASCADE∣NO ACTION∣SET NULL｝］

［ON UPDATE｛CASCADE∣NO ACTION∣SET NULL｝］

其中 ON DELETE NO ACTION 是指如果删除被参照表中某一元组,而该元组含有参照表中外键所引用的属性值,则产生错误并回滚 DELETE;ON UPDATE NO ACTION 是指如果更新被参照表某一元组,而该元组含有参照表中外键所引用的属性值,则产生错误并回滚 UPDATE;ON DELETE CASCADE 是指如果删除被参照表中某一元组,而该元组含有参照表中外键所引用的属性值,则也将删除参照表中所有包含该外键值的元组;ON UPDATE CASCADE 指如果被参照表中某元组的属性值被更新,而该属性值由参照表中的外键所引用,则参照表中所有该外键值也将更新为新值;ON DELETE SET NULL 是指如果删除被参照表中某一元组,而该元组含有参照表中外键所引用的属性值,则参照表中外键所引用的属性值全部置空;ON UPDATE SET NULL 是指如果更新被参照表某一元组,而该元组含有参照表中外键所引用的属性值,则参照表中外键所引用的该属性值全部置空。那么,要选取哪种策略,需要根据实际情况来定。

三、自定义完整性

对于不同的数据库系统,除了要支持实体完整性和参照完整性之外,还需要根据各自不同的应用环境，设置一些特殊的约束条件。这种针对某一具体关系数据库的约束条件我们称之为用户定义的完整性，它反映的是某一具体应用中数据必须满足的语义要求。

1. UNIQUE 约束

UNIQUE 约束是唯一性约束，该约束类型可以指定一列或多列，表示指定列中数据值不允许出现重复值。

例4.6 定义表 Department，指定 cName 唯一，表结构如表4-5。

表4-5 Department

字段名	数据类型	备注
cDepartID	CHAR (6)	部门编号
cName	CHAR (20)	名称
cTel	CHAR (12)	联系电话
cEmployeeID	CHAR (6)	负责人
cHosCode	CHAR (9)	单位代码

```
CREATE TABLE Department
(
    cDepartID      CHAR(6) PRIMARY KEY,
    cName          CHAR(20) UNIQUE,
    cTel           CHAR(12),
    cEmployeeID    CHAR(6),
    cHosCode       CHAR(9)
);
```

2. NOT NULL 约束

NOT NULL 约束为非空约束，表示指定列中不能有空值出现。

例4.7 定义表 Medicine，指定 cName 不能取空值，表结构如表4-6。

```
CREATE TABLE Medicine
(
    cMedicineID    CHAR(8) PRIMARY KEY,
    cName          CHAR(20) NOT NULL,
    cOrigin        CHAR(20)
);
```

表4-6 Medicine 表结构

字段名	数据类型	备注
cMedicineID	CHAR (8)	方药编号
cName	CHAR (20)	方药名称
cOrigin	CHAR (20)	产地

3. CHECK 约束

CHECK 约束也叫检查约束，用来限制列值的取值范围，可以用任何基于逻辑运算符返回 TRUE 或 FALSE 的逻辑表达式创建 CHECK 约束。

例4.8 创建表 Employee，其中 bSex 只允许取 0 或 1（男为 1，女为 0），iAge 在 0 和 150 之间，如表 4-7。

```
CREATE TABLE Employee
(
    cEmployeeID    CHAR(6) PRIMARY KEY,
    cName          CHAR(10) NOT NULL,
    bSex           BIT CHECK(bSex IN(0,1)),
    iAge           SMALLINT CHECK(iAge >0 AND iAge <150),
    cDepartID      CHAR(6),
    cAssisID       CHAR(6)
);
```

表 4-7 **Employee**

字段名	数据类型	备 注
cEmployeeID	CHAR (6)	职工号
cName	CHAR (10)	姓名
bSex	BIT	性别：男 1，女 0
iAge	SMALLINT	年龄
cDepartID	CHAR (6)	部门编号
cAssisID	CHAR (6)	助手编号

四、触发器

触发器是一种特殊的存储过程，它由用户定义在关系表中，通过事件触发而被执行的，当用户对表进行插入、删除、或修改时，会自动激活相应的触发器，确保对这些数据的处理符合定义要求。触发器更加灵活，能够实现由设置主键和外键不能保证的复杂的数据完整性，具有更强大的数据控制能力。

1. 触发器的创建

创建触发器的基本语法如下。

```
CREATE TRIGGER trigger_name
ON{table|view}
[WITH ENCRYPTION]
{FOR|AFTER|INSTEAD OF}{[INSERT][,][DELETE][,][UPDATE]}
AS
sql_statement[,…n]
```

其中，各参数功能说明如下。

（1）trigger_ name 是触发器的名称，在当前数据库中必须唯一。

（2）Table|view 是指在其上执行触发器的表或视图，有时称为触发器表或触发器视图。

（3）WITH ENCRYPTION 用于加密 syscomments 表中包含 CREATE TRIGGER 语句文本的条目。使用该选项可防止将触发器作为 SQL Server 复制的一部分发布。

（4）AFTER 指定触发器只有在触发 SQL 语句中指定的所有操作都已成功执行后才激发。所有的引用级联操作和约束检查也必须成功完成后，才能执行该触发器。若只指定 FOR，则 AFTER 是默认设置。AFTER 触发器只能在表中创建，不能在视图上定义。可以为每个 INSERT、UPDATE 或 DELETE 语句指定多个 AFTER 触发器。如果表有多个 AFTER 触发器，可以通过定义来确定哪个 AFTER 触发器最先激发，哪个最后激发。除第一个和最后一个触发器外，所有其他的 AFTER 触发器的激发顺序不确定，并且无法控制。

（5）INSTEAD OF 用于指定执行触发器而不是执行触发 SQL 语句，从而替代触发语句的操作。该触发器既可以在表上定义，也可以在视图上定义。在表或视图上，每个 INSERT、UPDATE 或 DELETE 语句最多可以定义一个 INSTEAD OF 触发器。

（6）{[DELETE][,][INSERT][,][UPDATE]}是激活触发器的关键字（即触发事件），必须至少指定一个，可以多于一个，此时需用逗号隔开。

（7）sql_statement 是触发器的条件和操作。触发器条件用于指定其他准则，以确定 DELETE、INSERT 或 UPDATE 语句是否导致执行触发器操作。

Sql Server 为每个触发器都创建了两个专用表：INSERTED 表和 DELETED 表，这两个表的结构与被该触发器作用的表的结构相同。DELETED 表用来存放因执行 DELETE 或 UPDATE 而要从表中删除的记录，INSERTED 表则用来存放因 INSERT 或 UPDATE 而插入到表中的记录，它们不在数据库中存放，而是存放在内存中，由系统来维护。用户不能对这两个表进行修改，当该触发器执行完成后，它们就会被删除掉。

例 4.9　在 Register 上创建一个名为 Register_ Insert 触发器，当 Register 表有新记录插入时触发。

```
CREATE TRIGGER Register_Insert
ON Register
AFTER INSERT
AS
BEGIN
  IF OBJECT_ID(N'Register_sum',N'U')IS NULL
                                              /* 判断 Register_sum 表是否存在 */
    CREATE TABLE Register_sum(number INT DEFAULT 0);
                                              /* 创建 Register_sum 表 */
  DECLARE @ reNumber INT;            /* 定义变量用来存储挂号人数 */
  SELECT @ reNumber = COUNT( * )FROM Register;
  IF NOT EXISTS(SELECT * FROM Register_sum)    /* 判断 Register_sum 表中 */
    INSERT INTO Register_sum VALUES(0);         /* 是否有记录 */
  UPDATE  Register_sum  SET number = @ reNumber;
                                        /* 把更新后的挂号人数插入到 */
END                                    /* Register_sum 表中 */
```

2. 删除触发器

删除触发器语法如下。

DROP TRIGGER trigger_name[,…n]

可以删除一个或多个触发器，但只能由有相关权限的用户才能删除。

第二节　数据库安全性概述

数据库在各种信息系统中得到了广泛的应用，数据库中所存放的大量数据其所蕴含的显性、隐性的价值也越来越受到行业的重视。鉴于数据库中有大量数据存放，而且很多数据都可由最终用户共享，因此保护数据库的安全已经成为一个越来越受到重点关注的问题。数据库的安全性是指防止数据库中的数据被有意或无意地泄露、更改或删除，防止未经授权用户对数据库中的数据进行不合法使用或破坏，同时要保证实现访问数据库行为的不可否认性的能力。其中，不合法的使用指的是没有数据操作权限的用户进行了越权的操作。简单地说，数据库安全性就是要保证数据库中数据的保密性、完整性、可用性和可控性。一个安全的数据库系统必须是严格按照用户应有的权利访问运行的系统，它应该包括维护数据存储、数据访问和数据传输的安全性。

数据库的安全性问题只是计算机系统安全性的一个方面，任何的计算机系统都存在安全性的问题。计算机系统的安全性涉及计算机硬件、操作系统、网络系统等多个方面，它们之间相互支持，相互依赖。

一、三类安全性问题

计算机系统安全指的是为计算机系统建立和采取的有关技术和管理方面的安全保护，从而使计算机的硬件、软件和数据不因偶然和恶意的原因而遭到破坏、更改和泄露，保证系统能够正常运行。在计算机系统安全中，安全指的是要将服务与资源的脆弱性降到最低限度，而脆弱性则是指计算机系统的任何弱点。简单地说，计算机系统安全就是要将计算机系统的所有弱点降到最低。

一般来说，计算机安全包括可用性、可靠性、完整性、保密性和不可抵赖性等 5 个方面。可用性是指得到授权的用户能够在需要的时间访问资源并获得应有的服务。也就是说，无论何时，只要授权用户有需求，系统必须是可以使用并能够提供服务的。在计算机网络中，用户获得信息和进行通信是最基本的需求之一，这些需求绝大多数是随机的，而且在信息传输与通信时还需要包括声音、数据、文字和图像等多方面，有时还需要有时效性。因此，网络必须要随时满足合法用户的要求。通常，攻击者会通过占用资源来阻碍合法用户的正常工作。因此，可以使用访问控制机制，来阻止未经授权用户进入网络，从而保证网络的可用性。

可靠性是指在规定条件下和规定时间内，系统必须完成规定的功能。可靠性是计算机网络安全最基本的要求之一，如果网络不可靠，那就会事故不断，就没有网络的安全可言了。目前，对于该问题的研究主要偏重于硬件方面，通过研制高可靠性的硬件设备，同时采取合理的冗余备份措施是当下最基本的可靠性对策。

完整性是指系统中的信息不会被偶然或蓄意地删除、修改、伪造、乱序、重放、插入等破坏的特性。也就是说，信息的内容必须由经过授权的用户才能修改，并且能够判别出是否已被篡改，同时要保证信息在存储或传输时没有被破坏。

保密性是指确保信息的内容不被未授权的第三方所知。这里所指的信息大到国家机密，小到个人隐私。因此，把防止信息失窃和泄露的保障技术统称为保密技术。

不可抵赖性也称作不可否认性，它是面向通信双方信息真实同一的安全要求，包括收、发双方均不能抵赖。一是源发证明，它提供给信息接收者以证据，使得发送者谎称未发送过这些信息或者否认它的内容的企图不能得逞；二是交付证明，它提供给信息发送者以证明，使得接收者谎称未接收过这些信息或者否认它的内容的企图不能得逞。

　　计算机安全涉及很多方面的内容，除了计算机系统自身的技术问题、管理问题外，还包括心理学、法学、犯罪学等内容。总体来说，计算机安全性问题一般可分为 3 类，即技术安全类问题、管理安全类问题和政策法律类问题。

　　技术安全指的是在计算机系统中采用具有一定安全性的硬件、软件等来对计算机系统及其所保存的数据进行安全保护，即使当计算机系统被无意或恶意的攻击时仍能保证其正常运行，确保系统内的数据不发生丢失、泄露或增加等情况。

　　管理安全指的是技术安全之外的，由于管理不善引起的一些安全性问题，诸如计算机设备或者数据介质的丢失、物理破坏等软硬件的意外故障、场地的意外事故等。

　　政策法律指的是由政府部门建立的相关法律、法规、条例等，涵盖计算机犯罪、数据安全保密等方面的内容。

　　限于篇幅，在本书中只讨论技术安全性问题。

二、安全性标准

　　随着计算机技术尤其是网络技术的不断发展和广泛应用，越来越多的人意识到计算机安全问题的重要性，同时对计算机安全性的要求也越来越高。因此，从计算机安全技术方面规范和指导计算机系统部件的生产，建立一套可信的计算机系统的概念和标准就变得尤为重要。通过完善可信的安全标准，用户可以对其计算机系统内敏感信息安全操作的可信程度做出评估，同时也给计算机行业的制造商提供一种可循的指导规则，使其产品能够更好地满足敏感应用的安全需求，达到更好地降低进而消除对计算机系统安全的攻击的目的。

　　目前，国际上推出一系列安全标准，其中最早的标准是 1985 年由美国国防部颁布的《可信计算机系统评估标准》（computer system evaluation criteria，TCSEC）。在该标准实施后，很多国家都开始在 TCSEC 概念上开发建立评估准则，比如：欧洲四国（英、法、德、荷）于 1991 年提出了《信息技术安全评估准则》（ITSEC），首次提出了信息安全的保密性、完整性、可用性概念，从而把可信计算机的概念提高到可信信息技术的高度上来认识；加拿大于 1990 年颁布了《可信计算机产品评估标准》（CTCPEC），该标准专门针对政府需求而设计；作为 TCSEC 的升级版，1991 年，美国发表了《信息技术安全性评估联邦准则》（FC）。

　　为了达到全球计算机互认标准化安全评估结果的要求，1993 年 6 月，美国、加拿大及欧洲四国经协商同意，起草通用准则（common criteria，CC），并将其推进到国际标准。该标准定义了评价信息技术产品和系统安全性的基本准则，解决了各标准之间概念和技术上的差别，提出了国际上公认的表述信息技术安全性的结构，即把安全要求分为功能要求和保证要求，其中功能要求主要是规范产品和系统安全行为，而保证要求则是解决如何正确有效地实施这些功能。CC 标准是第一个信息技术安全评估国际标准，它的发布对信息安全具有重要意义，是信息技术安全评估标准及信息安全技术发展的一个重要的里程碑。为切实加强重要领域信息系统安全的规范化建设和管理，全面提高国家信息系统安全保护的整体水平，我国政府提出计算机信息系统实行安全等级保护，并于 1999 年颁布了国家标准 GB 17859 - 1999，即《计算机信息系统安全保护等级划分准则》。目前，CC 已经成为国际上评估计算机安全性的主要标准。我国现在采用的是 CC V2.1 版。

　　基于 TCSEC 和 CC 的重要地位，下面简要介绍一下这两个标准。

　　TCSEC 也称橘皮书。1991 年美国国家计算机安全中心（National Computer Security Center,

NCSC）颁布了《可信计算机系统评估标准关于可信数据库系统的解释》（trusted database interpretation，TDI），又称紫皮书，将 TCSEC 扩展到了数据库管理系统中。在 TDI 中，对数据库管理系统设计及实现过程中需满足的相关安全性级别评估制定了标准。

TCSEC/TDI 标准从安全策略、责任、保证和文档 4 个方面，按照系统可靠或可信程度，将系统安全划分为 4 组 7 个等级，由低到高依次为 D、C（C1，C2）、B（B1，B2，B3）、A（A1），其中较高安全等级提供的安全保护包含较低等级的所有保护要求，同时提供了更多更完善的保护能力。

D 级：为最低级别，该级别的系统均为无安全保护的系统，凡是不满足更高标准的系统均为 D 级。DOS 操作系统就是个很好的例子，尽管它在操作系统中曾占有举足轻重的地位，但由于在安全性方面基本上没有任何的保护机制，因此它的安全标准为 D 级。D 级系统不能在多用户环境下处理敏感信息。

C 级：能够提供审慎的保护，同时为用户的行动和责任提供审计能力，为自主保护级。其中，C1 级系统只能提供非常初级的自主安全保护，它通过分离用户和数据，运用自主存取控制机制（DAC），保护或限制用户权限的传播，使用户具备自我保护的能力。C1 级系统适用于处理同一敏感级别数据的多用户环境。C2 级系统提供受控的存取保护，在 C1 级系统基础上加强了可调的审慎控制，也就是将 C1 级的 DAC 进行细化，通过注册过程控制、审计安全相关事件以及资源隔离，使单个用户为其行为负责。比如，在连接到网络上时，C2 级系统的用户分别对各自的行为负责。C2 系统通过登陆过程、安全事件和资源隔离来增强这种控制。C2 系统具有 C1 系统中所有的安全性特征，它是安全产品的最低标准。

B 级：强制保护级，也就是说如果用户没有与安全等级相连，系统就不会让用户存取对象。B1 级为标记安全保护级别，它具有 C2 级系统的所有特性，并在此基础上，提供安全策略模型的非形式化描述、对系统数据进行标记、对标记主体和客体实施强制存取控制（MAC）及审计等安全机制。达到 B1 级的产品才是真正意义上安全的产品。为了和普通产品区别，B1 级产品一般都有"安全"（security）或"可信的"（trusted）字样。B2 级为结构化保护级别，B2 级系统必须在满足 B1 系统所有要求的基础上建立形式化的安全策略模式作为系统的可信任运算基础体制，并将 B1 系统中建立的自主和强制访问控制扩展到所有的主体和客体。B3 为安全区域保护级，该级别系统能够满足访问监控器的要求，扩充审计机制，提供系统恢复过程，并具有很高的抗渗透能力。

A 级：即 A1，为验证保护级，该级别系统使用形式化的安全验证方式，使系统自主和强制安全控制措施能够有效地保护系统中存储和处理的秘密信息和敏感信息。

CC 是目前使用最广泛的信息安全产品和系统的安全性评估准则，首先来了解一下它的一些基本术语。

（1）评估对象（target of evaluation，TOE）　也就是安全评估的信息技术产品、系统或子系统（如防火墙、计算机网络、密码模块等），其中包括相关的管理员指南、用户指南、设计文案等文档。

（2）保护轮廓（protection profile，PP）　是既定的一系列安全对象提出功能和保证要求的完备集合，表达了一类产品或系统的用户需求。它包括需保护的对象、安全环境的确定、TOE 的安全目的、要求和基本原理，相当于产品标准。PP 与某个具体的 TOE 无关，它定义的是用户对这类 TOE 的安全需求，即安全需求的完整表示。

（3）安全目标（security target，ST）　是针对具体 TOE 而言的。它包括该 TOE 的安全要求和对应安全功能及保证措施，同时要保证技术要求和保证措施能够直接引用该 TOE 所属产品或系统类的 PP。ST 是开发者、评估者、用户在 TOE 安全性和评估范围之间达成一致的基础，相当于产品和系统的实现方案，即安全方案。

（4）TOE security policy（TSP）　控制 TOE 中资产如何管理、保护和分发的规则。

（5）TOE security function（TSF）　必须依赖于 TSP 正确执行的 TOE 的所有部件。

（6）组件（component）　描述了一组特定的安全要求，是可供 PP、ST 或包选取的最小的安全要求集合，在 CC 中，以"类_ 子类组件号"的方式来表示组件。

（7）包（package）　是组件依据某个特定关系的组合，是为了用来定义那些公认有用的、对满足某个特定安全目的的有效的安全要求。它有两种形式，一种是功能包，另一种是保证包。包可以重复使用，也可以用来构造更大的包、PP 和 ST。

CC 包括三个部分。

第一部分是简介和一般模型。它介绍了一些相关术语、基本概念和一般模型，比如评估信息技术产品和系统安全性的基础准则、信息系统和产品的安全特性说明等，对安全保护框架（PP）和安全目标（ST）的要求进行了描述。

第二部分是安全功能要求。通过定义的安全功能组件来描述对评估对象（TOE）所期望的安全行为，从而满足 PP 或 ST 中说明的安全目的。

第三部分是安全保证要求。它将 TOE 分为 7 个安全保证级，第一级是功能测试级，第二级是结构测试极，第三级是系统测试和检查级，第四级是系统设计、测试和复查级，第五级是半形式化设计和测试级，第六级是半形式化验证的设计和测试级，第七级是形式化验证的设计和测试级。

在 CC 标准中，定义了安全功能组件和安全保证组件，同时给出了一套评价系统安全可信度的指标——安全保证等级（EAL），并通过在构造管理、发行与操作、开发、指南文档、生命周期支持、测试和脆弱性评估等方面所采取的措施来确定系统的安全可信度。它的中心内容就是当在 PP（安全保护框架）和 ST（安全目标）中描述 TOE（评测对象）的安全要求时，应尽可能使其与第二部分描述的安全功能组件和第三部分描述的安全保证组件相一致。

第三节　数据库安全性控制

在计算机系统中，一般来说，对于系统的安全措施是逐级逐层设置的。如图 4 - 1 所示，这就是最为常见的计算机系统安全模型。

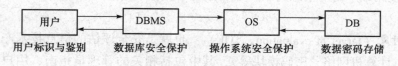

图 4 - 1　计算机系统安全模型

在图 4 - 1 所示的安全模型中，当用户要进入计算机系统中时，系统首先要根据用户标识对用户进行识别，只有识别通过，用户才能进入系统；对于已经进入系统的用户，DBMS 还会进行存取控制，用户只能执行其权限内的操作。在操作系统层面也有相应的保护措施，数据最后还可以密码的形式存放在数据库中。

在这里主要讨论的是与数据库相关的用户标识与鉴别、存取控制、视图和数据密码存储等安全技术。

一、用户标识与鉴别

用户标识和鉴别是系统提供的最外层保护措施，数据库系统不会允许一个未经授权的用户对数据库进行操作。为此，由系统提供一定的方式让用户标识自己的名字或身份。当用户要求进入系统时，要输入自己的用户标识，由系统进行核对，只有通过鉴定后才能有机器使用权。而获得上机权的用户如果要使用数据库，还需要通过数据库管理系统进行的用户标识和鉴定。用户标识和鉴别的方法很多，一般来说，为了得到更好的保护，在一个系统中可使用多种方法。

1. 用户名认证

用一个用户名（也称用户账号、用户 ID）来标识用户的身份。用户名是用户在系统中唯一的标识，一般来说，不允许用户自行修改用户名。系统中记录着所有合法用户的标识。只有输入的用户名存在于系统中时，才能表明该用户为合法用户，可进入下一步鉴别，否则不能进入系统。

2. 口令认证

口令是合法用户自己定义的密码。同时为达到更好的保密效果，口令可以由合法用户自己定义并随时改变。因此，我们也可以把口令称作是用户私有的钥匙。口令记录在系统中。

口令认证是为了对用户进一步的核实。通常情况下，用户在输入用户名后，系统会继续要求用户输入口令，只有口令正确才能使用系统。同时，为防止口令被人窃取，用户在终端上输入口令时，不会显示口令的内容，只显示用来替代的字符"＊"。

通过用户名和口令来鉴定用户身份的方法简单易行，但由于用户名和口令容易被他人猜出或测得，所以可靠程度很差。因此，对安全强度要求比较高的系统来说，设置口令法并不安全，还需要更复杂的方法。近年来，很多更好更有效的身份认证技术迅速发展起来，比如可以使用某种计算机过程和函数、智能卡技术、物理特征（指纹、声音、虹膜等）等认证技术进行用户身份的核实。

用户标识和鉴定可以重复进行多次。

二、存取控制

通过了用户标识和鉴别的用户进入系统后，不一定有使用数据库的权限。因此，DBMS 还需要对用户进行进一步的识别和鉴定，让有数据库使用权限的用户能够正常访问数据库并进行权限范围内的操作，同时拒绝没有权限的用户（即非法用户）对数据库的任何操作。这主要通过数据库系统的存取控制机制实现。存取控制是数据库系统对已经进入系统内部的用户的访问控制，是安全数据保护的前沿屏障，也是最有效的安全手段。而且，让某个用户对于某个数据库对象应该具有何种操作权力不是技术问题，而是管理问题和政策问题。数据库管理系统将保证这些决定的执行。

1. 数据库存取控制机制的构成

（1）定义用户权限，并将用户权限登记到数据字典中　用户权限指的是不同的用户对不同的数据对象允许执行的操作权力。这就要求系统必须提供适当的语言来定义用户权限，这种语言称为数据控制语言（DCL）；具有授权资格的用户使用 DCL 语言进行授权，并把授权决定告知系统；系统对授权决定进行分析后，将编译后的授权决定存放在数据字典中，这个被称作安全规则或授权规则。

（2）系统进行合法性权限检查，拒绝用户的非法操作　当用户发出存取数据库的操作请求后（一般包括操作类型、操作对象、操作用户等信息），DBMS 首先查找数据字典，根据安全规则进行合法权限检查，如果用户的操作请求符合其定义权限，则系统准许执行该操作，否则，将拒绝执行。

2. 存取控制的类别

（1）自主存取控制（discretionary access control，DAC）　在自主型存取控制中，用户对于不同的数据库对象有不同的存取权限，不同的用户对同一对象也有不同的权限，而且用户还可将其拥有的存取权限转授给其他用户。显然，自主存取控制更为灵活。自主存取控制作为用户访问数据库的一种常用安全控制方法，适合在单机方式下进行安全控制。一般来说，大型数据库管理系统几乎都支持自主存取控制。

（2）强制存取控制（mandatory access control，MAC）　在强制存取控制中，系统为满足更高程度的安全性要求，对于每个数据库对象都标以一定的密级，每个用户也被授予一定级别的许可证。对于每个对象，只有具备合法许可的用户才能进行操作。强制存取控制是更为严格的检查手段，较为适用于对数据有严格而固定密级分配的部门，比如政府部门等。

3. 自主存取控制（DAC）的实现

SQL 标准通过 GRANT（授权）语句和 REVOKE（收权）语句来实现自主存取控制。

（1）用户权限　授权即定义用户的存取权限，指的是定义一个用户可以对哪些数据库对象进行哪些操作。由此可见，用户权限包括了数据对象和操作类型。表 4-8 列出了关系数据库系统中的存取权限。

表 4-8　关系数据库系统中的存取权限

类 型	对象	操作类型
关系模式	逻辑模式（模式）	创建、修改、检索
	外模式（子模式）	创建、修改、检索
	内模式（物理模式）	创建、修改、检索
数据	基本表	插入、修改、删除、查找
	属性列	插入、修改、删除、查找

（2）授权　数据对象的创建者将自动获得对该对象的所有操作权限。比如，基本表的创建者将获得对该表的修改、插入、删除、查询等权限。具备数据操作权限的用户可以使用 GRANT 语句将权限授予其他用户，数据库管理员 DBA 也可以发出 GRANT 语句。

GRANT 语句的一般格式如下。

GRANT ＜权限＞[，＜权限＞]…
ON ＜对象类型＞＜对象名＞[，＜对象类型＞＜对象名＞]…
TO ＜用户＞[，＜用户＞]…
[WITH GRANT OPTION]；

说明：

1）接受权限的用户可以是一个也可以是多个，还可以是 PUBLIC 即全体用户；

2）对于选项 WITH　GRANT　OPTION，如果指定了该选项，则表示获得权限的用户可以将该权限授予其他用户，否则，只能自己使用，不能进行传播。

需要注意的是，在 SQL 中，对于具有 WITH　GRANT　OPTION 的用户来说，它可以将相应的权限或其子集传递授予其他用户，但不允许循环授权，即被授权者不能再把权限授予授权者或其祖先。

例 4.10　把修改 Recorder 表中 cRecorderID（病历编号）和查询该表的权限授予李明。

GRANT UPDATE(cRecorderID),SELECT

ON TABLE Recorder

TO 李明;

对于属性列授权时必须明确地指出该属性列。如本例中的 cRecorderID（病历编号）列。

例 4.11　把对 Recorder 表和 Recipel 表的所有操作权限都赋予王丽和张楠。

GRANT ALL PRIVILEGES

ON TABLE Recorder,Recipel

TO 王丽,张楠;

例 4.12　把对 Department 表的 INSERT 权限授予赵燕。

GRANT INSERT

ON TABLE Department

TO 赵燕;

例 4.13　把建立数据库和备份数据库的权力授予张红。

GRANT CREATE DATABASE,BACKUP DATABASE

TO 张红;

例 4.14　把表 Medicine 的查询权限授予所有用户。

GRANT SELECT

ON TABLE Medicine

TO PUBLIC;

在以上例题中不允许得到权限的用户再将该权限授权给其他用户。

例 4.15　把对 Department 表的查询权限授予周彤。

GRANT SELECT

ON TABLE Department

TO 周彤

WITH GRANT OPTION;

在本题中，周彤不仅获得了对 Department 表的查询权限，而且还可以把这个权限授予其他用户，即周彤可对其他用户发出 GRANT 命令。比如，周彤将该权限授予张娜。

GRANT SELECT

ON TABLE Department

TO 张娜;

张娜获得了该权限，但不能传播此权限。

由以上例子可以看出，使用 GRANT 语句进行授权时，既可以一次向一个或多个用户进行授权，也可以一次完成多个不同权限的授权。

（3）收权　数据库管理员 DBA 或其他授权者可以通过 REVOKE 语句将授予的权限收回。

REVOKE 语句的一般格式如下。

REVOKE ＜权限＞[，＜权限＞]…

ON＜对象类型＞＜对象名＞[，＜对象类型＞＜对象名＞]…

FROM＜用户＞[，＜用户＞]…[CASCADE|RESTRICT]；

例4.16 收回李明修改 Recorder 表中 cRecorderID（病例编号）的权限。

REVOKE UPDATE(cRecorderID)

ON TABLE Recorder

FROM 李明；

例4.17 把所有用户对表 Medicine 的 SELECT 权限收回。

REVOKE SELECT

ON TABLE Medicine

FROM PUBLIC；

例4.18 收回周彤对 Department 表的查询权限。

REVOKE SELECT

ON TABLE Department

FROM 周彤；

需要注意的是，在例4.18中，由于周彤还将该权限授予了张娜，因此，在将周彤 SELECT 权限收回时必须级联（CASCADE）收回，即张娜的该权限也将收回，否则系统拒绝（RESTRICT）此命令。这里的缺省的是 RESTRICT，有的 DBMS 的缺省的是 CASCADE。

（4）数据库模式的权限的创建　通过 GRANT 语句和 REVOKE 语句可以授予或收回用户对数据的存取权限。那么，对于数据模式的授权需要由 DBA 在创建用户时实现，即使用 CREATE USER 语句。

CREATE USER 语句一般格式如下：

CREATE USER ＜用户名＞

[WITH][DBA|RESOURCE|CONNECT]；

说明：

1）能够创建一个新的数据库用户的必须是系统的超级用户。

2）对于新创建的数据库用户来说，他们可以具备 DBA、RESOURCE、CONNECT 三种权限。缺省时，默认为 CONNECT 权限，即该用户只具备登录数据库的权限，不能创建新用户、模式和基本表。另外的权限由 DBA 或其他用户授予他。获得 RESOURCE 权限，表明该用户可以创建基本表和视图，并成为所创建对象的属主，但不能创建模式和创建新的用户。作为数据库对象的属主，就有权使用 GRANT 语句把针对该对象的存取权限授予给其他用户。获得 DBA 权限的用户是系统中的超级用户，操作权限很大，既可以创建新用户、新模式、基本表和视图等，还具备对所有数据库对象的操作权限，同时还可以将这些权限授予一般用户。

（5）数据库角色　简单地说，数据库角色就是有名称的一组数据库操作权限的集合。然后，把角色授予一个或多个用户，这样使得被授权用户就具有了该角色的所有权限。通过角色，可以大大简化授权的过程，使得用户及其权限的管理就更为方便。使用 CREATE ROLE 语句先创建角色，然后再使用 GRANT 语句给角色指派工作权限。

1）创建角色

语句格式为：

CREATE ROLE ＜角色名＞

例4.19 创建一个角色 A。

CREATE　ROLE　A；

这时 A 这个角色没有任何内容，可以通过 GRANT 语句进行授权。

2）给角色授权

GRANT <权限>［，<权限>］…

ON <对象类型> <对象名>

TO <角色>［，<角色>］…

例 4.20　将表 Medicine 的 UPDATE、INSERT 权限授予角色 A。

GRANT UPDATE，INSERT

ON TABLE Medicine

TO A；

3）将一个角色授予其他角色或用户

GRANT <角色 1>［，<角色 2>］…

TO <角色 3>［，<用户 1>］…

［WITH ADMIN OPTION］；

说明：如果指定 WITH　ADMIN　OPTION，则该角色或用户还可将获得的该权限传播给其他角色或用户。通过该语句可以将一个或多个角色授予给一个角色，也可以授予给多个角色。因此，一个角色所获得的权限就是所有授予他的全部角色所具备的权限总和。

例 4.21　将角色 A 赋予张鑫、王江。

GRANT A

TO 张鑫，王江；

这样，张鑫、王江就具备了角色 A 中的所有权限。

4）收回角色权限

REVOKE <权限>［，<权限>］…

ON <对象类型> <对象名>

FROM <角色>［，<角色>］…

通过该语句，可以修改角色拥有的权限。

例 4.22　收回张鑫和王江获得的 A 角色。

REVOKE A

FROM 张鑫，王江；

例 4.23　回收 A 角色的 UPDATE 权限。

REVOKE UPDATE

ON TABLE Medicine

FROM A；

这时的 A 角色就只有 INSER 权限了。

还可以再通过 GRANT 语句对角色权限进行修改。

例 4.24　将 DELETE 权限授予角色 A。

GRANT DELETE

ON TABLE Medicine

TO A；

由此可见，通过使用角色可以大大增强自主授权的灵活性。

（6）自主存取控制的不足　自主存取控制可以通过授权机制有效地控制其他用户对敏感数据的存取，但是由于用户对数据的存取权限的自主性，用户可以自由地将数据的存取权限授予别的用户，而不需要系统的确认，这就使得系统对于权限的授予情况无法进行有效的控制，可能会造成数据的"无意泄漏"，从而给数据库系统带来不安全的因素。举个例子，用户甲将自己权限范围内的一些数据操作权限授权给了用户乙，他只希望乙本人进行这些操作。然而，乙在获得这些权限后，可以通过数据备份，获得自身权限内的副本，并在不经过甲同意的情况下进行副本的传播，这样甲最初的意图就得不到保证，同样甲的这种安全性要求就没有得到满足。出现这种情况的根本原因在于，DAC 仅仅只是通过控制数据的存取权限来对系统进行安全性控制，对数据本身并没有进行安全性标记。

要解决这一问题，就需要在系统中实施强制存取控制策略。

4. 强制存取控制（MAC）的实现

强制存取控制（MAC）是指为了使系统具有更高程度的安全性，按照 TCSEC（TDI）标准中安全策略的要求，采取强制存取检查手段。

（1）主体、客体及敏感度标记　在 MAC 中，系统所管理的全体实体分为主体和客体两类。主体（Subject），也就是系统中的活动实体，它既包括系统所管理的实际用户，同时也包括代表用户的各种进程。客体（Object）则是存储信息的被动实体，是受主体操作的，包括文件、基本表、索引和视图等。

在 MAC 中，DBMS 为主体和客体的每个实例指派一个敏感度标记（Label）。敏感度标记被分成若干级别，例如绝密、机密、可信、公开等。主体的敏感度标记称为许可证级别，客体的敏感度标记称为密级。

（2）控制机制　MAC 主要是通过对主体和客体的已分配的安全属性进行匹配判断，进而决定主体是否有权对客体进一步的访问操作。存取规则如下：

1）仅当主体的许可证级别大于或等于客体的密级时，该主体才具有对相应客体的读取权限。

2）仅当主体的许可证级别等于客体的密级时，该主体才具有对相应客体写权限。

在 MAC 中，对于任意一个数据都有标记，标记与数据是一个不可分的整体，只有具有合法许可证的用户在符合存取规则的条件下才可以存取。而且，这种授权状态在一般情况下不能被改变，这就是强制存取控制和自主存取控制之间的实质性区别。一般用户或程序是不能修改系统安全授权状态，必须是由特定的系统权限管理员根据系统的实际需要来对系统的授权状态进行修改，以保证数据库系统的安全性能。

（3）强制存取控制的不足　MAC 的不足之处在于由于它的限制过于严格，用户在使用自己的数据时可能会有很多的不方便。但是对于高要求的安全系统而言，强制存取控制是必要的，这样可以很好地避免和防止很多有意无意对数据的侵害。

对于较高安全性级别提供的安全保护而言，它要包含较低级别的所有保护。因此，要进行强制存取控制，首先要进行自主存取控制，也就是由自主存取控制和强制存取控制共同构成 DBMS 的安全机制。系统首先进行自主存取控制检查，然后再对通过检查的允许存取的主体与客体进行强制存取控制的检查，这样就可以使得只有通过检查的数据对象能够进行存取。

三、视图机制

视图是由一个或多个基本表或者视图导出的表，它是一个虚表。在数据库中，只存放着这些视图的定义，而不存放视图对应的数据，这些数据仍存放在原有的基本表中。视图机制是数据库系统提供给不同用户从不同角度观察数据库中数据的重要手段，它通过为不同用户定义不同的视图，在一定的范围内限制了访问数据的对象，使得无操作权限的用户无法看到与其不相关的数据，从而加强了数据安全保护程度。

需要指出的是，很好地提供了数据独立性是视图机制最主要的功能之一。在实际应用当中，一般会将视图机制同存取控制机制结合起来共同使用，先使用视图机制将一部分敏感数据屏蔽起来，然后再在视图上进一步定义操作权限。这样，就可以通过定义不同的视图并对用户有选择地授予视图上的权限，把用户限制在不同的数据集合内。

例 4.25　建立内科人员情况视图，把对该视图的 SELECT 权限授予李明，把该视图的修改权限授予赵宁。

```
CREATE VIEW NK_Employee
AS
SELECT Department. * ,Employee. *
FROM Department ,Employee
WHERE Department. CDepartID = Employee. CDepartID
AND Department. CName = '内科' ;

GRANT SELECT
ON VIEW NK_Employee
TO 李明 ;

GRANT UPDATE
ON VIEW NK_Employee
TO 赵宁 ;
```

四、审计

审计功能作为 DBMS 达到 C2 级以上安全级别的一项指标，是必不可少的。因为尽管在系统中使用用户标识与鉴别、存取控制、视图机制等安全保护措施来保护数据安全，但这些措施都不是无懈可击的，很多蓄意破坏、盗窃数据的行为还是会发生。因此，使用审计功能，把用户对数据库所有操作自动记录下来，存放在日志文件中。一旦出现问题，数据库管理员可以根据审计跟踪信息，将导致数据库现有状况的一系列事件一一再现，从而找到非法访问数据库的人、时间、地点以及对哪些对象进行了哪些操作。这是数据库系统的最后一道安全防线。

审计方式 DBA 一般有两类。

一是用户级审计，主要是用户对于自己创建的对象进行审计，记录了所有用户对该对象一切成功或不成功的各类操作。这类审计任何用户都可设置。

二是系统级审计，该类审计只能由系统管理员设置，其审计内容主要包括成功或者失败的登录、GRANT 操作、REVOKE 操作和其它数据库级权限下的操作。

由于审计很费时、费力，因此，系统常常把它作为可选项，数据库管理员可以根据对安全性要求的实际情况，灵活地选择审计功能。

在 SQL 中，使用 AUDIT 和 NOAUDIT 语句来设置或取消审计功能。

例 4.26　审计修改 Recorder 表数据的操作。

AUDIT UPDATE

ON Recorder；

例 4.27 取消对 Recorder 表所有审计。

NOAUDIT UPDATE

ON Recorder；

由于审计定义和审计内容一般都存放于数据字典当中，因此，只有打开审计开关，也就是把系统参数 audit_ trail 设置为 true，才能够在系统表 SYS_ AUDITTRAIL 中看到审计信息。

五、数据加密

为了防止数据库中的数据在存储或传输的过程中失密，针对一些高度敏感数据，在以上所介绍的安全措施的基础上，还可使用数据加密。加密，简单地说，就是通过一定的算法将原始数据（术语为明文）转变为不能直接识别的内容（术语为密文），使得不知道该算法的人无法获取数据的内容。

常用的加密方法有两种。

（1）替换　把明文中的每一个字符都转换为密文中的一个字符。

（2）置换　把明文中的字符按照不同顺序重新排列。

在给数据加密时，仅仅使用一种加密方法是不够安全的，而把这两种方法结合到一起就会达到很高的安全级别。

数据的加密和解密是比较费时的，而且在加密、解密的过程中还会占用大量的系统资源，因此数据加密一般都作为可选项，由用户根据实际操作情况进行选择。

六、统计数据库安全性

在统计型的数据库中，可以根据多条记录的和、平均等，得出一个整体信息，比如在数据库中可以查询职工的平均工资，这是合乎要求的，但是如果要查询某一条记录时，比如要看王红的工资，这就不被允许了。

在统计型数据库的运行中，尽管使用用户识别、存取控制机制等措施保证数据库的安全性，但是还是能够通过某些方法从合法的查询信息中推导出不合法的信息来，比如说多个用户联合查询等。为此，可以采用不允许用户使用和、平均函数或者数据污染（即提供一些不正确的信息，以免数据泄露）等方法提高统计型数据库的安全性。

但是，仍旧需要清楚地认识到，再好的安全机制也会有不足的地方，也会有能绕过的途径，因此，在设计数据库安全机制时既要不断提高数据库的安全性，同时也要使那些试图破坏系统安全的人要付出远高于他们所得利益的代价。

小　结

本章介绍了数据库的完整性和安全性，两者都是从对数据库中数据的保护出发，为了保证数据安全、完整、正确、有效，使其免受破坏。

数据库的完整性指的是数据库中存储的数据要正确，也就是要符合现实语义。为了保证数据库的完整性，DBMS 提供了定义、检查和控制数据完整性的机制，同时用户通过实体完整性、参照完整性和自定义完整性等来实现对数据完整性的约束。

数据库的安全性是要保护数据库中的数据，使其免受不合法的操作对它造成的破坏。主要通过对用户标识和鉴别、存取控制、视图机制、审计和对数据加密等手段，来实现对数据库系统的安全保护。

习　题

1. 什么是数据库的完整性？什么是数据库的安全性？从概念来看，两者有什么区别和联系？

2. 什么是数据库的完整性约束条件？包括哪几类？

3. 数据库的完整性控制包括哪些方面的内容？

4. 破坏参照完整性的情况有哪些？出现这些情况后，系统有哪些处理方法？

5. 什么是计算机系统安全？数据库系统安全与计算机系统安全有什么联系？

6. 计算机信息安全标准的作用是什么？在计算机信息安全标准中最有影响的有哪些？

7. 数据库安全性控制的常用方法有哪些？

8. 简述自主存取控制方法和强制存取控制方法。

9. 自主存取控制的不足是什么？

10. 在强制存取控制中，主体、客体和敏感度标记的含义是什么？强制存取控制的规则是什么？

11. 视图机制的作用是什么？

12. 设学生_社团数据库中有 3 个基本表：

学生（学号，姓名，年龄，性别，所在系）

社团（编号，名称，负责人，成立时间）

参加（学号，编号，参加时间）

（1）定义学生表、社团表、参加表，其中学生表的主键为学号；社团的主键为编号；参加表的学号和编号为主键，学号为外码，被参照表为学生，编号为外码，被参照表为社团。

（2）把对学生表、社团表和参加表的查询权限授予所有用户；把对参加表的插入和删除权限授予张敏。

第五章
关系数据理论

　　关系数据理论是为了解决数据库的规范化设计问题而提出的。数据库规范化设计是指面对一个现实问题，如何选择一个比较好的关系模式集合。关系数据理论主要包括三方面的内容：数据依赖、范式和模式设计方法，其中数据依赖起着核心的作用。数据依赖研究数据之间的联系，范式是关系模式的标准，模式设计方法是自动化设计的基础。关系数据理论对关系数据库结构的设计起着重要的作用。

第一节　关系模式设计中的问题

　　如何把现实世界表达成数据库模式，一直是数据库研究人员和信息系统开发人员所关心的且非常重视的问题。关系数据理论是设计关系数据库的指南，也是关系数据库的理论基础。

　　前面已经讨论了数据库系统的一般概念，包括三种数据模型、SQL 语言及数据的一般知识，其中有一个重要的问题至今尚未提及，即给出一组数据，如何构造一个适合于它们的数据库模式，这是数据库设计中一个极其重要而又基本的问题。由于关系模型有严格的数学理论基础，因此人们就以关系模型作为讨论对象，形成了数据库逻辑设计的一个有力工具——关系数据理论。

　　关系数据理论其实不是一个新概念。一个关系模式的所有属性必须是不可再分的原子项，这实际上是一种规范化，仅仅是规范化满足的条件较低而已。那么，一个已经满足属性是不可再分的原子项的关系模式，还存在一些什么问题？

　　假设需要设计一个病例数据库 Patientdb，它有属性：pID（病人 ID）、pName（病人姓名）、pJob（病人职业）、pBirth（出生日期）、dID（医生 ID）、dName（医生姓名）、dTitle（医生职称）、Fee（就诊费用）。

　　下面以模式 P_D_C（pID，pName，pJob，pBirth，dID，dName；dTitle，Fee）为例来说明该模式存在的问题。见表 5−1。

表 5−1　关系数据库 P_D_C 实例

pID	pName	pJob	pBirth	dID	dName	dTitle	Fee
p1	曾范	司机	1980	d1	王丹	主任医师	2000
p2	刘丽	教师	1970	d1	王丹	主任医师	500
p3	项城	个体户	1950	d1	王丹	主任医师	5000
p4	崔慧	职员	1980	d4	李灿	主治医师	1000
p5	李明	学生	2006	d4	李灿	主治医师	100
p6	王梅	经理	1968	d4	李灿	主治医师	12000

P_D_C 数据库模式存在下列缺点。

（1）冗余度大　病人每看一次病，有关他本人的信息和有关医生的信息，都要存放一次，从而造成数据的极大冗余。

（2）插入异常　这个关系模式的关键字由 pID 和 dID 组成。如果要向数据库中插入一名医生的信息，但该医生暂时没有病人，则不能把该医生的信息插入数据库，这是数据库功能上的一种不正常现象，称之为插入异常。

（3）删除异常　与上述情况相反，如果医生 d1 辞职离开该医院，需要把他的信息从库中删除，但删除医生 d1 的同时会将他所负责的病人 p1、p2 和 p3 的信息也删除，这也是该数据库的一种功能缺陷，称之为删除异常。

对于上述模式中存在的问题可通过对属性间函数依赖的研究来解决。我们采用分解的方法，将上述 P_D_C 分解成以下三个模式。

Patient（pID，pName，pJob，pBirth）

Doctor（dID，dName，dTitle）

CureFee（pID，dID，Fee）

我们发现，将 P_D_C 分解 Patient、Doctor、CureFee 三个模式后，由于将病人、医生及治疗费用分解成不同的关系，可使得数据冗余大大减少，而且不存在插入异常和删除异常。

但是查找某一病人在某一医生治疗中产生的费用，则需要将三个表连接起来，这种连接代价比较大，而在原来 P_D_C 就可以直接找到，可以看出，原来模式也有好的地方。那么到底什么样的关系模式是最佳的？如何进行分解？以及分解后是否有损于原来的信息等？回答这些问题需要理论的指导，下面将讨论这些问题。

第二节　关系模式规范化

一、函数依赖

属性之间通常存在着一定的依赖关系，而最基本的依赖关系就是函数依赖（Functional Dependency）。例如，在关系模式 Patient 中，属性 pID 与 pName 之间有依赖关系，因为对于 pID 的一个确定值，其姓名 pName 有一个且只有一个值与之相对应，这种现象类似于数学中的单值函数，称为 pID 函数决定 pName，或 pName 函数依赖于 pID，即函数依赖关系。

定义 5.1（函数依赖）　函数依赖是指一个或一组属性的值可以决定其他属性的值。设有关系模式 $R(U)$，其中 $U\{A_1, A_2, \cdots, A_n\}$ 是关系的属性全集，X、Y 是 U 的属性子集，设 t 和 u 是关系 R 上的任意两个元组，如果 t 和 u 在 X 的投影 $t[X]=u[X]$ 推出 $t[Y]=u[Y]$，即：$t[X]=u[X]\Rightarrow t[Y]=u[Y]$，则称 X 函数决定 Y，或 Y 函数依赖于 X。记为 $X\to Y$。

在上述的关系模式 Patient（pID，pName，pJob，pBirth）中，存在以下函数依赖。

pID→pName，表示每位病人只有一个姓名。

类似地还有：pID→pJob，表示每位病人只有一个职业；pID→pBirth，表示每位病人只有一个出生日期；（pID，dID）→Fee，表示每位病人在一名医生治疗下只产生一个治疗费用。

定义 5.2（非平凡函数依赖、平凡函数依赖）　函数依赖 $X\to Y$，如果满足 $Y\nsubseteq X$，则称此函数依赖为非平凡函数依赖；否则 $Y\subseteq X$，显然 $X\to Y$ 成立，则称之为平凡函数依赖。

例如 $X\to\Phi$，$X\to X$，$XZ\to X$ 等都是平凡函数依赖。我们平常所指的函数依赖一般都是指非平凡函数依赖。

定义 5.3（完全函数依赖、部分函数依赖） 设 X、Y 是关系 R 上的不同属性集，若 $X \to Y$，即 Y 函数依赖于 X，且不存在 $X' \subset X$，使 $X' \to Y$，则称 Y 完全函数依赖（Fully Dependency）于 X，记为 $X \xrightarrow{f} Y$；否则称 Y 部分函数依赖（Partially Dependency）于 X，记为 $X \xrightarrow{p} Y$。例如，在上例关系 CureFee 中，（pID，dID）$\xrightarrow{f}$ Fee 是完全函数依赖；在关系 Patient 中，（pID，pName）$\xrightarrow{p}$ pJob、（pID，pBirth）$\xrightarrow{p}$ pJob 是部分函数依赖，因为它们都是由 pID $\xrightarrow{f}$ pJob 派生出来。

在属性 Y 与 X 之间，除了完全函数依赖和部分函数依赖关系等直接函数依赖，还存在间接函数依赖关系。如果在关系 Doctor 中增加基本工资 dS，假设职称对应固定的基本工资，从而有 dID→dTitle，dTitle→dS，于是 dID→dS。在这个函数依赖中，dS 并不直接依赖于 dID，是通过中间属性 dTitle 间接依赖于 dID，这就是传递函数依赖。

定义 5.4（传递函数依赖） 设 X、Y、Z 是关系模式 $R(U)$ 中的不同的属性集，如果 $X \to Y$，$Y \nrightarrow X$，$Y \to Z$，则称 Z 传递依赖于 X，否则，称为非传递函数依赖。

在定义 5.4 中有条件 $Y \nrightarrow X$，说明 X 和 Y 不是一一对应，否则，Z 就直接函数依赖于 X。

二、码

前面我们已多次提到关键字的概念，关键字是唯一标识实体的属性集。在前面，我们只是直观地定义它，在有了函数依赖的概念之后，我们就可以把键和函数依赖联系起来，对它作出比较精确的形式化定义。

关系的一个关键字 K 可以由一个或几个属性组成，它应当满足下列条件。

定义 5.5（关键字） 在关系模式 $R(U)$ 中，若 $K \subseteq U$，且满足 $K \xrightarrow{f} U$，则称 K 为关系 R 的关键字。

根据对关系关键字的定义，一个关键字是完全函数决定关系的属性全集。但是，一个包含了关键字的属性集合也能够函数决定属性全集，我们把这种包含了关键字的属性集合称为超关键字（Super Key）。

例 5.1 上例的 Patient（pID，pName，pJob，pBirth）、Doctor（dID，dName，dTitle）、CureFee（pID，dID，Fee）三个关系模式中，存在以下关键字：

$$pID \xrightarrow{f} (pID，pName，pJob，pBirth)$$

$$dID \xrightarrow{f} (dID，dName，dTitle)$$

$$(pID，dID) \xrightarrow{f} Fee$$

所以，pID、dID 和（pID，dID）分别是关系模式 Patient、Doctor 和 CureFee 的关键字。但因为

$$(pID，pName) \xrightarrow{p} (pID，pName，pJob，pBirth)$$

$$(pID，pJob) \xrightarrow{p} (pID，pName，pJob，pBirth)$$

所以，（pID，pName）和（pID，pJob）都不是关键字，而是超关键字。

在一个关系模式中，所有关键字中的属性构成一个集合，称为主属性集；其余不包含在关键字中的属性构成另一个集合，称为非主属性集。相应地，把主属性集中的属性称为主属性（prime attribute），非主属性集中的属性称为非主属性（non－prime attribute）。

三、1NF

前几节提到数据依赖引起的主要问题是更新异常，解决的办法是进行关系模式的合理分解，也就是进行关系模式规范化。在关系模式的分解中，函数依赖将起着重要的作用，那么分解后的模式好坏，用什么标准来衡量呢？在此，将研究模式的各种设计，使模式的函数依赖集满足特定的要求。满足特定要求的模式称为范式。

关系规范化的条件可以分成几级，每一级称为一个范式，记为 XNF，其中 X 表示级别，NF 是范式（normal form），即关系模式满足的条件。

范式的级别越高，条件越严格，因此有：

5NF⊂4NF⊂BCNF⊂3NF⊂2NF⊂1NF

范式的概念是由 E. F. Codd 在 1970 年首先提出来的，当时是 1NF 问题。1972 年又进一步提出 2NF，3NF。1974 年 Boyce 和 Codd 共同提出 BCNF。1976 年 Fagin 又提出 4NF。后来又出现 5NF 等。

第一范式（1NF）是指数据库表的每一列都是不可分割的基本数据项，同一列中不能有多个值，即实体中的某个属性不能有多个值或者不能有重复的属性。

例 5.2 设模式 P_D（pID，pName，pJob，Doc（dID，dName，dTitle，Department，Tel，Fee））的关键字为 pID（病人 ID），其属性的含义是：pName——病人姓名、pJob——病人职业、dID——医生 ID、dName——医生姓名、dTitle——职称、Department——科室、Tel——科室电话、Fee——治疗费用、P_D 不满足 1NF。

将模式 P_D 变为：

P（pID，pName，pJob，<u>dID</u>，dName，dTitle，Department，Tel，Fee）

其中打下划线的是主属性。

第二种方法是把关系模式分解，并使每个关系都符合 1NF。例如，将上例分解为如下两个关系模式。

P（<u>pID</u>，pName，pJob）

PD1（<u>pID，dID</u>，dName，dTitle，Department，Tel，Fee）

关系 PD1 存在异常现象，例如，当一个医生刚分配至医院工作，还没有病人，此时他的信息就不能写入数据库，原因是存在部分函数依赖。

$$（pID，dID）\xrightarrow{p}（dName，dTitle，Department，Tel）$$

四、2NF

定义 5.6（2NF） 如果关系模式 $R \in 1NF$，且它的任一非主属性都完全函数依赖于任一候选关键字，则称 R 满足第二范式，记为 $R \in 2NF$。

把一个 1NF 的关系模式变为 2NF 的方法是，通过模式分解，使任一非主属性都完全函数依赖于它的任一候选关键字。

例 5.2，若把 PD1 进一步分解成：

PD（<u>pID，dID</u>，Fee）

Doc（<u>dID</u>，dName，dTitle，Department，Tel）

则不存在部分函数依赖。

五、3NF

考察关系模式 D（dID，dName，dTitle，Department，Tel），dID 为候选关键字。但若假定每个科室只有唯一的电话号码，显然，dID→Department，Department→Tel，故 dID→Tel，该关系模式在 Tel 列存在高度数据冗余。分析其原因，是由于原关系模式中存在传递函数依赖。因此，要消除数据冗余这种异常现象，必须使关系模式中不出现传递函数依赖。

定义 5.7（3NF） 如果关系模式 $R \in 2NF$，且每一个非主属性不传递依赖于任一候选关键字，则称 $R \in 3NF$。

例如把关系模式 D 分解成：

D（dID，dName，dTitle，Department）

DEPT（Department，Tel）

在这两个关系模式中都不存在传递函数依赖，从而消除了数据冗余。

注意：3NF 定义告诉我们，一个关系模式满足 3NF 的充分必要条件是，它的每个非主属性既不部分依赖也不传递依赖于候选关键字。

六、BCNF（Boyce – Codd 范式）

1974 年，Boyce 和 Codd 等人从另一个角度研究了范式，发现函数依赖中的决定因素和关键字之间的联系与范式有关，从而创立了另一种第三范式，称为 Boyce – Codd 范式，简称 BCNF，但其条件比 3NF 更苛刻。

定义 5.8（BCNF） 设有关系模式 R 及其函数依赖集 F，X 和 A 是 R 的属性集合，且 $A \not\subseteq X$。只要 R 满足 $X \to A$，X 就必包含 R 的一个候选关键字，则称 R 满足 BCNF，记为 $R \in BCNF$。

由 BCNF 的定义可以得到结论，一个满足 BCNF 的关系模式包括以下 3 点。

（1）所有非主属性 A 对键都是完全函数依赖的（$R \in 2NF$）。

（2）没有任何属性完全函数依赖于非键的任何一组属性（$R \in 3NF$）。

（3）所有主属性对不包含它的键也是完全函数依赖的（新增加条件）。

如果一个关系模式 $R \in BCNF$，则它必满足 3NF。反之，不一定成立。下面用几个事例来说明属于 3NF 的关系模式有的属于 BCNF，但有的不属于 BCNF。

例 5.3 关系模式 D（dID，dName，dTitle，Department），它只有一个键 dID，这里没有任何非主属性对 dID 部分依赖或传递依赖，所以 $D \in 3NF$。同时也只有一个主属性 dID，不存在主属性对不包含它的键部分函数依赖，所以 $D \in BCNF$。同理上述关系模式 DEPT，PD 也是 BCNF。

例 5.4 关系模式 STC（SNO，TNO，CNO），SNO 表示学号，TNO 表示教师编号，CNO 表示课程号。每一个教师只教一门课，每门课有若干教师，某一个学生选定某门课，就对应一个固定教师。试判断 ST 的最高范式。

解： 由语义可得到如下的函数依赖。

（SNO，CNO）→TNO，（SNO，TNO）→CNO，TNO→CNO

这里（SNO，CNO），（SNO，TNO）都是候选关键字。

因为没有任何非主属性对候选关键字部分依赖，所以 $STC \in 2NF$。

没有任何非主属性对候选关键字传递依赖，所以 $STC \in 3NF$。

但在 F 中有 TNO→CNO，而 TNO 不包含候选关键字，所以 STC 不是 BCNF 关系。

这里我们可以将 STC（SNO，TNO，CNO）分解成 ST（SNO，TNO）和 TC（TNO，CNO），

它们都是 BCNF。

至此，由函数依赖引起的异常现象，只要分解成 BCNF 即可获得解决，在 BCNF 中，每个关系模式内部的函数依赖均比较单一和有规则，它们紧密依赖，构成一个整体，从而可避免出现异常现象和数据冗余。BCNF 在数据冗余、插入、修改和删除中具有较好的特性。从范式所允许函数依赖方面进行比较，它们之间的关系如图5 - 1所示。

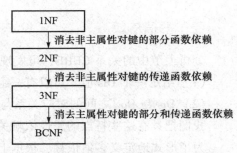

图 5 - 1　从 1NF 到 BCNF 之间的转换关系

第三节　多值依赖与 4NF

第二节讨论的函数依赖仅仅是关系模式属性间一种较为明显的依赖关系，随着人们对关系模式的深入研究，发现关系模式属性之间除了函数依赖以外，还存在另外一些依赖关系，多值依赖即是其中的一种。

多值依赖（MVD）是 Fagin、Zaniolo、Delobel 各自独立引入的。这类数据依赖是函数依赖的推广。多值依赖给出多对多关系，而函数依赖只给出多对一关系。

本节先通过一个例子说明多值依赖的存在，然后给出多值依赖的定义，最后介绍与多值依赖有关的关系模式规范化理论。

一、BCNF 关系模式存在的问题

在存在函数依赖的关系模式中，常常伴随着数据冗余等问题，那么，在一个存在多值依赖的关系模式中，是否也存在类似问题？如果存在，如何解决？

例 5.5　设关系模式 CURE（Dis，Doc，Med），假设一种疾病（Dis）由多名医生（Doc）治疗，可采用多种药物（Med），一名医生也可治疗多种疾病，三者是多对多的联系，该关系的关键字为（Dis，Doc，Med），是全码，属于 BCNF，详见表 5 - 2。但是，该关系的数据冗余很大，而且，当增加一名治疗某种疾病的医生，将要插入多个元组（插入异常），同样还存在删除异常。能否用我们前面学过的模式分解方法将它规范化？显然不能，因为关系的属性间存在一种有别于函数依赖的依赖关系。

表 5 - 2　一个存在多值依赖的关系

Dis	Doc	Med
高血压	张华民	美托洛尔
高血压	张华民	阿替洛尔
高血压	王天华	美托洛尔
高血压	王天华	阿替洛尔
高血压	林静	美托洛尔
高血压	林静	阿替洛尔
高血脂	张华民	非诺贝特
高血脂	张华民	阿昔莫司
高血脂	张华民	吉非罗齐
高血脂	李晓芳	非诺贝特
高血脂	李晓芳	阿昔莫司
高血脂	李晓芳	吉非罗齐

二、多值依赖

分析上节中的关系 CURE，可发现它有这样两个特点。

（1）给定一个 Dis 值，可以有一组（0，1 或多个）Doc 值与之对应。

（2）Dis 与 Doc 之间的对应关系与 Med 值无关。

我们把具有这些特点的属性依赖关系称为多值依赖（multivalued dependency，MVD）。

为了形式地定义多值依赖，根据上例，构造一个抽象关系 $R(U)$ 见表 5 – 3，并设 X，Y 是 U 的子集，其余属性为 $Z = U - X - Y$。又设 s、t、u、v 是该关系中的任意元组。

表 5 – 3　抽象关系 $R(U)$

$R(U)$	X	Y	$U-X-Y$
S	$s[X]$	$s[Y]$	$s[U-X-Y]$
…	…	…	…
T	$t[X]$	$t[Y]$	$t[U-X-Y]$
…	…	…	…
U	$u[X] \ =s[X]$	$u[Y] \ =s[Y]$	$u[U-X-Y] \ =t[U-X-Y]$
…	…	…	…
V	$v[X] \ =t[X]$	$v[Y] \ =t[Y]$	$v[U-X-Y] \ =s[U-X-Y]$

定义 5.9（多值依赖）　设有 $R(U)$，X，Y，Z 是 U 的子集，$Z = U - X - Y$。多值依赖 $X \rightarrow\rightarrow Y$ 成立，当且仅当对 R 的任一具体关系 r，给定一对（X，Z）值，有一组 Y 值与之对应，且这种对应关系与 Z 值无关。

多值依赖具有下面一些性质。

（1）若 $X \rightarrow\rightarrow Y$，必有 $X \rightarrow\rightarrow U - X - Y$。

（2）若 $X \rightarrow Y$，则必有 $X \rightarrow\rightarrow Y$，即 $X \rightarrow Y$ 是 $X \rightarrow\rightarrow Y$ 的特例。

读者要注意，我们讨论了关系模式中的多值依赖，而且函数依赖是多值依赖的一种特例，但并不意味着就不需要函数依赖了。恰恰相反，一般来说，不仅要找出关系模式中的所有多值依赖关系，而且还要找出关系模式中的所有函数依赖。这样，一个完整的关系模式 $R(U)$ 就可能既包含一个函数依赖集 F，又包含一个多值依赖集 MF，即 $R(U, F, MF)$。

1. 多值依赖的独立推理规则

与函数依赖的推理规则集 A1 ~ A3 相似，多值依赖也有一套正确而完整的推理规则。

（1）MVD0　多值互补性或对称性（complementation）。

$X \rightarrow\rightarrow Y$，则 $X \rightarrow\rightarrow U - X - Y$

（2）MVD1　多值依赖自反性（reflexivity）。

$Y \subseteq X \subseteq U$，则 $X \rightarrow\rightarrow Y$

（3）MVD2　多值依赖扩展性（augmentation）。

$X \rightarrow\rightarrow Y$，且 $V \subseteq W$，则 $WX \rightarrow\rightarrow VY$

（4）MVD3　多值依赖传递性（transitivity）。

$X \rightarrow\rightarrow Y$，且 $Y \rightarrow\rightarrow Z$，则 $X \rightarrow\rightarrow Z - Y$

2. 多值依赖的其他推理规则

除了推理规则 MVD0 ~ MVD3 之外，还有一些其他的 MVD 推理规则。

（1）MVD4 伪传递性。

$X\rightarrow\rightarrow Y$，且 $WY\rightarrow\rightarrow Z$，则 $XW\rightarrow\rightarrow Z-WY$

（2）MVD5 多值依赖的合并规则。

$X\rightarrow\rightarrow Y$，且 $X\rightarrow\rightarrow Z$，则 $X\rightarrow\rightarrow YZ$

（3）MVD6 多值依赖的分解或投影规则。

$X\rightarrow\rightarrow Y$，且 $X\rightarrow\rightarrow Z$，则 $X\rightarrow\rightarrow Z-Y$，$X\rightarrow\rightarrow Y-Z$，$X\rightarrow\rightarrow Y\cap Z$

三、4NF

定义 5.10（平凡多值依赖） 设有 $R(U)$，X，Y，Z 是 U 的子集，$Z=U-X-Y$，若 $X\rightarrow\rightarrow Y$，而 $Z=\phi$，则称 $X\rightarrow\rightarrow Y$ 为平凡的多值依赖，否则称 $X\rightarrow\rightarrow Y$ 为非平凡的多值依赖。

从上面的例子可以看到，一个存在多值依赖的关系模式，其数据冗余量特别大，而且还有其他异常现象。如果把上面的关系 CURE 分解成两个关系 Dis_Doc 和 Dis_Med，如表 5-4 所示，它们的冗余度会明显下降。

表 5-4（a）　Dis_Doc 关系

Dis	Doc
高血压	张华民
高血压	王天华
高血压	林静
高血脂	张华民
高血脂	李晓芳

表 5-4（b）　Dis_Med 关系

Dis	Med
高血压	美托洛尔
高血压	阿替洛尔
高血脂	非诺贝特
高血脂	阿昔莫司
高血脂	吉非罗齐

从多值依赖的角度看，这两个关系各对应一个多值依赖 Dis→→Doc 和 Dis→→Med，它们都是平凡多值依赖。

因此，在多值依赖时解决数据冗余和异常现象的方法是，把关系分解成仅含平凡多值依赖的多个关系。为此，定义一个其条件比 BCNF 更苛刻的范式，即第四范式（4NF）。

一个满足 4NF 的关系模式的特点是：该关系模式满足 BCNF；该关系模式只允许出现平凡多值依赖。

定义 5.11（4NF） 关系模式 $R(U)\in 1NF$，若 $X\rightarrow\rightarrow Y$（$Y\notin X$）是非平凡的多值依赖，且 X 包含关键字，则称 $R(U)$ 满足第四范式，记为 $R\in 4NF$。

以表 5-2 中的关系模式 CURE 为例，虽然是 BCNF，但不是 4NF，因为在 CURE（Dis，Doc，Med）中有 Dis→→Med 和 Dis→→Doc，关键字是全码。虽然 CURE∈BCNF，但 Dis 不是关键字，即 CURE∉4NF。将 CURE 分解后产生的 Dis_Doc（Dis，Doc）和 Dis_Med（Dis，Med），不存在非平凡多值依赖，从而有 Dis_Doc∈4NF 和 Dis_Med∈4NF。

第四节　数据依赖的公理系统

一、函数依赖的逻辑蕴涵

一个关系模式可能存在很多个函数依赖，它们构成了该关系模式的函数依赖集合，记为 F。可以从一组已知的函数依赖推导出另一组函数依赖。

例如在上述的传递函数依赖中，由 $X→Y$，$Y→Z$，推导出 $X→Z$，这可以表示为：

$$\{X→Y,\ Y→Z\} \models X→Z$$

其中，$\models$ 表示逻辑蕴涵，一般地讲，函数依赖的逻辑蕴涵定义如下。

定义 5.12（逻辑蕴涵） 设 F 是由关系模式 $R(U)$ 满足的一个函数依赖集，$X→Y$ 是 R 的一个函数依赖，且不包含在 F 中，如果满足 F 中所有函数依赖的任一关系模式，也满足 $X→Y$，则称函数依赖集 F 逻辑地蕴涵函数依赖 $X→Y$。可表示为：

$$F \models X→Y$$

定义 5.13（函数依赖集的闭包） 函数依赖集 F 所逻辑蕴涵的函数依赖的全体称为 F 的闭包（closure），记为 F^+，即 $F^+ = \{X→Y|\ F \models X→Y\}$。

函数依赖集 F 的闭包 F^+ 的计算是一件十分麻烦的事情，即使 F 不大，F^+ 也可能很大，例如，有关系 $R(X,Y,Z)$，它的函数依赖集 $F = \{X→Y,\ Y→Z\}$，则其闭包 F^+ 为：

$$
F^+ = \begin{bmatrix}
X→\phi & XY→\phi & XZ→\phi & XYZ→\phi & Y→\phi & Z→\phi \\
X→X & XY→X & XZ→X & XYZ→X & Y→Y & Z→Z \\
X→Y & XY→Y & XZ→Y & XYZ→Y & Y→Z & \phi→\phi \\
X→Z & XY→Z & XZ→Z & XYZ→Z & Y→YZ & \\
X→XY & XY→XY & XZ→XY & XYZ→XY & YZ→\phi & \\
X→XZ & XY→XZ & XZ→XZ & XYZ→XZ & YZ→Y & \\
X→YZ & XY→YZ & XZ→YZ & XYZ→YZ & YZ→Z & \\
X→XYZ & XY→XYZ & XZ→XYZ & XYZ→XYZ & YZ→YZ &
\end{bmatrix}
$$

共有 43 个 FD，（其中 XY 为 $X\cup Y$ 简写）。这些函数依赖是怎样推出来的？即如何由 F 出发寻找 F^+？下面介绍一下 Armstrong 提出的一套推理规则，即 Armstrong 公理（阿氏公理）。

二、Armstrong 公理系统

为了从已知的函数依赖推导出其他函数依赖，Armstrong 提出了一套推理规则，称为 Armstrong 公理，具体包括以下 3 条推理规则。

（1）A1　自反律（reflexivity）。

如果 $Y\subseteq X$，则 $X→Y$ 成立，这是一个平凡函数依赖。

根据 A1 可以推出 $X→\Phi$、$U→X$ 等平凡函数依赖（因为 $\Phi\subseteq X\subseteq U$）。

（2）A2　扩展律（augmentation）。

如果 $X→Y$，且 $Z\subseteq U$，则 $XZ→YZ$ 成立。

（3）A3　传递律（transitivity）。

如果 $X→Y$ 且 $Y→Z$，则 $X→Z$ 成立。

根据 A3，若 $X→Y$，$Y→Z\in F$，则必有 $X→Z\in F^+$；根据 A2，若 $X→Y\in F$，且 $Z\subseteq W$，则必有 $XW→YZ\in F^+$。但规则 A1 与 F 无关，由 A1 推出的函数依赖均为平凡函数依赖。

推论 5.1 合并规则（union rule）

$$\{X→Y,\ X→Z\} \models X→YZ$$

推论 5.2 分解规则（decomposition rule）

如果 $X→Y$，$Z\subseteq Y$，则 $X→Z$ 成立

推论 5.3 伪传递规则（pseudo transitivity rule）

$$\{X→Y,\ WY→Z\} \models XW→Z$$

　　证明　(1)　$X \rightarrow Y \models X \rightarrow XY$　　　　　　　　　（A2 扩展律）

$X \rightarrow Z \models XY \rightarrow YZ$　　　　　　　　　（A2 扩展律）

由上可得 $X \rightarrow YZ$　　　　　　　　　（A3 传递律）

(2)　$Z \subseteq Y \models Y \rightarrow Z$　　　　　　　　　（A1 自反律）

$X \rightarrow Y$　　　　　　　　　（给定条件）

由上可得 $X \rightarrow Z$　　　　　　　　　（A3 传递律）

(3)　$X \rightarrow Y \models WX \rightarrow WY$　　　　　　　　　（A2 扩展律）

$WY \rightarrow Z$　　　　　　　　　（给定条件）

由上可得 $XW \rightarrow Z$　　　　　　　　　（A3 传递律）

　　例 5.6　设有关系模式 R (A, B, C, D, E) 及其上的函数依赖集 $F = \{AB \rightarrow DE, A \rightarrow B, E \rightarrow C\}$，求证 F 必蕴涵 $A \rightarrow C$。

　　证明：$\because A \rightarrow B$　　　　　　　　　（给定条件）

$\therefore A \rightarrow AB$　　　　　　　　　（A2 扩展律）

$\because AB \rightarrow DE$　　　　　　　　　（给定条件）

$\therefore A \rightarrow DE$　　　　　　　　　（A3 传递律）

$\therefore A \rightarrow D, A \rightarrow E$　　　　　　　　　（分解规则）

$\because E \rightarrow C$　　　　　　　　　（给定条件）

$\therefore A \rightarrow C$　　　　　　　　　（A3 传递律）

证毕。

　　根据阿氏公理的 6 条规则，我们还可以得到下面的一个重要定理。

　　定理 5.1　若 A_i $(i = 1, 2, \cdots, n)$ 是关系模式 R 的属性，则 $X \rightarrow (A_1, A_2, \cdots, A_n)$ 成立的充分必要条件是 $X \rightarrow A_i$ 均成立。

　　由分解规则可知，如果 $X \rightarrow (A_1, A_2, \cdots, A_n)$，则 $X \rightarrow A_i$，由合并规则可知，如果 $X \rightarrow A_i$，则 $X \rightarrow (A_1, A_2, \cdots, A_n)$，因而它们是等价的。

　　由例 5.6 可以看到，F^+ 的计算是一件麻烦的事情，因为 F 尽管很小，F^+ 却可能很大。这里引入属性集闭包概念来简化计算 F^+ 的过程。

　　定义 5.14（属性集闭包）　设有关系模式 $R(U)$，$U = \{A_1, A_2, \cdots, A_n\}$，$X$ 是 U 的子集，F 是 U 上的一个函数依赖集，则属性集 X 关于函数依赖集 F 的闭包 X_F^+ 定义为：

$$X_F^+ = \{A_i | A_i \in U, \text{且 } X \rightarrow A_i \text{ 可用阿氏公理从 } F \text{ 推出}\} \quad (i = 1, 2, \cdots, n)$$

　　定理 5.2　设 F 是关系模式 $R(U)$ 上的函数依赖集，U 是属性全集，X、$Y \subseteq U$，则函数依赖 $X \rightarrow Y$ 是用 Armstrong 公理从 F 推出的，充分必要条件是 $Y \subseteq X_F^+$；反之，能用 Armstrong 公理从 F 推出的所有 $X \rightarrow Y$ 的 Y 都在 X_F^+ 中。

　　证明：设 $Y = \{A_1, A_2, \cdots, A_k\}$。

　　先证充分性：假定 $Y \subseteq X_F^+$，则根据 X_F^+ 的定义，$X \rightarrow A_i (i = 1, 2, \cdots, K)$ 可从 F 导出。根据合并规则，则有 $X \rightarrow Y$。

　　再证必要性：设有 $X \rightarrow Y$ 可由 Armstrong 公理导出。根据分解规则 $X \rightarrow A_i (i = 1, 2, \cdots, K)$ 成立。根据 X_F^+ 的定义可得 $Y \subseteq X_F^+$。证毕。

　　算法 5.1　计算属性集 $X(X \subseteq U)$ 关于 F 的闭包 X_F^+。

　　输入：属性全集 U，U 上的函数依赖集 F，以及属性集 $X \subseteq U$。

　　输出：X 关于 F 的闭包 X_F^+。

方法：根据下列步骤计算一系列属性集合 $X^{(0)}$，$X^{(1)}$，…，$X^{(i)}$，…

（1）初始化：令 $X^{(0)} = X$，$i = 0$；

（2）求属性集 $B = \{A \mid (\exists V)(\exists W)(V \to W \in F \wedge V \subseteq X^{(i)} \wedge A \in W)\}$；

／＊在 F 中寻找满足条件 $V \subseteq X^{(i)}$ 的所有函数依赖 $V \to W$，并记属性 W 的并集为 B ＊／；

（3）$X^{(i+1)} = X^{(i)} \cup B$；

（4）判断 $X^{(i+1)}$ 同 $X^{(i)}$ 是否相等；

（5）若不等，则用 $i+1$ 取代 i，返回（2）；

（6）若相等，则 $X_F^+ = X^{(i)}$，结束。

下面以一个例子来说明一下算法 5.1 的求解过程。

例 5.7　设 $F = \{AH \to C$，$C \to A$，$EH \to C$，$CH \to D$，$D \to EG$，$CG \to DH$，$CE \to AG$，$ACD \to H\}$，令 $X = DH$，求 X_F^+。

解：（1）$X^{(0)} = X = DH$。

（2）在 F 中找所有满足条件 $V \subseteq X^{(0)} = DH$ 的函数依赖 $V \to W$（左部为 DH 的子集的函数依赖），结果只有 D→EG，则 $B = EG$，于是 $X^{(1)} = X^{(0)} \cup B = DEGH$。

（3）判断是否 $X^{(i+1)} = X^{(i)}$，显然 $X^{(1)} \neq X^{(0)}$。

（4）在 F 中找所有满足条件 $V \subseteq X^{(1)} = DEGH$ 的函数依赖 $V \to W$（左部为 DEGH 的子集的函数依赖），结果为 EH→C，于是 $B = C$，则 $X^{(2)} = X^{(1)} \cup B = CDEGH$。

（5）判断是否 $X^{(i+1)} = X^{(i)}$，显然 $X^{(2)} \neq X^{(1)}$。

（6）在 F 中找所有满足条件 $V \subseteq X^{(2)} = CDEGH$ 的函数依赖 $V \to W$（左部为 CDEGH 的子集的函数依赖），结果为 C→A，CH→D，CG→DH，CE→AG，则 $B = ADGH$，于是 $X^{(3)} = X^{(2)} \cup B = CDEGH \cup B = ACDEGH$。

（7）判断是否 $X^{(i+1)} = X^{(i)}$，这时显然 $X^{(3)} \neq X^{(2)}$。但 $X^{(3)}$ 已经包含了全部属性，所以不必再继续计算下去。

最后，$X_F^+ =$（DH$)^+ = \{ACDEGH\}$。

在判断算法 5.1 的计算结束条件有以下四种方法。

（1）$X^{(i+1)} = X^{(i)}$。

（2）$X^{(i+1)}$ 已包含了全部属性。

（3）在 F 中再也找不到函数依赖的右部属性是 $X^{(i)}$ 中未出现过的属性。

（4）在 F 中再也找不到满足条件 $V \subseteq X^{(i)}$ 的函数依赖 $V \to W$。

三、函数依赖集的等价和覆盖

一个关系模式通常有若干个函数依赖集，它们有时有相同的闭包。因此，它们可以相互推导。实际上它们在关系模式上所起的作用是相同的，我们称它们是等价的。

定义 5.15（函数依赖集的等价、覆盖）　设 F 和 G 是关系 $R(U)$ 上的两个依赖集，若 $F^+ = G^+$，则称 F 与 G 等价，记为 $F = G$。也可以称 F 覆盖 G，或 G 覆盖 F；也可说 F 与 G 相互覆盖。

检查两个函数依赖集 F 和 G 是否等价的方法。

第一步：检查 F 中的每个函数依赖是否属于 G^+，若全部满足，则 $F \subseteq G^+$。例如，若有 $X \to Y \in F$，则计算 X_G^+，如果 $Y \subseteq X_G^+$，则 $X \to Y \in G^+$。

第二步：同第一步，检查是否 $G \subseteq F^+$。

第三步：如果 $F \subseteq G^+$，且 $G \subseteq F^+$，则 F 与 G 等价。

由此可见，F 和 G 等价的充分必要条件是：$F \subseteq G^+$，且 $G \subseteq F^+$。

定义 5.16（最小函数依赖集） 函数依赖集 F 如果满足下列条件，则称 F 为最小函数覆盖，记为 F_{min}。

（1）F 中每一个函数依赖的右部都是单个属性。

（2）F 中不存在这样的函数依赖 $X \to A$，使得 $F - \{X \to A\}$ 与 F 等价。

（3）F 中也不存在这样的 $X \to A$，使得 $(F - \{X \to A\}) \cup \{Z \to A\}$ 与 F 等价，其中 $Z \subset X$。

在上述三个条件中，条件（1）保证每个函数依赖的右部都不会有重复的属性；条件（2）保证 F 中没有重复的函数依赖；条件（3）保证每个函数依赖的左部没有重复属性。

下面以一个例子来说明函数依赖集的最小覆盖的求解过程。

例 5.8 求下列函数依赖集的最小函数依赖集：

$F = \{AH \to C, C \to A, CH \to D, ACD \to H, C \to EG, EH \to C, CG \to DH, CE \to AG\}$。

解：（1）用分解规则将 F 中的所有依赖的右部变成单个属性，可以得到以下 11 个函数依赖。

$AH \to C, C \to A, CH \to D, ACD \to H$ 　　（给定条件）

$C \to E, C \to G$ 　　　　　　　　　　　　　　（由 $C \to EG$ 分解得到）

$EH \to C$ 　　　　　　　　　　　　　　　　　（给定条件）

$CG \to D, CG \to H$ 　　　　　　　　　　　　（由 $CG \to DH$ 分解得到）

$CE \to A, CE \to G$ 　　　　　　　　　　　　（由 $CE \to AG$ 分解得到）

（2）根据阿氏公理去掉 F 中的冗余依赖。

由于从 $C \to A$ 可推出 $CE \to A$（A2 扩展律），从 $C \to A$、$CG \to D$、$ACD \to H$ 推出 $CG \to H$，因此 $CE \to A$ 和 $CG \to H$ 是冗余，可从 F 删除。

（3）用所含属性较少的依赖代替所含属性较多的依赖。

由于 $C \to A$，$ACD \to H$ 中 A 是冗余属性，因此，可用 $CD \to H$ 代替 $ACD \to H$，故删除 $ACD \to H$。

最后得到 F 的最小函数依赖集为：

$F = \{AH \to C, C \to A, CH \to D, CD \to H, C \to E, C \to G, EH \to C, CG \to D, CE \to G\}$。

必须指出，F 的最小函数依赖集可能有多个。如果选择的检查次序和运用的规则不同，可能得到不同的最小覆盖集。

第五节　模式的分解

在本章的第一节中所提到的关系模式 P_D_C，在插入、删除和更新操作时会出现一些异常问题。这些问题可通过对 P_D_C 关系模式的分解来处理解决，即将一个关系模式分解成多个关系模式。在分解处理中会涉及一些新问题，如分解后原关系中的信息和函数依赖语义是否会丢失？为了保持原来模式所满足的特性，要求分解处理具有无损连接性和保持函数依赖性，本节围绕这些问题展开讨论。

定义 5.17（模式分解） 设有一关系模式 $R(U, F)$，若用一关系模式集合 $\{R_1(U_1, F_1), R_2(U_2, F_2), \cdots, R_n(U_n, F_n)\}$ 来取代，其中，$U = \bigcup_{i=1}^{n} U_i$ 则称此关系模式集合为 R 的一个分解，记为 $\rho = \{R_1(U_1, F_1), R_2(U_2, F_2), \cdots, R_n(U_n, F_n)\}$。

说明：

（1）$U = \bigcup_{i=1}^{n} U_i$ 即关系模式 R 的属性全集 U 是分解后所有小关系模式的属性集 U_i 的并。

（2）对每个 i，j（$1 \leq i, j \leq n$）有 $U_i \not\subseteq U_j$。

（3）F_i（$i=1,2,\cdots,n$）是 F 在 U_i 上的投影，即 $F_i=\{X{\rightarrow}Y\,|\,X{\rightarrow}Y\in F^+\wedge XY\in U_i\}$。

一、分解的无损连接

一个关系模式经分解后，其元组也相应地被分散到分解后的各个关系模式中，能否保持原模式中的信息不被丢失？

例5.9 设在模式 $R(U,F)$ 中

$$U=\{\text{dID},\text{dName},\text{Department},\text{Tel}\}$$

$$F=\{\text{dID}{\rightarrow}\text{dName},\text{dID}{\rightarrow}\text{Department},\text{Department}{\rightarrow}\text{Tel}\}$$

对 R 按下列方法进行分解：

$$\rho=\{R_1(\{\text{dID},\text{dName}\},\{\text{dID}{\rightarrow}\text{dName}\}),$$
$$R_2(\{\text{Department},\text{Tel}\},\{\text{Department}{\rightarrow}\text{Tel}\})\}$$

定义5.17实际上仅给出了模式分解必须满足的基本条件，所以，一个分解即使满足了上述三个条件，有时也会出现不正常现象。

例如，对例5.9的分解和合并见表5-5（a）~表5-5(d)所示。原来在关系 R 中可以很方便地查到医生王丹在哪个科室，但在分解后的关系 R_1 和 R_2 中无法查到了，这说明，在模式分解中，若不做进一步的限制，原模式存储的信息可能丢失。其原因是分解后的关系无法通过自然连接等手段恢复原有关系内的所有数据。

虽然例中 $R_1\times R_2$ 的元组增加了，但信息却丢失了。我们希望在分解过程中不丢失信息，这个问题称为分解的无损连接（lossless join）。

假设按下列方法对 R 进行分解

$$\rho=\{R_1(\{\text{dID},\text{dName},\text{Department}\},\{\text{dID}{\rightarrow}\text{dName},\text{dID}{\rightarrow}\text{Department}\}),$$
$$R_2(\{\text{Departmenet},\text{Tel}\}),\{\text{Deprartment}{\rightarrow}\text{Tel}\})\}$$

其分解结果和重新合并结果如表5-5（e）~表5-5(g)所示，则这种分解方法没有丢失信息，合并后仍是与原关系信息相同，因此这种分解具有无损连接。

表5-5（a）原关系 R

dID	dNAME	Department	Tel
d1	王丹	内科	85793489
d2	刘秀	五官科	85793481
d3	张景	内科	85793489

表5-5（b）关系 R_1

dID	dNAME
d1	王丹
d2	刘秀
d3	张景

表5-5（c）关系 R_2

Department	Tel
内科	85793489
五官科	85793481

表5-5（d）关系 $R_1\times R_2$

dID	dNAME	Department	Tel
d1	王丹	内科	85793489
d1	王丹	五官科	85793481
d2	刘秀	内科	85793489
d2	刘秀	五官科	85793481
d3	张景	内科	85793489
d3	张景	五官科	85793481

表5–5（e） 关系 R_1

dID	dNAME	Department
d1	王丹	内科
d2	刘秀	五官科
d3	张景	内科

表5–5（f） 关系 R_2

Department	Tel
内科	85793489
五官科	85793481

表5–5（g） $R_1 \bowtie R_2$

dID	dNAME	Department	Tel
d1	王丹	内科	85793489
d2	刘秀	五官科	85793481
d3	张景	内科	85793489

1. 无损连接分解的定义

定义 5.18（无损连接分解） 设关系模式 $R(U, F)$ 上的一个分解为 $\rho = \{R_1(U_1, F_1), R_2(U_2, F_2), \cdots, R_k(U_k, F_k)\}$，$F$ 是 $R(U, F)$ 上的一个函数依赖集。如果对 R 中满足 F 的任一关系 r 都有：

$$r = \prod_{R_1}(r) \bowtie \prod_{R_2}(r) \bowtie \cdots \bowtie \prod_{R_i}(r) \bowtie \cdots \bowtie \prod_{R_k}(r)$$

则称这个分解 ρ 相对于 F 是无损连接分解，记为 $m_\rho(r)$，即：

$m_\rho(r) = \prod_{R_1}(r) \bowtie \prod_{R_2}(r) \bowtie \cdots \bowtie \prod_{R_i}(r) \bowtie \cdots \bowtie \prod_{R_k}(r)$，称为关系 r 的投影连接表达式。

对于关系模式 R 关于 F 的无损连接条件是：任何满足 F 的关系 r 有 $r = m_\rho(r)$。

r 和 $m_\rho(r)$ 之间的联系可以用下面的定理来表示。

定理 5.3 设 R 是一关系模式，$\rho = \{R_1(U_1, F_1), R_2(U_2, F_2), \cdots, R_k(U_k, F_k)\}$ 是关系模式 R 的一个分解，r 是 R 的任一关系，$r_i = \prod_{R_i}(r)$ $(1 \leq i \leq k)$，那么有：

（1）$r \subseteq m_\rho(r)$；

（2）如果 $s = m_\rho(r)$，则 $\prod_{R_i}(s) = r_i$，或 $\prod_{U_i}(s) = \prod_{U_i}(r)$；

（3）$m_\rho m_\rho(r) = m_\rho(r)$。

2. 无损连接的检验

由上述的几个事例可知，模式的分解方法有很多，可以得到不同的分解新模式，不是任何分解都具有无损连接，因此如何检验或测试一模式的分解具有无损连接性是一个很重要的问题。下面介绍两种检验无损连接分解常用的方法。

算法 5.2 无损连接检验表格构造法。

输入：一个关系模式 $R(A_1, A_2, \cdots, A_n)$，R 上的一个函数依赖集 F 以及 R 的一个分解 $\rho = \{R_1(U_1, F_1), R_2(U_2, F_2), \cdots, R_k(U_k, F_k)\}$。

输出：确定 ρ 是否是一个无损连接分解。

方法：

（1）构造一个 n 列 k 行表，每一行对应于一个模式 $R_i(1 \leq i \leq k)$，每一列对应于一个属性 A_j $(1 \leq j \leq n)$，如表 5–6 所示。

表 5 – 6   用于检验无损连接分解的 n × k

R_i \ A_j	A_1	A_2	...	A_n
R_1				
R_2				
...				
R_k				

（2）初始表（填表）：若 $A_j \in R_i$，则第 i 行第 j 列上填入 a_j，否则填入 b_{ij}。

（3）修改表：反复检查 F 中的每一个函数依赖 $X \rightarrow Y$，按下方法修改表格中的元素。

取 F 中的函数依赖 $X \rightarrow Y$，检查 X 中的属性所对应的列，找出 X 相等的那些行，将这些 X 的符号相同的行中的 Y 的属性所对应的符号改成一致。即如果其中有 a_j，则将 b_{ij} 改为 a_j；若无 a_j，则将它们全改为 b_{ij}，一般取 i 是为其中的最小行号值。

（4）如发现某一行变成 a_1，a_2，…，a_k，则此分解 ρ 具有无损连接分解性。

注意：在算法第（3）步中，修改时至少要找到两行以上的 X 值相等。此外，所谓"反复"，既包括在前一次修改后继续进行修改，也包括使用 F 中的传递函数依赖。

例 5.10   设有 $R(U, F)$，其中，$U = (A, B, C, D, E)$，$F = \{A \rightarrow C, B \rightarrow C, C \rightarrow D, DE \rightarrow C, CE \rightarrow A\}$，$R$ 的一个分解为：$\rho = \{R_1(AD), R_2(AB), R_3(BE), R_4(CDE), R_5(AE)\}$ 是否无损分解？

解：根据算法 5.2 中（1）和（2）构造初始表，如表 5 – 7（a）所示。

表 5 – 7（a）   例 5.10 的初始表格

R_i \ A_j	A	B	C	D	E
R_1：AD	a_1	b_{12}	b_{13}	a_4	b_{15}
R_2：AB	a_1	a_2	b_{23}	b_{24}	b_{25}
R_3：BE	b_{31}	a_2	b_{33}	b_{34}	a_5
R_4：CDE	b_{41}	b_{42}	a_3	a_4	a_5
R_5：AE	a_1	b_{52}	b_{53}	b_{54}	a_5

根据 $A \rightarrow C$，对表 5 – 7（a）进行处理，将 b_{13}、b_{23}、b_{53} 改成同一符号 b_{13}，即 $b_{23} = b_{53} = b_{13}$。再根据 $B \rightarrow C$，将 b_{33}、b_{13}（R_2 中）改成同一符号 b_{13}。修改后如表 5 – 7（b）所示。

表 5 – 7（b）   修改后的表格

R_i \ A_j	A	B	C	D	E
R_1：AD	a_1	b_{12}	b_{13}	a_4	b_{15}
R_2：AB	a_1	a_2	b_{13}	b_{24}	b_{25}
R_3：BE	b_{31}	a_2	b_{13}	b_{34}	a_5
R_4：CDE	b_{41}	b_{42}	a_3	a_4	a_5
R_5：AE	a_1	b_{52}	b_{13}	b_{54}	a_5

考虑 C→D，根据上述修改原则，将 D 所在的第 4 列的 b_{24}、b_{34}、b_{54} 均修改成 a_4，其结果如表 5 – 7（c）所示。

表 5 – 7（c）　修改后的表格

R_i \ A_j	A	B	C	D	E
R_1：AD	a_1	b_{12}	b_{13}	a_4	b_{15}
R_2：AB	a_1	a_2	b_{13}	a_4	b_{25}
R_3：BE	b_{31}	a_2	b_{13}	a_4	a_5
R_4：CDE	b_{41}	b_{42}	a_3	a_4	a_5
R_5：AE	a_1	b_{52}	b_{13}	a_4	a_5

再考虑 DE→C，根据修改原则，将 C 所在的第 3 列第 3、4、5 行的 b_{13}、a_3、b_{13} 均修改成 a_3，其结果如表 5 – 7（d）所示。

表 5 – 7（d）　修改后的表格

R_i \ A_j	A	B	C	D	E
R_1：AD	a_1	b_{12}	b_{13}	a_4	b_{15}
R_2：AB	a_1	a_2	b_{13}	a_4	b_{25}
R_3：BE	b_{31}	a_2	a_3	a_4	a_5
R_4：CDE	b_{41}	b_{42}	a_3	a_4	a_5
R_5：AE	a_1	b_{52}	a_3	a_4	a_5

再考虑 CE→A，根据修改原则，将 A 所在的第 1 列第 3、4、5 行的 b_{31}（由 B→C 推出）、b_{41}（由 A→C 推出）、a_1 均修改成 a_1，其结果如表 5 – 7（e）所示。

表 5 – 7（e）　修改后的表格

R_i \ A_j	A	B	C	D	E
R_1：AD	a_1	b_{12}	b_{13}	a_4	b_{15}
R_2：AB	a_1	a_2	b_{13}	a_4	b_{25}
R_3：BE	a_1	a_2	a_3	a_4	a_5
R_4：CDE	a_1	b_{42}	a_3	a_4	a_5
R_5：AE	a_1	b_{52}	a_3	a_4	a_5

由表 5 – 7（e）可以看出，此时第 3 行已全是 a 行，因此该分解是无损连接分解。

上述算法 5.2 可以正确地判断一分解是否无损连接分解。

上述方法是检验无损连接分解的一般性方法。对于分解为两个模式的情况，可根据下面的定理 5.4，用更简单的方法检验。

定理 5.4　设 $\rho = \{R_1, R_2\}$ 是关系模式 R 的一个分解，F 是 R 的一个函数依赖集，则对于 F，ρ 具有无损连接性的充分必要条件是 $R_1 \cap R_2 \rightarrow R_1 - R_2 \in F^+$，或 $R_1 \cap R_2 \rightarrow R_2 - R_1 \in F^+$。

注意：该定理中的两个函数依赖不一定要属于 F，只要属于 F^+ 就可以了。

例 5.11　设有关系模式 $R(\{pID, pName, dID, Fee\}, \{pID \rightarrow pName, (pID, dID) \rightarrow Fee\})$

的一个分解为：$\rho = \{R_1$（$\{pID，pName\}$，$\{pID \to pName\}$），$R_2(\{pID，dID，Fee\}$，$\{$（dID，pID）$\to Fee\}$）$\}$

解： 因为 $R_1 \cap R_2 = pID$，$R_1 - R_2 = pName$，故 $R_1 \cap R_2 \to R_1 - R_2$，且 $pID \to pName$ 属于 F，所以该分解具有无损连接性。

定理 5.4 和例 5.11 告诉我们一个事实：如果两个关系模式间的公共属性集至少包含其中一个关系模式的关键字，则此分解必定具有无损连接性。

例 5.12 已知 $R(A，B，C)$，$F = \{A \to B，C \to B\}$，$\rho = \{AB，BC\}$ 是否无损连接分解。

解： $R_1 \cap R_2 = B$，$R_1 - R_2 = A$，

$R_2 - R_1 = C$，但 $B \to A$ 或 $B \to C$ 都不成立，即不属于 F^+，故 ρ 不具有无损连接性。

二、保持函数依赖

一个关系模式经分解后，其函数依赖集 F 也随之被分解，则分解后的依赖集 F_i 之并集是否能保持原有的函数依赖关系。即 $(\overset{n}{\underset{i=1}{\cup}} F_i)^+ = F^+$ 能否成立，若出现 $F^+ \supset (\overset{n}{\underset{i=1}{\cup}} F_i)^+$，说明分解后有些函数依赖丢失了。但分解后的关系模式中可能出现新的函数依赖。如果此时利用这些函数依赖集分析模式满足的条件，就会出现一些反常现象。

若对例 5.9 进行如下分解：

$F = \{dID \to dName，dID \to Department，Department \to Tel\}$

$F_1 \cup F_2 = \{dID \to dName，Department \to Tel\}$

$F^+ = \{dID \to dName，dID \to Department，Department \to Tel，dID \to Tel\}$

$(F_1 \cup F_2)^+ = \{dID \to dName，Department \to Tel\}$

可以看到，分解后的关系模式仅保持了原有函数依赖集中的部分函数依赖，其余的函数依赖都丢失了。

若对例 5.9 进行如下分解：

$F = \{dID \to dName，dID \to Department，Department \to Tel\}$

$F_1 \cup F_2 = \{dID \to dName，dID \to Department，Department \to Tel\}$

$F^+ = \{dID \to dName，dID \to Department，Department \to Tel，dID \to Tel\}$

$(F_1 \cup F_2)^+ = \{dID \to dName，dID \to Department，Department \to Tel，dID \to Tel\}$

可以看到，分解后的关系模式保持了原有函数依赖集中的全部函数依赖。

函数依赖表达了关系模式的语义信息，因此，如何在分解过程中保持原有的函数依赖关系，也是一个重要问题。这个问题称为分解的保持函数依赖性。

在上一节中，我们已清楚地看到，要求关系模式分解有无损连接性是必要的，因为它保证了任何一个关系能由它的那些投影进行自然连接得到恢复。

保持关系模式的一个分解等价的另一个重要条件是关系模式的函数依赖集在分解后仍在数据库模式中保持不变，即关系模式 R 到 $\rho = \{R_1，R_2，\cdots，R_k\}$ 的分解，应使函数依赖集 F，被 F 在这些 R_i 上的投影蕴涵，这就是保持函数依赖性问题。

如果关系模式在分解后不保持函数依赖，那么在数据库中就会出现异常现象。

设有关系模式 R，F 是 R 上的函数依赖集，Z 是 R 上的一个属性集合，则称 Z 所涉及的 F^+ 中的所有函数依赖为 F 在 Z 上的投影，记为 $\prod_z(F)$。

该定义实质上是，当 $X \to Y \in F^+$ 时，若 $XY \subseteq Z$，则有 $\prod_z(F)$，可以定义为：

$$\prod_{Z}(F) = \{X \rightarrow Y \mid X \rightarrow Y \in F^{+} \wedge XY \subseteq Z\}$$

定义 5.19（保持函数依赖性） 设关系模式 R 的一个分解为 $\rho = \{\{R_1, F_1\}, \{R_2, F_2\}, \cdots, \{R_k, F_k\}\}$，$F$ 是 R 上的依赖集，如果对于所有的 $i = 1, 2, \cdots, k$，$\prod_{Z}(F)$ 中的全部函数依赖的并集逻辑地蕴涵 F 中的全部依赖，则称分解 ρ 具有保持函数依赖性。

即：$F \subseteq (\bigcup_{i=1}^{k} \prod_{R_i}(F))^{+}$

希望分解 ρ 具有保持函数依赖是基于以下两点考虑。

（1）函数依赖表达了关系模式的语义信息或某种限制。

（2）尽管分解 ρ 具有对 F 的无损连接性，但不一定具有保持函数依赖性，则当对某个 R_i 进行修改时，都必须进行连接运算，以检验这种修改是否满足给定的语义限制，这当然很不方便。

检验保持函数依赖条件是否满足，实际上是检验 $\bigcup_{i=1}^{k} \prod_{R_i}(F)$ 是否覆盖 F，保持函数依赖的检验方法见算法 5.3。

算法 5.3 检验一个分解是否保持函数依赖。

输入：分解 $\rho = \{\{R_1, F_1\}, \{R_2, F_2\}, \cdots, \{R_k, F_k\}\}$ 和函数依赖集 F。

输出：ρ 否保持 F。

方法：令 $G = \bigcup_{i=1}^{k} \prod_{R_i}(F)$。

为了检验 G 是否覆盖 F，可对 F 中的每一个 $X \rightarrow Y$ 进行下列检查：

计算 X 关于 G 的闭包 X_G^{+}，并且检查 Y 是否包含在 X_G^{+} 中。为了计算 X_G^{+}，不必求出 G，可以分别地、反复地计算 $\prod_{R_i}(F)$（$i = 1, 2, \cdots, K$）对 X_G^{+} 所增加的属性。这可以用下面的算法：

$Z = X$

while（Z 有改变）do

    for $i = 1$ to k do

        $Z = Z \cup ((Z \cap R_i)^{+} \cap R_i)$

$Z \cap R_i$ 是 Z 中与 R_i 有关的属性。$(Z \cap R_i)^{+}$ 是 $Z \cap R_i$ 关于 F 的闭包。$(Z \cap R_i)^{+} \cap R_i$ 是 $\prod_{R_i}(F)$ 对 X_G^{+} 所增加的属性。经反复计算，直至 Z 不变为止。最终的 Z 就是 X 关于 G 的闭包 X_G^{+}。如果 $Y \subseteq X_G^{+}$，则 $X \rightarrow Y \in G^{+}$。

如果对 F 中所有函数依赖经检查都属于 G^{+}，则 ρ 保持函数依赖，否则 ρ 不保持函数依赖。

小 结

本章主要讨论如何设计关系模式问题。关系模式设计得好与坏，直接影响到数据冗余度、数据一致性等问题。本章主要讲解关系模式规范化理论，用更加形式化的关系数据理论来描述和研究关系模型。

本章给了函数依赖 FD 的定义，以及 1NF、2NF、3NF、BCNF 等范式定义，给出了从 1NF 到 BCNF 之间的转换关系。简述了多值依赖与 4NF 定义。对逻辑蕴涵、闭包、推理规则与关键码的联系、平凡的 FD、属性集的闭包、FD 集的等价、最小依赖集等数据依赖的公理系统进行了讲述。

最后对无损分解的定义、性质、测试，保持依赖集的分解等模式分解方法进行了讲解点。

习　题

一、单项选择题

1. 设计性能较优的关系模式称为规范化，规范化主要的理论依据是（　　）。
  A. 关系规范化理论　　　　　　　　B. 关系运算理论
  C. 关系代数理论　　　　　　　　　D. 数理逻辑

2. 规范化理论是关系数据库进行逻辑设计的理论依据。根据这个理论，关系数据库中的关系必须满足：其每一属性都是（　　）。
  A. 互不相关的　　　B. 不可分解的　　　C. 长度可变的　　　D. 互相关联的

3. 关系数据库规范化是为解决关系数据库中（　　）问题而引入的。
  A. 提高查询速度　　　　　　　　　B. 保证数据的安全性和完整性
  C. 减少数据操作的复杂性　　　　　D. 插入异常、删除异常和数据冗余

4. 规范化过程主要为克服数据库逻辑结构中的插入异常、删除异常以及（　　）的缺陷。
  A. 数据的不一致性　　　　　　　　B. 结构不合理
  C. 冗余度大　　　　　　　　　　　D. 数据丢失

5. 假设关系模式 R（A，B）属于3NF，下列说法中（　　）是正确的。
  A. 它一定消除了插入和删除异常　　B. 仍存在一定的插入和删除异常
  C. 一定属于BCNF　　　　　　　　D. A 和 C 都是

6. 当 B 属性函数依赖于 A 属性时，属性 A 与 B 的联系是（　　）。
  A. 1 对多　　　B. 多对1　　　C. 多对多　　　D. 以上都不是

7. 数据库一般使用（　　）以上的关系。
  A. 1NF　　　B. 3NF　　　C. BCNF　　　D. 4NF

8. 关系模式中各级范式之间的关系为（　　）。
  A. 3NF⊂2NF⊂1NF　　　　　　　B. 3NF⊂1NF⊂2NF
  C. 1NF⊂2NF⊂3NF　　　　　　　D. 2NF⊂1NF⊂3NF

9. 关系模式中，满足 2NF 的模式（　　）。
  A. 可能是1NF　　B. 必定是1NF　　C. 必定是3NF　　D. 必定是BCNF

10. 关系模式 R 中的属性全部是主属性，则 R 的最高范式必定是（　　）。
  A. 2NF　　　B. 3NF　　　C. BCNF　　　D. 4NF

11. 消除了部分函数依赖的 1NF 的关系模式必定是（　　）。
  A. 1NF　　　B. 2NF　　　C. 3NF　　　D. 4NF

12. 关系模式的候选码可以有（　　）
  A. 0个　　　B. 1个　　　C. 1个或多个　　　D. 多个

13. 关系模式的主码可以有（　　）。
  A. 0个　　　B. 1个　　　C. 1个或多个　　　D. 多个

14. 候选码中的属性可以有（　　）。
  A. 0个　　　B. 1个　　　C. 1个或多个　　　D. 多个

15. 设有关系 W（工号，姓名，工种，定额），将其规范化到第三范式正确的答案是（　　）。
  A. W1（工号，姓名）W2（工种，定额）
  B. W1（工号，工种，定额）W2（工号，姓名）

C. W1（工号，姓名，工种）W2（工种，定额）

D. 以上都不对

16. 在关系模式 $R(A，B，C，D)$ 中，有函数依赖集 $F=\{B{\to}C，C{\to}D，D{\to}A\}$，则 R 能达到（　　）。

A. 1NF　　　　　　B. 2NF　　　　　　C. 3NF　　　　　　D. 以上三者都不行

17. $X{\to}A_i$（$i=1，2，\cdots，k$）成立是 $X{\to}A_1A_2{\cdots}A_k$ 成立的（　　）。

A. 充分条件　　B. 必要条件　　C. 充要条件　　D. 既不充分也不必要

18. 若关系 R 的候选码都是由单属性构成的，则 R 的最高范式必定是（　　）。

A. 1NF　　　　　　B. 2NF　　　　　　C. 3NF　　　　　　D. 无法确定

19. 设关系模式 $R(ABC)$ 上成立的函数依赖集 F 为 $\{B{\to}C，C{\to}A\}$，$\rho=(AB，AC)$ 为 R 的一个分解，那么分解 ρ（　　）。

A. 保持函数依赖　　　　　　　　B. 丢失了 $B{\to}C$

C. 丢失了 $C{\to}A$　　　　　　　　D. 是否保持函数依赖由 R 的当前值确定

20. 关系模型中 3NF 是指（　　）。

A. 满足 2NF 且不存在组合属性　　　B. 满足 2NF 且不存在部分依赖现象

C. 满足 2NF 且不存在非主属性　　　D. 满足 2NF 且不存在传递依赖现象

二、填空题

1. 在关系数据库的规范化理论中，在执行"分解"时，必须遵守规范化原则是_____和_____。

2. 关系模式的操作异常问题往往是由_____引起的。

3. 函数依赖完备的推理规则集包括_____、_____和_____。

4. 如果 Y⊆X⊆U，则 X→Y 成立，这条推理规则称为_____；如果 X→Y 和 WY→Z 成立，则 WX→Z 成立，这条推理规则称为_____。

5. 关系演算可分为_____和_____两部分。

三、简答题

1. 为什么要进行关系模式的分解？分解的依据是什么？

2. 关系模式的分解有什么优缺点？

3. 最小函数依赖集的条件是什么？

4. 关系规范化的目的是什么？

5. 关系规范化的实质是什么？

四、证明题

1. 证明 $\{X{\to}Z\}\vDash WX{\to}Z$。

2. 证明 $\{X{\to}Y，WY{\to}Z\}\vDash XW{\to}Z$。

3. 设有关系模式 $R(A，B，C，D)$，$F=\{A{\to}BC，D{\to}A\}$，$\rho=\{R1（A，B，C），R2(A，D)\}$ 是否无损连接分解。

4. 设有关系模式 $R(SNO，CNO，SCORE，TNO，DNAME)$，函数依赖集 $F=\{(SNO，CNO){\to}SCORE，CNO{\to}TNO，TNO{\to}DNAME\}$，试分解 R 为 BCNF。

第六章
数据库设计

扫一扫，查阅本章数字资源，含PPT、音视频、图片等

数据库设计既是一项涉及多学科的综合性技术，又是一项庞大的工程项目。整个设计过程中，要把结构（数据）设计和操作（处理）设计密切结合起来。合理的数据库设计，能够使所创建的数据库成为存储信息、反映信息间内在联系的结构化体系，从而有效地、准确地、及时地完成所需要的各项功能。

第一节 数据库设计概述

数据库设计是建立数据库及其应用系统的技术，是信息系统开发和建设中的核心技术。由于数据库应用系统的复杂性，为了支持相关程序运行，数据库设计就变得异常复杂，因此只能通过"反复探寻，逐步求精"的过程来达到最佳设计。通过对数据库中的数据对象以及数据对象之间关系的规范化和结构化，实现数据库设计与应用系统设计相结合，完成软件的设计与开发。

一、数据库设计的特点

1. 数据库设计

数据库设计（database design）是指对于一个给定的应用环境，构造最优的数据库模式，建立数据库及其应用系统，使之能够有效地存储数据，满足各种用户的应用需求（信息要求和处理要求）。数据库设计包括静态特性设计和动态特性设计，静态特性设计又称数据模型设计或数据库结构设计，动态特性设计则是指基于数据库结构基础上的应用程序开发。具体设计过程中一般是结构设计在前，应用设计在后。

2. 数据库设计的目标

（1）用户可以将当前与可预知的将来应用所需要的数据及其联系，全部准确地存放在数据库中，从而最大限度地满足用户的应用功能需求。

（2）保持数据库良好的数据特性以及对数据的高效率存取和资源的合理使用，具有良好的数据共享性、独立性、完整性及安全性等，获得良好的数据库性能。

（3）能高度精确地模拟现实世界。

（4）充分利用和发挥现有 DBMS 的功能和性能。

（5）应用程序设计符合软件工程设计要求。

二、数据库设计的方法

数据库设计要求设计人员具有较高的专业素养、对应用领域各种知识的了解以及从事数据库

设计的实践经验和水平。数据库设计的优劣将直接影响到当前的应用、应用过程中的维护以及数据库的生命周期。因此，人们在不断地努力探索中提出了各种数据库设计方法、设计准则和设计规范，从而使数据库设计过程逐步走向规范化。这些方法应具有足够的通用性和灵活性，适用于不同的应用领域、不同特征的数据库管理系统和不同熟练程度的数据库设计人员。

数据库设计方法通常分为 4 类，即直观设计法、规范化设计法、计算机辅助设计法和自动化设计法。

1. 直观设计法

直观设计法主要凭借设计者对整个系统的了解和认识，以及平时所积累的设计经验和技巧，完成对某一数据库系统的设计任务。这种方法适用于简单的程序设计过程，具有周期短、效率高、操作简便、易于实现等优点。但对于大型数据库系统的设计而言，却带有很大的主观性和非规范性。大型数据库系统具有信息结构复杂、应用需求全面等系统化、综合性的要求，通常需要设计组在具有丰富设计经验和技巧的前提下，以严格的科学理论和软件工程设计原则为依托，相互协调，综合多学科知识，完成数据库设计的全过程。

2. 规范化设计法

规范化设计法将数据库设计分为若干阶段，明确规定各阶段的任务，采用自顶向下、分层实现、逐步求精的设计原则，结合数据库理论和软件工程设计方法，实现设计过程的每一细节，最终完成整个设计任务。

规范化设计法主要起源于新奥尔良（New Orleans）方法。1978 年 10 月来自 30 多个欧美国家的主要数据库专家在美国新奥尔良市专门研讨数据库设计问题，针对直观设计法存在的缺点和不足，提出了数据库系统设计规范化的要求，将数据库设计分为需求分析、概念设计、逻辑设计、物理设计 4 个阶段。此后，S. B. Yao 等人提出了数据库设计的五个步骤，增加了数据库实现阶段，从而逐渐形成了数据库规范化设计方法。

常用的规范化设计方法主要有基于 3NF 的数据库设计方法、基于实体联系的数据库设计方法、基于视图概念的数据库设计方法等。

（1）基于 3NF 的数据库设计方法　即在需求分析的基础上，识别并确认数据库模式中的全部属性和属性间的依赖，并将它们组织在关系模式中，然后再分析模式中不符合 3NF 的约束条件，用投影等方法将其分解，使其达到 3NF 的条件。

（2）基于实体联系（entity – relationship，E – R）的数据库设计法　即通过 E – R 图的形式描述数据间的关系。此方法由 Peter P. S. Chen（陈平山）在 1976 年提出，即在需求分析的基础上，用 E – R 图构造一个反映现实世界实体（集）之间内在联系的组织模式，然后再将此组织模式转换成选定的 DBMS 上的数据模式。

（3）基于视图概念的数据库设计方法　即先从分析各个应用的数据着手，为每个应用建立各自的视图，然后再把这些视图汇总起来合并成整个数据库的概念模式。

3. 计算机辅助设计法

计算机辅助设计法是指在数据库设计的某些过程中，利用计算机和一些辅助设计工具，模拟某一规范设计方法，并以人的知识或经验为主导，通过人机交互方式实现设计中的某些部分。例如在需求分析完成后，可以使用 ORACLE DESIGNER 辅助工具产生 E – R 图，并将 E – R 图转换为关系数据模型，生成数据库结构，再编制相应的应用程序，从而缩短数据库设计周期。计算机辅助设计法周期短、速度快，能适应大数据时代数据信息不断更新、需求不断改变的要求，是一种较好的数据库设计途径之一。

4. 自动化设计法

自动化设计法也能缩短数据库设计周期、加快设计速度。往往是直接用户、非专业人员在对数据库设计专业知识不太熟悉的情况下完成数据库设计任务的一种捷径。例如设计人员只要熟悉某种MIS 辅助设计软件的使用，通过人机会话，输入原始数据和有关要求，就可以由计算机系统自动生成数据库结构及相应的应用程序。由于该设计方法基于某一 MIS 辅助设计系统，从而受限于某种DBMS，使得最终产生的数据库及其软件系统带有一定的局限性。一般而言，一个好的数据库模型往往需要设计者与用户反复商讨，其中设计者的经验及对应用部门的熟悉程度是数据库设计质量的关键。因此，相对于其他设计方法而言，自动化设计法并不是一种理想的设计手段。

三、数据库设计的步骤

规范化设计法要求数据库设计过程具有一定的规律和标准。在设计过程中，通常采用"自顶向下、逐步求精"的"分阶段法"设计原则，将数据库设计过程分解为若干相互依存的设计阶段，即称之为步骤的阶段。每一阶段采用不同的技术、工具，解决不同的问题，从而将一个大的问题局部化，减少局部问题对整体设计的影响及依赖，并利于多人合作。

目前数据库设计主要采用以逻辑数据库设计和物理数据库设计为核心的规范化设计方法。即将数据库设计分为：需求分析、概念结构设计、逻辑结构设计、数据库物理设计、数据库实施、数据库运行和维护 6 个阶段。

1. 需求分析阶段

需求分析是对用户提出的各种要求加以分析，对各种原始数据加以综合、整理，并形成最终设计目标的首要阶段，也是整个数据库设计过程中最困难的阶段。由于该阶段任务的完成会为以后各阶段任务打下坚实的基础，因此能否对用户的各种需求及数据作出准确无误、充分完备的分析，并在此基础上形成最终目标，是整个数据库设计成败的关键。

2. 概念结构设计阶段

概念结构设计是对用户需求进行进一步抽象、归纳，并形成独立于 DBMS 和有关软、硬件的概念数据模型的过程，是对现实世界中具体数据的首次抽象，实现了从现实世界到信息世界的转化。数据库的逻辑结构设计和物理结构设计，都是以概念设计阶段所形成的抽象结构为基础进行的。因而概念结构设计是数据库设计的一个重要环节。数据库的概念结构通常用 E－R 模型等来表示。

3. 逻辑结构设计阶段

逻辑结构设计是将概念结构转化为某个 DBMS 所支持的数据模型，并进行优化的设计过程。由于逻辑结构设计是一个基于具体 DBMS 的实现过程，所以数据模型的选择及数据模型的优化尤为重要。数据模型主要有层次模型、网状模型、关系模型、面向对象模型等，设计人员可选择其中之一，并结合具体的 DBMS 实现。在逻辑结构设计阶段后期的优化工作，已成为影响数据库设计质量的一项重要工作。

4. 数据库物理设计阶段

数据库物理设计是将逻辑结构设计阶段所产生的逻辑数据模型，转换为某一计算机系统所支持的数据库物理结构的实现过程。数据库在相关存储设备上的存储结构和存取方法，称之为数据库的物理结构。完成物理结构设计后，对该物理结构作出相应的性能评价，若评价结果符合原设计要求，则进一步实现该物理结构。否则，应对该物理结构做出相应的修改。若属于最初设计问题所导致的物理结构的缺陷，必须返回到概念设计阶段修改其概念数据模型或重新建立概念数据模型，如此反复，直至评价结果最终满足原设计要求为止。

5. 数据库实施阶段

数据库实施阶段，即数据库调试、试运行阶段。在数据库物理结构形成后，则用已选定的DBMS来定义、描述相应的数据库结构，载入数据库数据，生成完整的数据库，编制有关应用程序，进行联机调试并转入试运行。同时进行时间、空间等性能分析，若不符合要求，则需调整物理结构，修改应用程序，直至高效、稳定、正确地运行该数据库系统为止。

6. 数据库运行和维护阶段

数据库实施阶段结束，标志着数据库系统投入正常运行工作的开始。其实，数据库运行和维护不属于数据库设计的范畴，早期的新奥尔良方法所明确的数据库设计 4 个阶段不包括运行和维护内容。随着对数据库设计的深刻了解和设计水平的不断提高，人们已经充分认识到数据库运行和维护工作与数据库设计的密切关联。数据库是一种动态和不断完善的运行过程，运行和维护阶段的开始并不意味着设计过程的结束，因为任何细微的结构改变，都会引起物理结构的调整、修改，甚至物理结构的完全改变，所以数据库运行和维护阶段是保证数据库日常活动的一个重要阶段。

综上所述，数据库设计过程可以用图 6 – 1 表示。

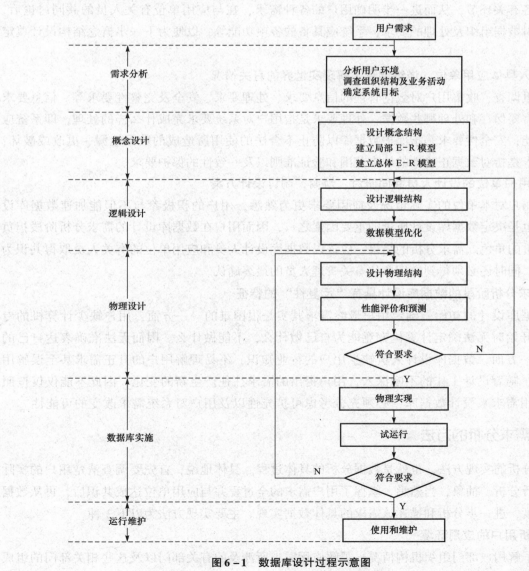

图 6 – 1 数据库设计过程示意图

第二节 需求分析

需求分析是软件工程中的一个关键过程，是指在建立一个新的或改变一个现存的计算机系统时描写新系统的目的、范围、定义和功能时所要做的所有的工作。在这个过程中，设计人员在确定了顾客的需要后，分析和寻求新系统的解决方法。需求分析阶段的任务是确定软件系统功能。

以往人们一直认为需求分析是整个软件工程中最简单的一个步骤，但在过去十年中越来越多的人认识到它是整个过程中最关键的一个阶段。假如在需求分析时分析者们未能正确地认识到顾客的需要的话，那么最后设计的系统实际上不可能达到顾客的需要，或者无法在规定的时间里完工。

一、需求分析的任务

需求分析的主要任务是通过对数据库用户深入、细致的调查分析，了解现实世界具体工作的全过程及各有关环节，从而进一步明确用户的各种需求，在与应用单位有关人员的共同讨论后，确定系统对数据组织及处理的要求，系统应具备的各项功能等，以便为下一步概念结构设计奠定基础。

1. 深入具体应用单位，详细调查了解现实世界的有关情况

应着重调查、收集用户对数据管理的信息要求、处理要求、安全及完整性要求等。信息要求是指用户需要保存和处理哪些数据；处理要求是指用户对系统要求完成什么样的处理，即系统应具备的功能；安全性要求是指保护数据库以防止不合法的使用所造成的数据泄漏、更改或破坏；完整性要求是指对数据正确性的约束范围和验证准则以及一致性的保护要求。

2. 与用户单位的设计人员共同研讨、协商，制订设计方案

通常用户对本单位的实际情况及应用要求更为熟悉，用户的积极参与不但能加速数据库设计，而且也是决定数据库设计质量的重要因素之一，因而用户在数据库设计的需求分析阶段担负着举足轻重的角色。需求分析的结果，应该以数据库设计人员和应用单位的有关人员取得共识为最终目标，同时还必须得到应用单位有关管理人员的最终确认。

3. 需求分析阶段的数据库设计具有"反复性"的特征

在数据库设计的初始，确定用户最终需求其实是很困难的。一方面，用户缺少计算机的专业知识，开始时无法确定计算机究竟能为自己做什么，不能做什么。因而无法准确表达自己的需求；另一方面，数据库设计人员缺少用户的行业知识，不易理解用户的真正需求甚至误解用户的需求。随着设计工作的不断深入，用户提出的需求往往产生新的变化，因此不能仅仅按照当前的应用需求来设计数据库，必须充分考虑可扩充性以及用户对系统需求改变的可能性。

二、需求分析的方法

需求分析的实现方法，也就是数据分析的具体过程。具体地说，首先要调查清楚用户的实际需求并进行分析、抽象，当熟悉、掌握了用户需求的全过程并与应用单位达成共识后，再从数据库处理角度，进一步分析和描述该需求的具体数据实现。主要实现方法为以下3种。

1. 分析用户的应用环境

首先了解用户部门组织机构情况，了解应用需求所涉及的有关部门以及这些相关部门的组成及相应的职责，掌握部门与业务活动的关系。然后从每一个具体部门入手，进一步分析与之相关

的业务活动联系，明确用户对数据处理的需求、对数据的格式和输入要求、加工和处理要求、流向和输出要求等。

2. 分析系统内部结构

对数据的组织结构进行分析，找出数据间的相互联系。数据库系统中的数据处理工作主要是非数值数据的处理过程，其数据结构比较复杂，数据运算相对简单。因此要求设计人员能对每个数据准确定位，在此基础上分析数据的内在联系。由于在实际数据库应用中，所处理的数据往往具有信息量庞大、数据组织复杂、内部结构多样性等特点，能否准确、全面地分析系统内部数据间的层次结构关系，即各部门内部及部门间数据的结构关系，是概念设计是否成功的关键。

3. 确定系统的目标

通过对用户应用环境及系统内部结构分析，明确数据库系统所完成的工作及最终实现目标，即应处理哪些数据信息，系统应实现哪些功能等。同时根据用户要求和数据处理的特点，注意不同数据的安全性和完整性处理要求，使该系统的最终方案既满足用户对应用的各种需求，同时又能符合数据库处理的基本规范。

三、需求分析的表示

在众多分析方法中，结构化分析法（structured analysis，SA）是在需求分析中经常采用的一种简单实用的数据分析法。

SA 法采用自顶向下、逐层分解的方式分析和描述数据间的联系，如图 6 - 2 所示，同时辅以数据流图和数据字典描述数据处理和数据组织结构。

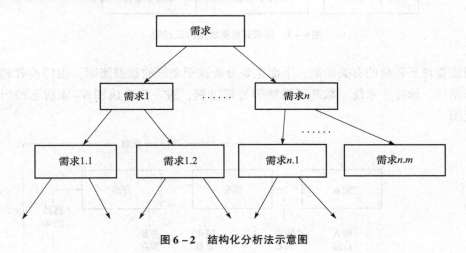

图 6 - 2　结构化分析法示意图

数据流图（data flow diagram，DFD）表达了数据和处理的关系。

数据字典（data dictionary，DD）是各类数据的描述性信息的集合，是在对系统进行全面的需求分析和数据分析后，整理并汇总各类数据所形成的主要结果。它通常包括对以下 5 个成分的描述信息。

（1）数据项　描述数据的最小单位。

（2）数据结构　若干数据项的有意义集合。

（3）数据流　可以是数据项，也可以是数据结构，表示流动的数据。

（4）数据存储　处理过程中存取的数据。常常是手工凭证、手工文档资料或计算机文件等。

（5）处理过程。

四、需求分析示例

现在以中医医院门诊系统数据库为例，说明需求分析的全过程。首先必须分析应用环境，中医门诊系统医疗活动主要围绕门诊、药房等进行，医院每位职工基本信息及业绩等数据通过人事部门处理。因此，医生、病人、病历、处方、方剂、方药、库房、人事部门、药房部门信息等是该系统的主要数据处理对象。经设计人员与用户有关人员的共同调查、分析、商讨，最终确定该系统由人事部分、门诊部分、药房部分三大子系统构成。其中门诊管理部分又由挂号子系统、诊疗子系统、取药子系统等组成。图6-3是采用自顶向下逐层分解法描述的需求分析层次结构图。

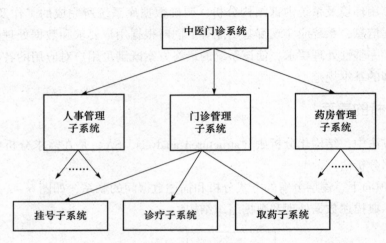

图6-3 需求分析层次结构示意图

根据门诊管理子系统的有关功能，下面主要分析该子系统的数据流图。由门诊管理子系统包含的挂号子系统、诊疗子系统、取药子系统等处理过程，进一步形成图6-4所示的门诊管理子系统数据流图。

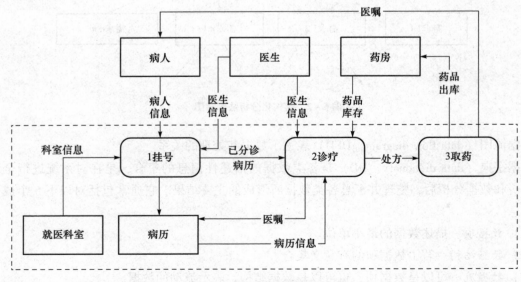

图6-4 门诊管理子系统数据流图

图中虚线框表示子系统边界线，框内是由计算机所应实现门诊管理三个子系统的功能。图6－5～图6－7为每个子系统的数据流图描述。

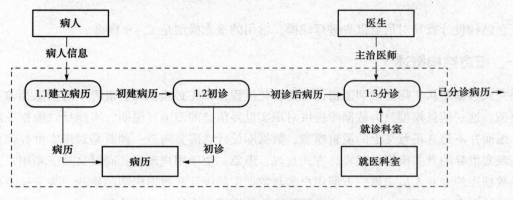

图6－5　挂号子系统数据流图

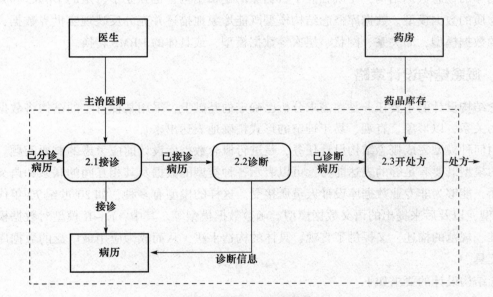

图6－6　诊疗子系统数据流图

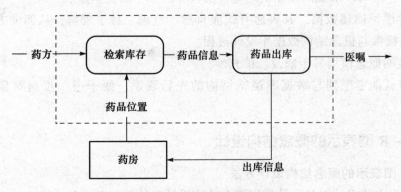

图6－7　取药子系统数据流图

第三节　概念结构设计

概念结构设计就是对信息世界进行建模，常用的概念模型是 E－R 模型。

一、概念结构概述

要完成数据库从实际需求到逻辑设计的转化过程，首先必须把现实世界中的信息抽象为某一信息模型。这一信息模型只为数据库提供对现实世界信息的归纳、说明，不能反映数据库的逻辑结构，因而并不是真正意义上的逻辑模型。数据库设计者需要构造一种既是对现实世界信息的抽象，是现实世界的真实模拟；其表达方式直观、形象，便于用户理解，同时又易于和用户尤其是不熟悉数据库的专业人员交流，方便用户参与数据库的设计和数据模型的修改，为下一步数据库逻辑模型的实现打下基础。通常称该设计阶段为数据库概念结构设计阶段。

数据库的概念数据结构，是既独立于数据库的逻辑结构，也独立于特定的 DBMS 和具体计算机存储介质的数据模型。数据库概念结构模型既能形象地描述并充分反映现实世界数据，又易于向不同的数据模型，如关系、网状、层次等数据模型，或具体的 DBMS 转换。

二、概念结构设计策略

概念结构设计的主要任务是在需求分析已确定的基础上，采用某种特定的结构将数据组织及相互间的关系，以形象、直观、易于理解的形式精确地表达出来。

选用何种模型完成概念结构设计任务，是进行概念数据库设计前应考虑的首要问题。用于概念设计的模型既要有足够的表达能力，可以表示各种类型的数据及其相互间的联系和语义，又要简明易懂，能够为非专业数据库设计人员所接受。这样的模型有多种，如 20 世纪 70 年代提出的 E－R 模型，以及后来提出的语义数据模型、函数数据模型等。其中，E－R 模型对数据模型既提出了标准、规范的描述，又提供了直观、具体的构造手法，从而成为应用最广泛的数据库概念结构设计工具。

概念结构设计的要求如下。

（1）首先选择一种设计模型，该模型能充分反映用户对数据处理的各种需求，是现实世界数据的抽象、概括，同时所形成的模型仍然是现实世界的一个真实模型。

（2）用概念模型描述数据，其表达方式应自然、直观、易于理解，从而能方便与用户的交流，便于用户直接参与概念结构数据库设计过程。

（3）所产生的概念模型易于修改、扩充。

（4）表达方式能考虑到与数据库逻辑结构的先后联系，便于进一步向对象等数据模型的转换。

三、以 E－R 图表示的概念结构设计

1. 以 E－R 图表示的概念结构设计方法

以 E－R 图为主要设计工具，数据库概念结构设计常采用如下 4 种方法。

（1）自顶向下　根据用户需求，先定义全局概念结构的框架，然后分层展开，逐步细化，如图 6－8。

（2）自底向上　根据用户的每一具体需求，先定义局部应用的概念结构，然后将它们集成，

逐步抽象化，最终产生全局概念结构，如图 6-9。

（3）逐步扩张 先定义最重要的核心概念结构，然后向外扩充，以滚雪球的方式逐步生成其他概念结构，直至全局概念结构，如图 6-10。

（4）混合方式 将自顶向下和自底向上相结合，先用自顶向下方式设计一个全局概念结构框架，再以它为基础，采用自底向上法集成各局部概念结构。

图 6-8、图 6-9 分别为"自顶向下"法和"自底向上"法两种结构的描述，图 6-10 为"逐步扩张"法的数据流图。

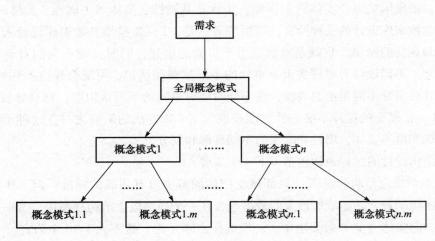

图 6-8 "自顶向下"法

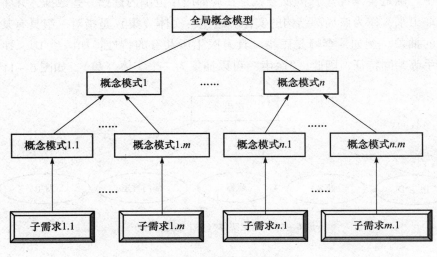

图 6-9 "自底向上"法

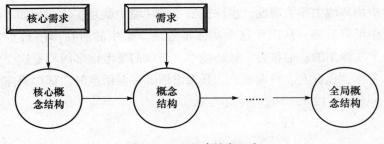

图 6-10 "逐步扩张"法

在上一节介绍需求分析的实现方法中，较为普遍的是采用自顶向下法描述数据的层次结构化联系。但在概念结构的设计过程中却截然相反，自底向上法是普遍采用的一种设计策略。因此，在对数据库的具体设计过程中，通常先采用自顶向下法进行需求分析，得到每一具体的应用需求，然后反过来根据每个子需求，采用自底向上法分步设计产生每一局部的 E-R 模型，综合各局部 E-R 模型，逐层向上回到顶部，最终产生全局 E-R 模型。

2. 局部概念结构设计

局部概念结构设计，是形成整体概念结构模型的第一步。要产生每一局部 E-R 模型，即从需求分析出发，抽象形成每一实体联系模型，实体及其属性、实体的主属性、实体间相互联系，是完成整个概念数据库设计的关键所在。需要注意的是，E-R 模型是数据库设计人员对现实世界事物的理解和观察的结果，它既是对客观世界事物的描述，同时又带有人们对事物的主观理解、认识。因此，不同设计者对现实世界事物的不同理解和认识，可能会导致不同的设计结果，甚至同一设计者对事物不同角度的观察，在不同时期对事物的不同认识等，都会导致不同的 E-R 模型产生。E-R 模型的这种不唯一性，已经成为 E-R 方法的缺点之一。这种不唯一性，又集中表现在对现实世界实体、属性和联系的不同理解和划分上。

局部概念结构设计的过程通常包括以下 4 个步骤。

（1）确定局部概念结构的范围　局部概念结构的范围没有明确的标准，但下述原则可供参考：①将联系密切的若干功能域所涉及的数据包含在一个局部概念结构视图中。②一个局部概念结构视图所包含的实体（集）数要适中，一般选择实体（集）数不大于 10 个为宜。

（2）确定实体（集）　每个局部应用都对应一组数据流图，局部应用所涉及的数据已经收集在数据字典中。确定实体（集）的任务就是在局部应用范围内选择一些数据，并将这些数据从数据字典中提取出来，作为该局部结构的实体。这里，实体（集）是指对一组具有某些共同特性和行为的对象的抽象。例如，李峰是医生，具有医生所共有的特性：如医生 ID、姓名、部门科室、职称、助手等共同特征，因此，"医生"可以抽象为一个实体（集），如图 6-11 所示。

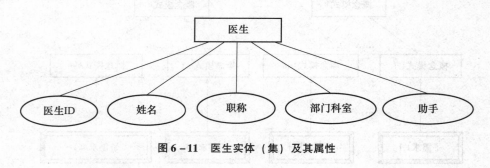

图 6-11　医生实体（集）及其属性

（3）确定实体（集）的属性　如何确定实体与属性，最大困难是如何区分哪些是实体，哪些是属性。实际上，现实世界中的实体与属性的确定是相对而言的，很难有明确划分的界限。同一个事物，在一种应用环境中作为属性，也许在另一种环境中就是实体。例如，关于部门科室的描述，在图 6-11 中可以看到，从医生这个实体集考虑，医生的所在部门科室是其中的一个属性，是属于医生这个实体集的；但在另一种环境中，当我们要考虑部门科室这个实体集应该包含部门科室的编号、名称、负责人、所在地点、联系电话等许多信息时，部门科室就成为一个独立的实体（集）了，见图 6-12。

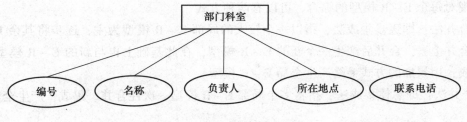

图 6 – 12　部门科室作为一个实体

因此，如何区分实体和属性可依据下列两个基本规则。

1）实体可以包含多个属性，而属性不能再包含属性。

2）属性不能与其他实体具有联系。

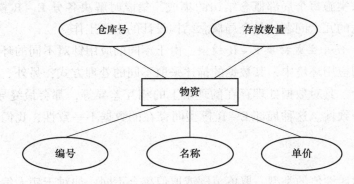

图 6 – 13　仓库作为物资实体的属性

现实世界中的事物能够作为属性对待的，应尽量作为属性处理，以简化 E – R 模型。例如，就物资管理系统而言，可视应用环境和要求不同，就有把仓库作为物资的属性和作为一个实体（集）两种不同情况。当一种物资只存放于一个仓库或一个仓库中存有多种物资时，我们可以用仓库号来描述某一种物资的具体存放地点，仓库可看成是物资的一个属性，如图 6 – 13 所示。但是，当仓库需要用仓库地点、仓库面积等进一步加以描述时，根据规则①仓库此时不能作为物资属性的一部分，必须将仓库作为单独的一个实体加以描述。或者，如果一种物资可以存放于多个仓库中时，根据规则②应把仓库列为一种实体。

严格地说，如果我们将物资和仓库都看成是单独的实体，则存放数量是由物资实体与仓库实体产生"存放"联系时所派生的属性。但在实际处理有关数据时，有时考虑到所要处理的数据对象较为简单，或如图 6 – 13 所示，仓库无需进一步用其他有关属性加以描述，此时可将派生属性（存放数量）以及仓库等都列入物资实体的有关属性中去。

（4）定义实体（集）间的联系　现实世界中的各式各样的联系可归纳为如下 3 种。

存在性联系：如医院有医生，医生有职称等。

功能性联系：如医生与病人之间有就诊联系等。

事件联系：如医生看病，病人挂号等。

通过分析各种联系的语义，识别联系的性质。通常联系性质可分为 $1:1$、$1:n$、$m:n$ 三种类型。联系也可以有描述性属性。

3. 全局概念结构设计

全局概念结构设计是指如何将多个局部 E – R 模型合并，并去掉冗余的实体集、实体属性和联系集，解决各种冲突，最终产生全局 E – R 模型的过程。

　　要实现对每个 E-R 模型的综合，可以有两种方式。

　　二元合并法：即逐步集成法，指以一个较大的局部 E-R 模型为主，逐步将其余 E-R 模型一个一个合并上去，合并后产生一个新的 E-R 模型，在此基础上再与新的 E-R 模型综合，如此逐步集成，用累加的方式最终产生全局 E-R 模型。

　　n 元合并法：即总体集成法，指将多个局部 E-R 模型一次性合并、集成，产生全局 E-R 模型的过程。

　　通常在局部 E-R 模型个数较少、概念结构描述较为简单时，可采用 n 元合并法一次完成全局概念结构的综合过程。但当局部概念结构设计较为复杂时，通常难以确定以哪个 E-R 模型为中心实施合并，并且由于合并结构复杂、并行处理时比较困难、多个局部视图难以协调处理等问题，因此往往采用二元合并法。

　　采用二元合并法实施每个局部概念结构的集成，集成时解决各分 E-R 模型间的相互冲突，并消除合并时所产生的冗余问题，是全局概念结构设计的主要工作。

　　（1）解决冲突，合并生成初步 E-R 模型　由于不同的应用针对不同的环境，因而可能会导致同一个数据在不同应用环境中，其数据的描述采取不同的处理方式；另外，不同的应用往往由不同的设计人员设计，其对数据处理存在的理解上的相互差异等，都会最终导致各局部 E-R 模型间存在数据的不一致性。这种局部 E-R 模型间存在的数据不一致性，我们称之为冲突。冲突通常有 3 种类型。

　　1）属性冲突。

　　属性域冲突：即属性值的类型、取值范围或取值集合不同。如对于病人编号的描述，不同医院可能采取不同的表示方式。对于星期的描述有的采用整数，有的采用字符等。

　　属性取值单位冲突：如长度的表示，有的用厘米，有的用米等。

　　2）命名冲突：即属性名、实体名、实体联系名相互冲突。

　　同名异义：不同意义的对象具有相同的名字。

　　异名同义：即一义多名，同一意义的对象具有不同的名字。

　　3）结构冲突。

　　同一对象在不同的局部 E-R 模型中产生不同的抽象。如关于医院中部门科室的描述，在某一局部 E-R 模型中为实体，而在另一局部 E-R 模型中为属性。

　　同一实体在不同的局部 E-R 模型中属性组成不同。如关于医生实体，在某一局部 E-R 模型中由医生 ID、姓名、性别、职称组成，而在另一局部 E-R 模型中则由医生 ID、姓名、性别、学历、学位、职称、医疗效果属性组成。

　　实体间联系在不同的局部 E-R 模型中其类型不同。如两实体间的联系，在某一局部 E-R 模型中为 1:1 的联系类型，而在另一局部 E-R 模型中可能成为 1:n 的联系类型；某一局部 E-R 模型中为 1:n 的联系类型，也许在另一局部 E-R 模型中成为 m:n 的联系类型。

　　对于属性冲突和命名冲突，通常可采用各部门或不同应用设计人员间相互讨论、协商的方式加以解决，例如对于相同命名冲突的处理方法是采取重新命名。但对于结构冲突，则必须加以认真分析后采用如下 3 种方式解决。

　　对于同一对象在不同的局部 E-R 模型中产生不同的抽象，其解决方式为：把属性变为实体或实体变为属性，使同一对象具有相同的抽象，变换后产生的结果仍然要遵守本章第三节中所阐述的两个基本规则。如医院中的部门科室，在某一局部 E-R 模型为医生实体的属性，而在另一局部 E-R 模型为一个单独的实体，其实医生和部门科室之间存在从属关系，应该调整、合并为如图6-14所示的E-R模型。

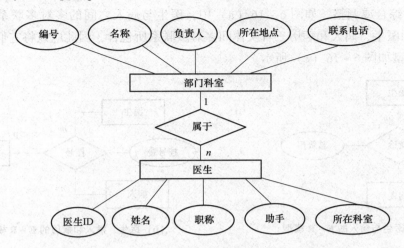

图6-14 部门科室与医生实体间联系的E-R模型

对于同一实体在不同E-R模型中属性组成不同，其解决方式为：取两个分E-R模型属性的并，作为合并后的该实体属性，然后对属性的先后次序做适当调整。如关于医生实体，在某一局部E-R模型由医生ID、姓名、性别、出生日期、婚姻状况、职务、工资、工龄组成，其E-R模型如图6-15（a）所示，而在另一局部E-R模型则由医生ID、姓名、性别、学历、学位、职称、医疗效果属性组成，其E-R模型如图6-15（b）所示。则合并后形成新的实体其E-R模型如图6-15（c）所示。

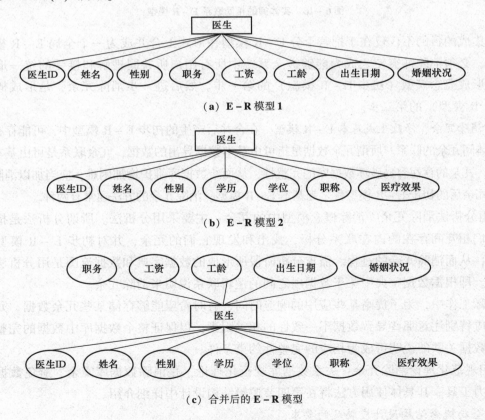

图6-15 同一实体合并的E-R模型

对于实体间的相同联系呈现的不同的类型，其解决方式为：根据具体应用的语义，对实体间的联系作适当的综合或调整。如图 6 – 16（a）中，医生与病人之间的多对多联系，不能由如图 6 – 16（b）中的医生、病人和病历三者实体间多对多联系所包含，因此应该将它们综合起来，合并后的 E – R 模型如图 6 – 16（c）所示。

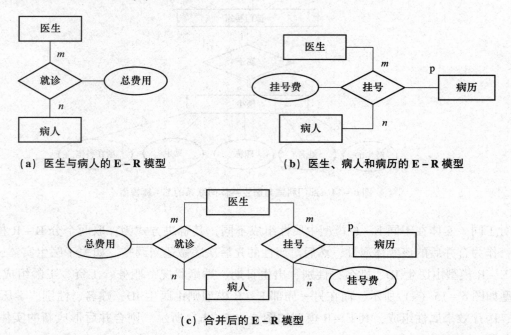

（a）医生与病人的 E – R 模型　　　　　　（b）医生、病人和病历的 E – R 模型

（c）合并后的 E – R 模型

图 6 – 16　实体间的相同联系 E – R 模型

视图集成的目的不仅仅在于把若干分 E – R 模型在形式上合并成为一个全局 E – R 模型，更重要的是，必须消除冲突使之成为能够被全系统中所有用户所共同理解和接受的统一形式的模型，这是形成概念模型（初步 E – R 模型）的第一步。然后进一步消除冗余，是形成概念模型（基本 E – R 模型）的第二步。

（2）消除冗余，修改生成基本 E – R 模型　在合并后产生的初步 E – R 模型中，可能存在冗余的数据和实体间冗余的联系。所谓冗余数据是指可由基本数据导出的数据，冗余联系是可由基本联系导出的联系。冗余的存在容易破坏数据库的完整性，从而给数据库维护增加困难，应当加以消除。我们把消除了冗余后的初步 E – R 模型称之为基本 E – R 模型。消除冗余的方法通常有两种。

1）用分析法消除冗余：消除概念模型中的冗余，主要采用分析法。所谓分析法是指通过对数据及它们相互间存在的内在联系分析，找出和发现它们的冗余，并对初步 E – R 模型加以修改、重构，从而消除冗余的过程。需求分析阶段所形成的数据字典和数据流图是用分析法消除冗余的依据。即根据数据字典中关于数据项之间的逻辑联系说明来消除冗余。

在实际工作中，为了提高某些应用的响应时间，有时希望能够存储某些冗余数据。冗余数据存在时，应特别注意那些导致数据不一致性的相关因素，以保证整个数据库中数据的完整性。数据字典中数据关联的说明可成为相应的完整性约束条件。

2）用规范化理论消除冗余：关系数据库规范化理论，是消除数据库冗余、避免数据不一致性的强有力工具。其具体使用方法将在第四节逻辑结构设计中详细介绍。

（3）全局概念结构设计应满足的要求

1）完整性和正确性：集成的全局 E – R 图应包含各局部 E – R 图表达的所有语义，正确地表示与所有局部 E – R 图相关的应用领域统一的数据观点。

2）最小化：现实世界中的同一个概念一般只唯一出现在全局 E – R 图中。

3）可理解性：集成的全局 E – R 图对设计者和用户都是可以理解的。

4）全局 E – R 图内部必须具有一致性，即不能存在互相矛盾的表达。

5）全局 E – R 图应能满足需求分析阶段所确定的所有要求。

四、概念结构设计实例

下面我们以医院门诊系统数据库为例，来说明概念结构设计，即构成基本 E – R 模型的过程。经过对需求分析阶段数据的概括、抽象，初步形成该应用项目的数据描述可由医院、部门、职工、职称、医生、病人、病历、处方、方剂、方药、库房、采购等实体及它们的属性构成，图6 – 17 ~ 图 6 – 20 是各应用部门从不同应用环境出发对本部门的相关实体的 E – R 模型描述。

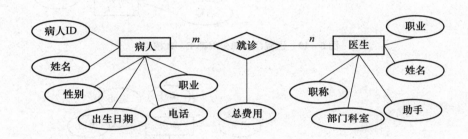

图 6 – 17　医院就诊部分局部 E – R 模型

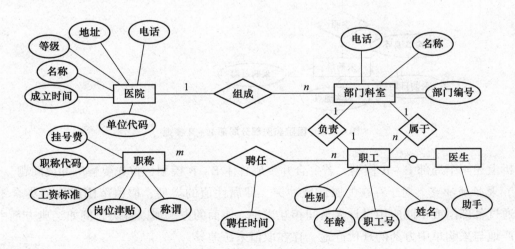

图 6 – 18　医院人事部分局部 E – R 模型

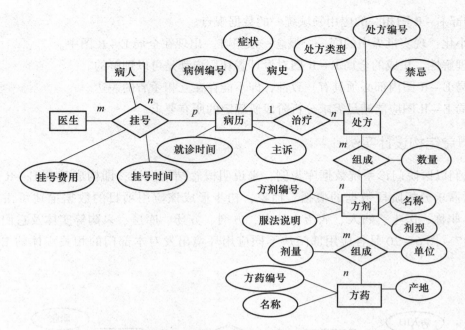

图 6-19 医院门诊部分局部 E-R 模型

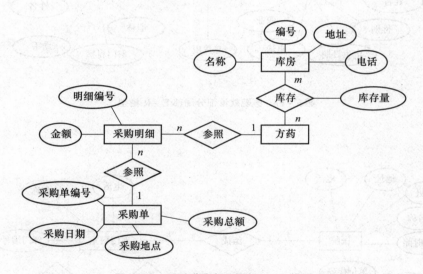

图 6-20 医院药房部分局部 E-R 模型

分析上述 4 个局部 E-R 模型，若要合并生成总体 E-R 模型，首先要解决冲突问题。

（1）属性域冲突 对于存在的属性域冲突，即属性值的类型、取值范围或取值集合不相同等，可通过各部门或不同应用设计人员间相互讨论、协商的方式加以解决。例如经典方剂中方药的历史产地与采购单中方药的现代产地，存在取值来源差异。

（2）命名冲突 分析实体在两个不同应用中的属性描述，将两个不同应用部门关于该属性的名称统一。例如人事管理中科室名称称为部门名称，门诊系统中为科室名称。

（3）结构冲突 例如方剂的方药信息与药房的方药信息存在属性组成的差异。方剂中着重表达性味归经，药房关注价格、产地、库存等信息。

在解决有关冲突后，综合各局部 E-R 模型可形成如图 6-21 所示初步 E-R 模型。

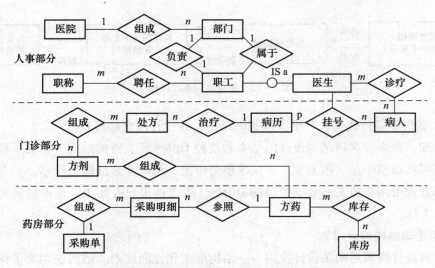

图6-21　医院门诊系统数据库初步 E-R 模型

在解决有关冲突形成初步 E-R 模型后，下一步是分析该 E-R 模型是否存在冗余，并解决冗余问题。消除这些冗余后，我们可以得到基本 E-R 模型。

目前我们所产生的 E-R 模型，仅仅是某医院门诊系统数据库的一个基本概念模型，它表示了用户的数据处理要求，是沟通用户需求和系统设计的桥梁。但是，要想把它确定下来作为最终概念模型，设计者还应该提交给用户，并与用户反复讨论、研究，同时征求用户和有关人员的意见，进行评审、修改和优化等工作，在用户确认这一模型已正确无误地反映了他们的需求后，才能作为最终的数据库概念结构，进入下一阶段的数据库设计工作。

第四节　逻辑结构设计

全局 E-R 模型所表示的全局概念结构，独立于任何一种数据模型，因而也不为任何一个 DBMS 所支持。数据库逻辑结构设计所要完成的任务，就是使用某一 DBMS 建立用户所要求的数据库，实现用户需求。为此，必须将概念结构进一步转化为某个具体的 DBMS 所支持的数据模型，然后根据逻辑结构设计准则，数据的语义约束、规范化理论等对数据模型的结构进行调整和优化，形成合理的全局逻辑结构，并设计出用户子模式（外部模式）。

一、概念模型向关系模型的转换

1. 概念模型向关系模型的转换过程

一般情况下，数据库逻辑结构设计首先选择最适合描述与表达相应概念结构的数据模型，然后对支持这种数据模型的各种 DBMS 进行比较，综合考虑性能、价格等各种因素，从中选出最佳的 DBMS，再反过来根据所选定的 DBMS 的特点和限制，对数据模型作适当的修正。目前 DBMS 产品一般只支持关系、网状、层次三种模型中的某一种，即使是同一种数据模型，各种机器系统又有许多不同的限制，因而要求提供不同的环境与工具。所以逻辑结构设计一般要分 3 步进行，见图6-22。

（1）将概念模型转化为一般的数据模型。

（2）将一般的数据模型向特定的 DBMS 所支持的数据模型转换。

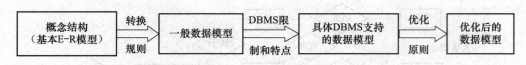

图 6 – 22   逻辑结构设计过程

（3）对数据模型进行优化，产生全局逻辑结构，并设计出外部模式。

由上述可知，数据库逻辑结构设计的结果是某种 DBMS 所支持的结构。在关系模型中是一组关系模式，在网状模型中是一组系型，在层次模型中是一组物理数据库记录型。目前设计的数据库应用系统都普遍采用支持关系数据模型的 DBMS，所以这里只介绍 E – R 模型向关系数据模型转换的规则及方法。

2. 数据库逻辑结构设计准则

数据库逻辑设计应满足两条设计准则——结构准则和性能准则。结构准则为了保持数据的特性；性能准则为了资源的合理使用及获取高的存取效率。

（1）以规范化理论为指导优化数据模型结构，使之满足结构准则的要求。作为关系数据库设计的理论基础，规范化理论研究关系模式中各种数据依赖及其对关系模式的影响，以及逻辑设计原则和实现这些原则的算法设计，以期设计出良好的数据库模式。规范化就是逐步消除数据依赖中不合适的部分，用更单纯、语义更明确的一组关系模式来取代原有的一组关系模式。用规范化理论优化结构设计工作的要点如下。

1）据需求分析阶段得到的语义，分别写出每个关系模式内部各属性之间的数据依赖和不同关系模式属性间的数据依赖。

2）对各关系模式之间的数据依赖进行极小化处理，清除冗余联系。

3）保持数据的关系范式。对关系模式逐一进行分析，看是否存在部分函数依赖、传递函数依赖、多值依赖等，确定关系模式达到哪一级范式。并尽可能消除不必要的数据冗余和各种操作异常，使结构更加规范。

4）对关系模式进行必要的分解，保持实体集之间连接的完整性，即无损连接性，以使描述关系模式的语义单一化。

因此，规范化理论是检验关系模式是否满足结构准则的依据，是设计人员判别所设计的关系模式优劣的评判标准。

（2）性能准则要求数据库的设计满足操作性能需求，其要点如下。

1）存取效率：满足事务对响应时间的要求。

2）存储效率：数据占用空间/（数据占用空间 + 辅助信息占用空间 + 备用空间）。

3）内外存间数据传递的次数。

4）操作接口简洁实用。

5）既能满足当前的数据需求，也能满足相当时期内数据需求，使数据库有较长的生命周期。

6）便于数据库的重组和重构。

7）在数据库的软硬件环境变化时，容易修改和移植，对系统故障有可靠的恢复能力。

8）满足对数据完整性、安全性、一致性的要求。

9）其他方面的性能要求。

上述性能准则有些涉及物理设计阶段实现的任务，但逻辑结构设计和物理设计并无严格的界限，数据库设计性能准则需要在逻辑结构设计阶段考虑，而存储结构方面的内容主要在物理设计阶段考虑。这两个准则有时是相互冲突的，如消除冗余可节省存储空间，但也会使响应时间变长，因此在实际设计中我们需要在结构和性能之间作出权衡。

根据上面两个准则，在逻辑设计阶段通常有两类设计方法：基于结构的设计方法和基于操作的设计方法。基于结构的设计方法主要考虑满足结构准则，其代表是基于数据依赖的各种分解和合成方法。基于操作的设计方法主要考虑满足性能准则，其代表是操作需求模拟方法。

图 6-23 给出基于上述设计准则的逻辑结构设计示意图。

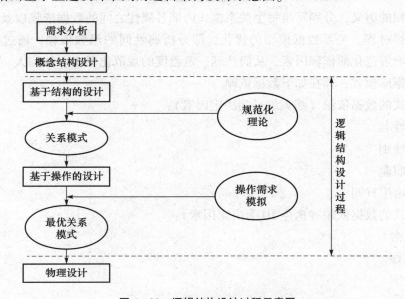

图 6-23　逻辑结构设计过程示意图

3. 概念模型向关系模型的转换规则

关系模型由一组关系组成，而 E-R 模型则是由实体、实体所对应的属性、实体间的相互联系三个要素组成。所以将 E-R 模型转换为关系模型实际上就是要将实体、实体的属性和实体间的联系转换为关系模式的过程。这种转换一般遵循如下规则。

规则 6.1（实体的转换） 一个实体转换成一个关系模式，实体的属性即为关系的属性，实体的键即为关系的键。

规则 6.2（二元联系的转换）

规则 6.2.1 若实体间联系是 1:1，可以在两个实体转换成的两个关系模式中，在其任意一个关系模式的属性中加入另一个关系的键和联系的属性。

规则 6.2.2 若实体间联系是 1:n，则在 n 端实体转换成的关系模式中加入 1 端实体的键和联系的属性。

规则 6.2.3 若实体间联系是 m:n，则将联系也转换成关系模式，其属性为两端实体的键加上联系的属性，而键为两端实体键的组合。

规则 6.3（多元联系的转换） 对于三个以上实体间的多元联系构成的关系模式，与该多元联系相关联各实体的键以及该联系本身的所有属性合并组成该关系的属性，其键为各实体键的组合。

规则 6.4（实体的合并） 具有相同键的关系模式可以合并为一个关系模式。

规则 6.5（一元联系的转换） 对于一元联系，即同一实体集内部的联系，属自反联系。根据它们相互间不同的联系方式（1:1、1:n、m:n），按上述规则分别处理。

二、关系数据模型的优化

数据库逻辑设计的结果不是唯一的，为了进一步提高数据库应用系统的性能，数据模型优化所要做的工作就是适当地修改、调整数据模型的结构，以减少冗余与更新异常现象。关系数据模型的优化通常以关系规范化理论为指导，具体方法如下。

1. 确定数据依赖。确定数据依赖关系是进行规范化设计的首要工作。确定数据依赖即按需求分析阶段所得到的语义，分别写出每个关系模式内部各属性之间的数据依赖以及不同关系模式属性间的数据依赖过程。关系数据模型的优化，即分析属性间的函数依赖，通过模式分解的方法，消除某些影响规范化的依赖因素，从而达到一定程度的规范化要求。如病人、医生以及相互间联系的关系数据库模式，存在如下数据依赖。

病人关系模式的数据依赖（病人编号为决定因素）：

病人编号→姓名

病人编号→性别

病人编号→职业

病人编号→出生日期

医生关系模式的数据依赖（医生 ID 为决定因素）：

医生 ID→姓名

医生 ID→职称

医生 ID→科室

医生 ID→助手

病人与医生间的联系，即就诊关系模式的数据依赖（病人编号、医生 ID 为决定因素）：

（病人编号，医生 ID）→总费用

2. 对于各关系模式间的数据依赖进行极小化处理，消除冗余的联系。

3. 按照数据依赖与规范化理论对关系模式逐一进行分析。首先明确关系模式中每个属性是否为不可再分解的初等属性，然后找出属性间是否存在部分函数依赖、传递函数依赖、多值依赖等数据依赖，从而确定每一关系模式是否符合范式要求，属于第几范式。

如对上例中病人、医生以及相互间联系的关系模式数据依赖进行分析，由于三个关系模式中的每个属性都为初等属性，且不存在部分依赖及传递依赖现象，可知该关系数据库模式满足第三范式的要求。

4. 优化每一关系模式使其至少满足第一范式要求，然后将优化后的关系数据库模式与需求分析阶段所产生的数据处理要求进行对比、分析，看其是否符合具体应用要求，以明确是否要对它们进一步合并或分解。

进行模式分解时需要注意的是，由于复杂的关系数据库查询操作通常涉及多个关系模式的相互关联问题，从而一定程度地影响了查询速度，而模式分解过多又进一步加剧了多关系模式的连接操作，造成了整体效率的降低。所以对于一个具体应用来说，到底规范化进行到什么程度，需要综合多种因素，权衡利弊得失，最后构造出一个较为切合实际的数据模型。通常，以模式分解、优化达到 3NF 要求较为合适。

5. 对关系模式的进一步分解或合并。对于已形成的关系模式，在不影响查询速度、保持数据处理方式和用户具体要求相一致的前提下进行必要的分解、优化。对于模式过小、关联关系较多所引起的整体效率降低，或所形成的关系模式与用户需求差别较大的情况，必须进行必要的合并。

规范化理论本身是一种工具，数据库设计人员用它判断所设计的关系数据库模式的优劣程度，使得数据库设计工作有了严格的理论基础。同时由于规范化可以较好地解决冗余与更新异常现象，因而已成为数据库设计阶段所要考虑的重要环节之一。在实际应用中，优化所产生的关系数据库模式往往作为设计人员和用户实现具体模型的参考工具。

三、用户子模式设计

用户子模式（subschema）也称为外模式（external schema），它是数据库用户能够看见和使用的局部数据的逻辑结构和特征的描述，是数据库用户的数据视图。数据库系统提供模式描述语言（子模式 DDL）来严格定义子模式。

前面我们根据用户需求设计了局部应用视图，这种局部应用视图只是概念模型，用 E – R 图表示。在我们将概念模型转换为逻辑模型后，即生成了整个应用系统的模式，此后还需根据局部应用需求，结合具体 DBMS 的特点，设计用户子模式。

由于关系数据库管理系统一般都提供了视图概念，支持用户的虚拟视图，我们可以利用这一功能设计更符合局部用户需要的用户子模式。

定义数据库模式主要是从系统的时间效率、空间效率、易维护等角度出发。基于用户子模式与模式是独立的，我们在定义用户子模式时应该更注重考虑用户的习惯与方便。具体包括如下内容。

1. 使用更符合用户习惯的别名。合并各局部 E – R 图时进行了消除命名冲突的工作，以保证数据库系统中同一关系和属性具有唯一的名字。这在设计数据库整体结构时是非常必要的。但对于某些局部应用，由于改用了不符合用户习惯的属性名而导致他们使用不便，因此在设计用户子模式时可以重新定义某些属性名，使其与用户习惯一致。这样，在保证应用的规范化前提下，我们可以尽可能地接近用户的习惯。

例如负责挂号的用户习惯于称医生模式的医生 ID 为医生编号。因此可以重新定义视图，即将视图中医生 ID 重定义为医生编号。

2. 针对不同级别的用户定义不同的子模式，以满足系统对安全性的要求。例如医生关系模式中包括医生 ID、姓名、性别、出生日期、婚姻状况、学历、学位、政治面貌、职称、职务、工资、工龄、医疗效果等属性。挂号管理应用只能查询医生的医生 ID、姓名、性别、职称数据；科室管理应用只能查询医生的医生 ID、姓名、性别、学历、学位、职称、医疗效果数据；人事管理应用则可以查询医生的全部数据。

定义两个外模式：

医生_挂号管理（医生编号，姓名，性别，职称）

医生_科室管理（工号，姓名，性别，学历，学位，职称，医疗效果）

授权挂号管理应用只能访问医生_挂号管理视图，授权科室管理应用只能访问医生_科室管理视图，授权人事管理应用能访问医生表。

这样就可以防止用户非法访问本来不允许他们查询的数据，保证了系统的安全性。

3. 简化用户对系统的使用。如果某些局部应用中经常要使用某些很复杂的查询，为了方便用户，可以将这些复杂查询定义为视图。

四、逻辑结构设计示例

下面我们通过一个实例来分析概念模型向关系模型的转化过程，图6-24是医院人事部分管理系统E-R模型。

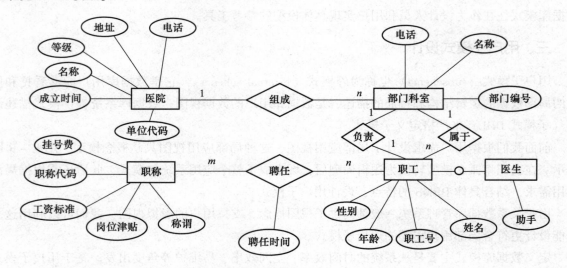

图6-24　医院人事部分管理系统E-R模型

根据规则6.1，该E-R模型所有实体对应产生如下5个关系模式。

部门（<u>部门编号</u>，名称，电话）

职工（<u>职工号</u>，姓名，性别，年龄）

医生（助手）

医院（<u>单位代码</u>，名称，地址，电话，等级，成立时间）

职称（<u>职称代码</u>，称谓，岗位津贴，工资标准，挂号费）

根据规则6.2.3，职工与职称的联系为$m:n$联系，对应产生如下联系的关系模式。

聘任（<u>职工号</u>，<u>职称代码</u>，聘任时间）

根据规则6.2.2，医院和部门之间是$1:n$的联系，应在部门的属性中增加一个属性，即医院实体的主码：单位代码；部门和职工之间也是$1:n$的联系，应在职工的属性中增加一个属性，即部门实体的主码：部门编号。

由于医生实体只有助手一个属性，可以和职工实体合并（医生为职工实体的弱实体集，医生实体与职工实体之间的联系为依赖联系），则新的职工实体关系模式。

职工（<u>职工号</u>，姓名，性别，年龄，助手工号）

根据规则6.2.1，部门与职工实体为$1:1$联系，把职工的主码加到部门实体所形成关系模式为：

部门（<u>部门编号</u>，名称，电话，职工编号），职工编号是指部门负责人的工号。

最终医院人事部分管理系统E-R模型产生如下5个关系模式。

部门（<u>部门编号</u>，名称，电话，职工编号，单位代码）

职工（<u>职工号</u>，姓名，性别，年龄，助手工号，部门编号）

医院（<u>单位代码</u>，名称，地址，电话，等级，成立时间）

职称（<u>职称代码</u>，称谓，岗位津贴，工资标准，挂号费）

聘任（职工号，职称代码，聘任时间）

关系数据库模式产生后，即可根据该模式产生具体 DBMS 支持下的关系数据模型。目前，一般关系模型与特定 DBMS 所支持模型之间差别不大，因而这种转换通常都比较简单。值得注意的是，由于特定 DBMS 对某些关系模式的数量、属性的数量、关系与属性名的长度等较之一般关系模型结构存在限制，具体实现时，必须按照特定 DBMS 的要求进行。

第五节　数据库的物理设计

数据库最后要存储到物理设备上，本节内容为物理设备实现数据的处理输出提供理论依据。数据库在物理设备上的存储结构与存取方法称为物理数据库。为一个给定的逻辑数据模型选取一个最适合应用环境的物理结构的过程，就是数据库的物理设计。数据库的物理设计通常包括两方面的内容：一是为一个给定的逻辑结构模型选取一个最适合应用环境的物理结构；二是对选取的数据库物理结构进行性能评价。如果性能评价满足要求，则可进入下一个数据库设计阶段——数据库实施阶段；否则就要重新修改物理结构，有时甚至要返回到逻辑结构设计阶段进行修改。数据库的物理设计过程如图 6 – 25 所示。

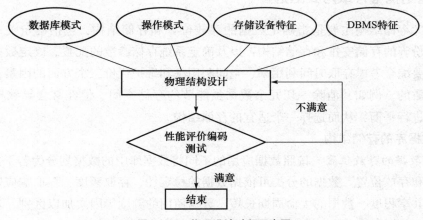

图 6 – 25　物理设计过程示意图

一、数据库物理设计的内容与方法

1. 数据库设计人员需要掌握的物理设计知识

数据库物理设计不仅依赖于用户的应用要求，而且与数据库的具体运行环境、计算机系统所支持的存储结构、存取方法和 DBMS 的功能都有密切关系。为了设计一个较好的物理存储结构，设计人员必须对特定的设备和 DBMS 等有充分的了解，掌握如下物理设计知识。

（1）有关具体 DBMS 的知识，包括 DBMS 的功能，所提供的物理环境、存取方法、存储结构和可利用的存储手段等。可见，数据库物理设计比逻辑设计更加依赖于 DBMS。

（2）有关存放数据的物理设备（外存）的特性，如物理块的大小，物理存储区的划分原则等有关规定和 I/O 特性等。

（3）有关表的静态及动态特性。一个关系数据库包含若干个关系表，表的静态特性主要指表的容量（元组数及元组的长度）及组成表的各个属性的特性，如属性的类型、长度、是否为键、不同值的数量、属性值的约束范围，以及值的分布特点等。表的动态特性主要指表中元组的易挥发程度，若易挥发程度高，则说明表上存在频繁的更新操作，不宜在该表上建立索引结构。

（4）有关应用需求信息，如各种应用的处理频率及响应时间等。

2. 数据库物理设计的内容与方法

物理设计的主要内容是确定数据库在物理设备上的存储结构和存取方式。由于不同的系统其DBMS所支持的物理环境、存储方法和存取结构是不相同的，不同 DBMS 提供的设计变量、参数的取值范围也各不相同，所以没有通用的物理设计方法可遵循。设计人员只能根据具体的 DBMS 情况，确定适合特定环境的物理设计方案。

在关系数据库中，要根据逻辑数据模型中的信息创建数据表和确定索引方式，确定完整性约束条件，最佳性能的数据存储结构以及数据访问方式，并为应用系统设计安全保护措施。数据库物理设计的主要内容包括以下 3 项。

（1）为关系模式选择存取方法。

（2）设计索引、关系等数据库文件的最佳文件组织方式。

（3）估计所需的磁盘空间的总和。

在数据库物理设计阶段，设计者要根据内存、CPU、磁盘和网络等方面的具体硬件情况，为每个基本关系确定高效的文件组织方式，以及相应的索引。

二、存储结构与存取方式的选择

确定数据库存储结构主要是指确定数据的存放位置和存储结构，包括确定关系、索引、聚簇、日志、备份等的存储安排和存储结构；以及确定系统存储参数的配置。确定数据的存放位置和存储结构时要综合考虑存取时间利用率、空间利用率和维护代价三个方面的因素，而这三方面经常是相互矛盾的。例如，消除一切冗余数据虽能节约存储空间，但经常会导致检索代价的增加，因此需要进行平衡，从而选择一个适宜的存储结构。

1. 确定数据库的存储结构

（1）*确定数据的存放位置* 按照数据应用的不同将数据库中的数据划分为若干类，并确定各类数据的大小和存放位置。数据的分类可依据数据的稳定性、存取频度、存取响应速度、数据保密程度、数据共享程度、数据的生命周期长短、数据使用的频度等因素加以区别。基本原则是将数据库中的存取频率较高部分与存取频率较低部分，易变部分与稳定部分，分开存放以提高系统性能。例如，数据库数据备份、日志文件备份等，由于只在故障恢复时才使用，且数据量大，可以考虑存放在网络硬盘上。现在高性能计算机都有多个磁盘，因此进行物理设计时可以考虑将表和索引放在不同的磁盘上，在查询时，由于多个磁盘驱动器分别在工作，可以保证物理读写速度比较快。也可以将比较大的表分别放在两个磁盘上，以加快存取速度，这在多用户环境下特别有效。此外还可将日志文件与数据库对象（表、索引等）放在不同的磁盘里，以改进系统的性能。

（2）*数据库的分区设计* 目前大型数据库系统一般存放在多个磁盘驱动器或磁盘阵列上，数据如何分布在多个磁盘组上也是数据库物理设计的内容之一，这就是数据库的分区设计。分区设计的原则如下。

1）减少访问磁盘冲突操作，提高 I/O 并行性。

2）分散访问频度高的数据，均衡 I/O 负荷。

3）保证关键数据的快速访问，提高系统处理能力。

（3）*确定系统存储参数的配置* DBMS 产品为适应不同的运行环境和应用需求，一般都会提供一些系统配置变量和存储配置参数，供设计人员对数据库的物理设计进行优化。初始情况下系统会设置为默认值，在进行物理设计时，一般需对这些变量和参数加以确认或赋新值，以改善系统性能。这些变量和参数通常包括：最大的目录空间、最大的数据空间、缓冲区的长度和个数、同时使用数据库的用户数、最多允许并发操作事务的个数、同时允许打开数据库文件的个数、最多允许建立临时关系的个数、数据库的大小、物理块的大小和装载因子、时间片大小以及锁的数目等。这些参数值将影响物理设计的性能，可以通过数据库的运行进行调整，以使系统性能最佳。

2. 确定数据库的存取方法

确定数据库的存取方式，就是确定建立哪些存取路径，实现快速存取数据库中的数据。DBMS 一般都提供多种存取方式，常用的存取方式有索引法、聚簇法、HASH 法等。

（1）**索引存取方式的选择**　索引存取方式的选择，就是根据实际的应用需求，确定关系的哪些属性列建立为索引、哪些属性列可以建立组合索引、哪些索引应该定义为唯一索引等。通常在下列情况下可考虑在有关属性列上建立索引。

1）如果一个属性（或属性组）为主关键字或外关键字属性，则考虑在这个属性（或属性组）上建立索引。

2）如果一个属性（或属性组）经常出现在查询条件中，则考虑在这个属性（或属性组）上建立索引。

3）有些查询可以从索引直接得到结果，不必访问数据块，这种查询可在有关属性上建立索引以提高查询效率。如查询某属性的 MIN、MAX、AVERAGE、SUM、COUNT 等聚集函数值（无 GROUP BY 子句）可沿该属性索引的顺序集进行扫描，直接求得结果。

索引是在节省空间的前提下，用来提高查询速度所普遍采用的一种方法，建立索引通常是通过 DBMS 提供的有关命令来实现的。设计人员只要给出索引的关键字、索引表的名称及与主文件的联系等参数，具体的建立过程将由系统自动完成。建立索引的方式通常有静态方式和动态方式两种。静态建立索引是指设计人员事先建立索引，一旦建立好，后续的程序或用户均可直接使用该索引存取数据。该方式多适合于用户较多且使用周期较长、使用方式相对较稳定的数据。动态建立索引是指设计人员在程序运行中临时建立索引，一旦脱离该程序或运行结束，该索引关系将不存在，多适合于单独用户或有临时性使用要求的情况。

（2）**聚簇（cluster）存取方式的选择**　聚簇就是把在某个属性（或属性组）上有相同值的元组集中存放在一个物理块内或物理上相邻的区域，用来提高 I/O 的数据命中率，进而提高有关数据的查询速度的方法。

现代的 DBMS 一般允许按某一聚簇关键字集中存放数据，这种聚簇关键字可以是复合的。聚簇以元组的存放作为最小数据存取单位，具有相同聚簇关键字的元组，应尽可能放在同一物理块中。如果放不下，可以向预留的空白区发展，或链接多个物理块。聚簇后的元组很像葡萄一样按串存放，聚簇之名由此而来。

聚簇是提高查询速度、节省存取时间的一种有效的物理设计途径。例如，有一医生关系已按出生年月建立了索引，现若要查询 1972 年出生的医生，而 1972 年出生的医生共有 100 人。在极端的情况下，这 100 人所对应的元组分布在 100 个不同的物理块上，由于每访问一个物理块需要执行一次 I/O 操作，因此该查询即使不考虑访问索引的 I/O 次数，也要执行 100 次 I/O 操作。如果按照出生年月集中存放，则每读一个物理块可得到多个满足条件的元组，显著地减少了访问磁盘的次数。

聚簇以后，聚簇关键字相同的元组集中在一起，因此聚簇关键字不必在每个元组中重复存储，只要在一组中存一次就可以了，可以节省存储空间。

创建聚簇的语句基本形式如下。

　　CREATE CLUSTER <聚簇名 >

　　　　　（聚簇属性 1,数据类型,聚簇属性 2,数据类型,……）

　　若对于 DOCTOR（医生）关系,以 BIRTH（出生年月）为关键字创建聚簇,设所建立的聚簇名为 CLD,聚簇后临时存入关系 CL_DOCTOR,下面是创建聚簇的过程。

```
CREATE CLUSTER CLD(BIRTH DEC(4,0))
  /* 创建聚簇 CLD */
CREATE TABLE CL_DOCTOR CLUSTER CLD(BIRTH)
  AS SELECT *
    FROM DOCTOR;
  /* 将 DOCTOR 表中的内容按聚簇的原则复制到 CL_DOCTOR 中 */
DROP TABLE DOCTOR;
RENAME CL_DOCTOR TO DOCTOR;
  /* 以聚簇的 DOCTOR 表代替原来的 DOCTOR 表 */
```

　　聚簇功能不仅适用于单个关系,也可适用于多个关系。如对病人和病历两个关系的查询操作中,经常需要按病人姓名查找该病人所有病历的情况,这一查询操作涉及病人关系和病历关系的连接操作,即需要按病人 ID 将这两个关系连接。为提高连接操作的效率,可以把具有相同编号值的病人元组和病历元组在物理上聚簇在一起。必须注意,聚簇只能提高某些特定应用的性能,而且建立与维护聚簇的开销是相当大的。对于已建立好聚簇的关系,将会导致关系中的元组移动其物理存储位置,使此关系上原有的索引无效,必须重建。当一个元组聚簇关键字改变时,该元组存储位置也要做相应的变化。因此,当用户应用要求满足下列条件时,可考虑建立聚簇。

　　1）通过聚簇关键字进行的访问或执行连接操作是该关系的主要操作,而与该聚簇关键字无关的其它访问很少或处于次要地位。尤其当 SQL 语句中包含有与聚簇关键字相关的子句,如 ORDER BY、GROUP BY、UNION、DISTINCT 等,使用聚簇特别有用,可以省去对结果集的排序等操作,大大节省查询时间的开销。

　　2）对应每个聚簇关键字的平均元组数既不能太少,也不能太多。太少则聚簇效益不明显,甚至浪费物理块的空间;太多则要采用多个链接块,同样对提高性能不利。

　　3）聚簇关键字值应该相对稳定,以减少修改聚簇关键字值所引起的维护开销。

　　（3）HASH 存取方式的选择　有些 DBMS（如 INGRES）提供了 HASH 存取方式。当 DBMS 提供了动态 HASH 存取方法时,如果一个关系的属性主要出现在相等比较连接条件或等值连接条件中,则此关系可以选择 HASH 存取方法。

第六节　数据库设计评价

　　如果我们把数据库设计工作分为 4 个阶段（新奥尔良法）,那么第四阶段物理数据库设计的结束,就标志着数据库设计工作的完成。但是在数据库系统运行前,必须对所设计的数据库进行全面的评价和分析。设计结果是否符合用户的需求,所形成物理数据库的时间、空间效率等各项指标如何,是评价数据库设计成功与否的重要依据,也是在数据库系统运行前检验数据库性能的重要标准。

一、数据库评价

　　评价数据库的性能指标主要有 3 个标准：经济性、可靠性和效率。数据库系统的成本应该包括，运行该数据库系统所需的硬件环境、软件环境以及运行维护数据系统时需要的开销。CPU 的速度、存储器、辅助存储器的容量等计算机硬件设备的性能，也将不同程度地影响物理数据库设计的实现，并且是决定数据库运行速度的重要因素，也是决定硬件成本的重要经济指标。在不影响正常用户需求和数据处理的前提下，尽可能地降低成本、节省硬件开销，是评价数据库系统经济性的主要标准。但一味节省开销会产生负面作用，引起效率的降低，因此必须综合考虑各种因素对数据库系统所产生的综合影响。在现实的数据库设计中，由于计算机系统受资金、场地、规模等客观条件的限制，其硬件配置一般难以完全按照设计人员的理想要求实现，通常由数据库应用部门提供，一旦确定难以改变。因此选取设计方案只能依据具体应用环境下的硬件条件，量力而行。

数据库系统的可靠性，包括硬件可靠性和软件可靠性两方面。要提高硬件的可靠性，计算机本身的质量和运行的稳定性是其重要因素。

二、数据库逻辑设计评价和物理设计评价

数据库设计评价是指在数据库实现之前，对已经产生的各种数据库方案进行认真、细致的评价和分析，选择产生一个较优方案，即对数据库设计的评价过程。数据库设计评价包括两个阶段，逻辑结构设计评价阶段和物理结构设计评价阶段。

1. 逻辑结构设计评价

逻辑结构设计评价在物理结构设计之前进行，其主要任务是评价数据库逻辑设计结果是否满足逻辑设计的准则——结构准则和性能准则，并分析子模式和检验模式的正确性与合理性，其主要步骤如下。

（1）以程序设计指南中提交的程序执行逻辑步骤为依据，通过在用户子模式上模拟执行，来考核模式及子模式的设计是否满足具体的应用需求，有无遗漏现象。

（2）估计数据容量以及存取效率，为物理数据库设计提供参考信息。

（3）若有不正确或不合理的设计之处，则返回到逻辑结构设计，修改数据模式。然后重新执行，如此反复比较、分析，直到满足要求为止。

具体执行过程如图 6-26 所示。

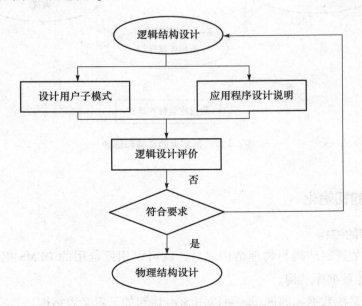

图 6-26　逻辑结构设计评价及修改过程

2. 物理结构设计评价

由于物理设计需要对响应时间、维护代价、存储空间利用率和各种用户要求进行权衡，因此其结果可能产生多种方案。在数据库运行之前，需要评价和分析每一种方案的响应时间、系统存储要求以及事务处理的吞吐量，从中选择一个较优的方案并付诸实施。性能评价常采用的方法有：①排队和统计分析法。②监视试验法。③模拟检验法。

数据库通常由一段时段内的综合工作量所驱动，因此选择合适的工作量，使之能反映正在设计的系统的实际负担，根据这种选择准备好数据装入系统中试用，然后从系统中取出事务处理登记，最后进行分析，这是目前采用较多的方法。

对数据库的存储空间估算、处理时间估算是评价物理数据库是否符合用户要求的主要工作。若评价结果符合用户需求，则数据库设计进一步转向数据库实施阶段，若不满足要求，则必须修改相对应的物理结构。若仍不能达到目的，则应返回到逻辑设计阶段调整相应的逻辑结构，直至达到设计要求为止。

第七节　数据库的实施和维护

数据库设计过程的最后一个阶段就是对设计好的数据库进行实施和维护，包括数据库的初始化、数据库的试运行以及数据库的实际运行和维护，见图 6 – 27。数据库的初始化和试运行是数据库的实施阶段，而数据库的实际运行和维护是数据库的维护阶段。

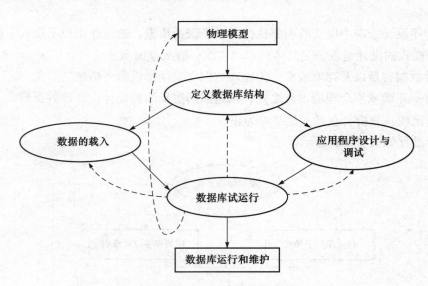

图 6 – 27　数据库的实施和维护

一、数据库的初始化

1. 定义数据库的结构

确定了数据库的逻辑结构与物理结构之后，就可以用所选用的 DBMS 提供的数据定义语言（DDL）来严格描述数据库结构。

对于医院门诊系统数据库的例子，可以用 SQL 语句如下定义表结构。

CREATE TABLE Doctor

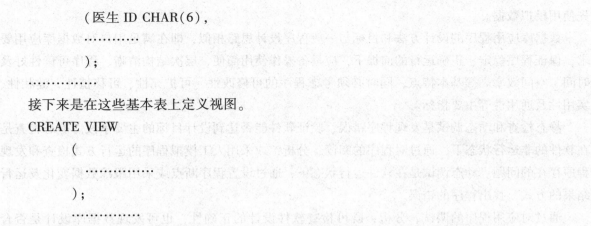

```
　　　　（医生 ID CHAR(6),
　　　　　　……………
　　　　　　）；
　………………
```

接下来是在这些基本表上定义视图。

CREATE VIEW

```
　　　　　　（
　　　　　　　……………
　　　　　　　）；
　　　　　　　……………
```

如果需要使用聚簇，在建基本表之前，应先用 CREATE CLUSTER 语句定义聚簇。

2. 数据的载入

数据库结构建立好后，就可以向数据库中装载数据了。组织数据入库是数据库实施阶段最主要的工作。由于数据库应用部门数据处理业务量一般都很大，因此数据库系统运行的初始阶段，大量原始数据的整理以及数据的输入过程已成为一项繁杂、费时的主要工作。

对于小型数据库系统，如果数据量不是很大，可以采用人工输入的方式完成数据的载入工作，具体工作过程如下。

（1）筛选所需数据　将所有要载入数据库中的原始数据进行集中归类、整理，把其中需要输入的数据挑选出来。

（2）转换数据格式　对所有需要输入的数据，根据数据库设计要求确定其格式，若格式不符合数据库要求，则进行相应的格式转换。

（3）原始数据输入　在完成（1）、（2）项工作后，将所需数据通过计算机输入数据库中。

（4）检验输入数据　对已输入计算机中的数据，检查是否有错。

对于原始数据量很大的大中型管理系统，用人工输入方式载入数据不仅会耗费大量的人力、物力，而且很难保证数据的正确性。因此通常设计一个输入子系统，由计算机辅助人工进行数据的载入工作。该输入子系统应该能够从大量的原始数据中抽取、校验、分类、综合和转换数据库所需要的数据，并把它们加工整理成数据库所要求的结构形式，最后把数据装入数据库中。对数据的转换、分类和综合常常需要经过多次才能完成，因而输入子系统的设计和实施是比较复杂的。如果数据库是在陈旧的文件系统或数据库系统的基础上设计的，则数据输入子系统只需要完成转换数据、综合数据两项工作，直接将陈旧系统中的数据转换成新系统中需要的数据格式。由于这一工作需要耗费较多时间，因此，在数据库初始阶段就应当明确是否采用计算机辅助人工进行数据的载入工作，其输入子系统的程序设计工作应该和数据库设计工作并行，而不能等物理设计完成后才开始。

为了保证装入数据库数据的正确无误，必须高度重视载入数据的检验工作。在输入子系统的设计过程中应考虑多种数据的校验技术，在数据转换过程中进行多次校验，每次转换过程使用不同的方法进行校验，在系统确认正确后方可入库。数据的装入应分批、分期进行，先输入小批量数据供调试使用，待运行合格后，再输入大批量的数据。

3. 应用程序设计与调试

数据库应用程序的设计是与数据库设计并行进行的。当数据库结构建立好之后，就开始同步进行编制与调试数据库应用程序、组织数据入库。若调试应用程序时数据入库工作尚未完成，可先使用模拟数据。

数据库应用程序的设计方法和目标与一般程序设计思路相似，即在满足用户对数据库应用要求，保证程序稳定、正确运行的前提下，应具备操作使用简便、层次结构清晰、程序可读性好及时间、空间效率高等基本特点，同时必须考虑程序的可修改性、可扩充性、可移植性、健壮性、实用性及通用性等主要指标。

静态检查和动态调试是发现程序错误、验证软件能否达到设计目标的主要手段。静态检查是在软件的非运行状态下，通过对程序的阅读、分析，或采用人工模拟程序的运行方式检查和发现程序存在的问题。动态调试是在软件运行状态下，通过设置程序断点或采用跟踪数据变化及运行结果的方式，找出程序的错误。

通过对应用程序的调试、分析，既可检查软件设计的正确性，也可发现数据库设计是否合理，是否与设计要求相吻合。应用程序调试初步成功后，设计人员还必须有代表性地选取若干数据，并观察在各种情况下系统的运行情况，测试系统运行的稳定性和正确性。

二、数据库的试运行

应用程序调试完成之后，就可以进入数据库的试运行阶段，数据库试运行也称为联合调试。数据库系统的试运行，对于系统设计的性能检验和评价是十分重要的，有些参数的最佳值只有试运行后才能确定。可通过实际运行应用程序，执行对数据库的各种操作，测试应用程序的功能和数据库系统的性能指标，进一步评价、分析是否达到设计要求，是否满足用户需求等。

由于数据库设计阶段是在许多简化了的假设条件下进行的，因此设计结果未必是最佳的。数据库试运行阶段需要实际测量系统的各种性能，如果在数据库试运行时所产生的实际结果不符合原设计目标，则需返回到物理结构设计阶段，重新修改存储模式；有时甚至需要返回至逻辑结构设计阶段，调整逻辑结构。

数据库试运行主要包括如下两方面的工作。

1. 功能测试

功能测试即应用程序测试。全面执行应用程序对数据库的各种操作，测试应用程序的各项功能。

2. 性能测试

性能测试即对数据库系统各项性能指标的测试。通过测试分析系统是否符合设计目标。

在数据库试运行阶段，由于系统还不稳定，硬、软件故障随时都可能发生；同时操作人员对系统还不熟悉，误操作不可避免。这些故障和错误操作很可能破坏数据库中的数据，若这种破坏在数据库中引起连锁反应，则很可能破坏整个数据库。因此，必须从如下几个方面着手，做好数据库自转储和恢复工作。

（1）注意检测破坏数据库的错误。包括发生错误时的时间、破坏的部位、发生错误的原因以及何处所引起的错误等。

（2）跟踪对数据库进行操作的所有活动，记录其发生错误前的正确值以及破坏出现后的值，对比有无产生变化。

（3）把数据库恢复到没有发生错误的最近阶段，并运行（2）中检测到的活动。

数据库试运行工作要求设计人员熟悉 DBMS 的转储和恢复操作，并根据调试方式和特点首先加以实施，以尽量减少对数据库的破坏，简化故障恢复。

三、数据库的运行和维护

经过数据库试运行阶段对数据库系统各项指标的测试以及性能的改进，数据库系统最终符合设计要求，即将真正投入正常运行。这将标志着数据库开发工作的结束，但并不意味着整个设计过程的结束。数据库的运行和维护工作是一个长期持久的工作，是数据库设计工作的延续和提高。随着应用环境的不断变化，在运行过程中，数据库物理存储结构也会发生变化，将不断有新的物理结构设计产生。因而需要不断地对数据库的设计进行评价、调整、修改甚至完全改变。

在数据库运行阶段，数据库的维护工作仍然需要具有丰富经验的数据库管理员（DBA）来完成。DBA不仅需要掌握DBMS的存储、控制和数据恢复等基本操作，而且还要经常性地涉及物理数据库、甚至逻辑数据库的再设计。

数据库的运行和维护阶段的主要工作有：①数据库的转储和恢复。②数据库的安全性、完整性控制。③数据库的性能监督、分析和改造。④数据库的重组和重构。

第八节　典型的医学数据库系统

随着我国医疗水平的逐步提高和医疗改革的深入开展，各级医院的信息化建设水平逐步提高，推动医院高质量发展是新时期医院改革发展的内在要求。国家中医药管理局印发的《"十四五"中医药信息化发展规划》指出：要将信息化作为医院基本建设的优先领域，鼓励各地开展智慧中医医院建设；鼓励各地研发应用中医药特色信息系统；加强中医医院数据质量体系建设，构建中医医院数据管理系统。数据库系统作为智慧医院建设的数据存储平台，为全院业务系统提供数据服务，是医院信息化建设的核心组成部分。本节介绍3种典型的医学数据库系统。

一、医院信息系统（HIS）

医院信息系统（hospital information system，HIS）是智慧医院建设中不可缺少的基础设施与支撑环境。医院信息系统是指利用计算机软硬件技术、网络通讯技术等现代化手段，对医院及其所属各部门的人流、物流、财流进行综合管理，对在医疗活动各阶段中产生的数据进行采集、存贮、处理、提取、传输、汇总、加工生成各种信息，从而为医院的整体运行提供全面的、自动化的管理及各种服务的信息系统。

1. 医院信息系统基本功能

《医院信息系统基本功能规范》将整个医院的信息系统划分为5个部分：临床诊疗部分、药品管理部分、经济管理部分、综合管理与统计分析部分、外部接口部分。

（1）临床诊疗部分　临床诊疗部分以患者信息为中心，将患者整个诊疗过程作为主线，医院中所有科室沿此主线开展工作。病人在医院的每一步诊疗活动，都伴随着相关数据信息的产生和处理。整个诊疗活动由各种与诊疗相关的工作站来完成，并将这部分临床信息进行整理、处理、汇总、统计、分析等。

（2）药品管理部分　药品管理部分主要包括药品的管理与临床使用。在医院，药品从入库、出库到病人的使用是一个比较复杂的流程，它贯穿于病人的整个诊疗活动中。药品管理部分主要处理的是与药品有关的所有数据与信息。

（3）经济管理部分　经济管理部分是医院信息系统中最基本的部分，它与医院中所有发生费用的部门有关，处理的是整个医院中各有关部门产生的费用数据，并将这些数据整理、汇总、传输到各自的相关部门，供各级部门分析、使用，并为医院的财务与经济收支情况服务。

（4）综合管理与统计分析部分 综合管理与统计分析部分主要包括病案的统计分析、管理，将医院中的所有数据汇总、分析、综合处理并供管理者决策使用。

（5）外部接口部分 医院信息系统不是独立存在的系统，它与社会环境中的相关平台有着密切的联系，医疗保险数据、卫生监测数据等模块都是通过外部接口实现与医院信息系统的信息互联与共享。

2. 医院信息系统分析与开发

医院信息系统的开发和建设具有投资大、周期长、覆盖面广等特点，在开发前必须做好系统总体规划。要明确系统的应用目标，做好系统需求分析，制定规范合理的实施计划。将整个过程分解为不同的阶段，并确定各个阶段的目标和任务，评估各个阶段所需要投入的资金、技术、人员等。

医院信息系统开发分为以下9个步骤：①可行性分析。②准备项目计划书。③软、硬件和合作伙伴的选择。④系统需求分析。⑤系统设计：总体设计与详细设计。⑥系统实现：各个模块及整体系统实现。⑦系统测试。⑧用户培训。⑨系统运行、维护、更新、升级。

《医院信息系统基本功能规范》规定医院信息系统开发应提供以下技术文档：①总体设计报告。②需求分析说明书。③概要设计说明书。④详细设计说明书。⑤数据字典。⑥数据结构与流程。⑦系统测试报告。⑧操作使用说明书。⑨系统维护手册。

二、电子病历系统（EMRS）

电子病历（electronic medical record，EMR）是医疗机构医务人员对门诊、住院患者临床诊疗和指导干预，并使用信息系统生成的文字、符号、图表、图形、数据、影像等数字化的医疗服务工作记录，是居民个人在医疗机构历次就诊过程中产生的和被记录完整、详细的临床信息资源，它可在医疗卫生服务中作为主要的信息源，取代纸张病历。

电子病历系统（electronic medical record system，EMRS）是基于计算机和信息网络的电子病历收集、存储、显示、检索和处理的信息系统，是智慧医院的重要组成部分。

1. 电子病历系统基本功能

电子病历系统应当具有用户授权与认证、使用审计、数据存储与管理、患者隐私保护和字典数据管理等基本功能，保障电子病历数据的安全性、可靠性和可用性。电子病历的管理以建立数据中心为基础，实现信息实时上传和自动备份到医院数据中心和第三方存储中心，在设定一定权限的基础上实现数据资源共享，并保障数据安全。

（1）用户授权功能 必需功能包括创建用户角色和工作组并为其授权和分配相应权限，创建、修改电子病历访问规则，提供记录权限修改操作日志等；推荐功能包括对用户权限加以时间限制的功能，提供根据法律、法规对患者本人及其监护人、代理人授权访问部分病历资料的功能。

（2）用户认证功能 必需功能包括至少支持用户名/密码、数字证书、指纹识别中的一种认证方式，要求用户修改初始密码并提供木马强度认证规则，设置密码有效期，设置账户锁定阈值时间，管理员重置密码权限等。

（3）审计功能 必需功能包括访问电子病历时自动生成、保存使用日志，提供按用户追踪查看其所有操作功能，对电子病历操作自动生成、保存审计日志，提供对用户登录所用的数字证书进行审计的功能。

（4）**数据存储与管理功能** 必需功能包括支持各种类型的病历资料的转换、存储管理，提供按标准格式存储数据或将已存储数据转换为标准格式的功能，在存储的电子病历数据项目中保留文本记录，提供电子病历长期管理和随机访问功能，具有数据备份和恢复功能，具备保障电子病历数据安全的制度和措施；推荐功能包括以适当方式保存完整医疗记录并能够以原有方式再现医疗记录，当超出业务规则规定时限或场景时禁止修改医疗记录，建立信息系统灾备体系。

（5）**患者隐私保护功能** 必需功能包括对电子病历设置保密登记功能，对操作人员权限实行分级管理，医务人员使用非直接相关患者电子病历时提供警示功能；推荐功能包括提供患者匿名化处理功能。

（6）**字典数据管理功能** 必需功能包括提供各类字典条目增加、删除、修改等维护功能，提供字典数据版本管理功能。

2. 电子病历系统分析与开发

（1）**用户需求分析** 主要包括：①分析医院基本情况：在系统开发之前，要充分考虑医院基本情况，主要包括医院的规模和经营情况、医院业务特点、医院的管理和教学科研水平、各个科室具体情况等。②分析医院信息化建设情况：医院的信息化建设情况包括医院信息化建设重视程度和前期投入力度、医院已有的信息系统、医院信息系统管理部门的人才储备和技术力量、医院网络环境和硬件基础等。③确定需求方案和建设内容：医院相关领导和人员充分学习、探讨电子病历的应用和发展，选择成熟的软件公司，分层次、分阶段制定合理的电子病历系统需求方案。需求方案主要包括明确电子病历系统总体建设目标、建设具体内容、项目具体实施计划等。

（2）**电子病历开发依据** 电子病历的设计开发应遵循以下 5 个依据：①电子病历系统的开发应遵循国家医疗信息系统相应标准和规范。②电子病历系统开发应遵循和执行国家有关软件工程标准，提供完整、详细的开发文档资料。③电子病历系统开发设计应严格遵循《病历书写规范》《电子病历基本规范》等国家卫生行业有关标准和规范。④电子病历开发应遵循现行的或即将发布的涉及电子病历系统的国家法律法规。⑤电子病历系统的设计要根据医院自身的实际发展情况来规划。

三、医学影像系统（PACS）

医学影像系统（picture archiving and communication system，PACS）是随着数字成像技术、计算机和网络通讯技术的进步而迅速发展起来的，是全面解决医学图像获取、显示、存储、传送和管理的综合信息系统。医学影像系统在诊疗过程中广泛使用，发挥积极作用。

1. 医学影像系统基本功能

（1）**数据转换功能** 医学影像系统能将医院诊疗设备产生的图像通过直接或间接形式转换为系统能够存储和处理的数据化形式。

（2）**存储和管理数据功能** 医院每天产生的图像数据量巨大，医学影像系统可以将数据进行分级存储，常用数据存放在在线设备和云平台，过期数据存放在离线设备。

（3）**图像显示和查阅功能** 医生工作站和医学影像系统连接，实现查询图像记录、图像处理分析，同时还可以实现诊断报告、在线查阅等功能。

2. 医学影像系统分析与开发

（1）**医学影像系统设计原则** ①实用性与开放性原则。医学影像系统建设基本目标是满足临床和科研实际需求，并能做到快速、准确、实时提供有效的医学图像综合信息。②整体性与一致性原则。医学影像系统建设应作为医院信息化建设的重要组成部分，能够与医院信息系统、电子病历有效融合，实现医学影像信息的共享。

（2）医学影像系统规划与构建　医学影像系统实施的关键在于医学影像数字化和医学数字图像通信标准化（DICOM 3.0）。医院在构建医学影像时，可以选择基于浏览器/服务器（B/S）模式结构，结合人工智能、物联网、云计算等新技术，实现医学影像部门信息资源共享。

在"智慧医院"实施过程中，数据库的建设正在朝着数据网络化、资源分布化、系统集成化和操作智能化的方向快速发展，在医学数据库应用和系统整合方面，要持续完善医院各应用系统布局，借助"互联网＋"、物联网、大数据、人工智能等技术，搭建集成化的智慧医院综合服务系统和管理平台，推动医学数据库在促进健康事业发展过程中发挥更大的作用。

小　结

本章内容为数据库的设计。数据库的设计过程包括需求分析、概念结构设计、逻辑结构设计、物理设计、数据库的实施和运行以及维护，在整个设计过程中往往还会有许多反复迭代。

数据库的各级模式是在设计过程中逐步形成的。在需求分析阶段需要综合各个用户的应用需求（现实世界的需求）。概念设计阶段形成独立于机器特点、独立于各个 DBMS 产品的概念模式（信息世界模型），用 E – R 图来描述。在逻辑设计阶段将 E – R 图转换成具体的数据库产品支持的数据模型如关系模型，形成数据库逻辑模式。然后根据用户处理的要求，安全性的考虑，在基本表的基础上再建立必要的视图（VIEW）形成数据的外模式。在物理设计阶段根据 DBMS 特点和处理的需要，进行物理存储安排，设计索引，形成数据库内模式。整个数据库设计过程体现了结构特征与行为特征的紧密结合。

目前很多 DBMS 都提供了一些辅助工具（CASE 工具），为加快数据库设计速度，设计人员可根据需要选用。利用 CASE 工具生成的仅仅是数据库应用系统的一个雏形，比较粗糙，数据库设计人员需要根据用户的应用需求进一步修改该雏形，使之成为一个完善的系统。

本章还讲述了典型的医学数据库系统的基本概念与功能，包括医院信息系统、电子病历系统和医学影像系统，并对其设计与开发进行了分析。

习　题

1. 数据库的设计的方法有哪些？
2. 什么是规范化设计法？常用的规范化设计法有哪些？
3. 简述数据库的设计步骤。
4. 给出需求分析的具体过程。
5. 什么是数据字典？数据字典通常有哪几部分组成？
6. 叙述概念设计的设计方法。
7. 在概念结构设计中，实体和属性是如何确定的？
8. 对局部 E – R 模型综合，采用何种方式进行？
9. 将局部 E – R 模型合并成为全局 E – R 模型，需考虑的冲突有哪几种？
10. 初步 E – R 模型与基本 E – R 模型的区别是什么？
11. 在合并形成全局 E – R 模型时，消除数据冗余的方法有哪些？
12. 叙述逻辑结构设计的步骤。
13. 如何实现由概念模型向关系模型的转化？
14. 关系模型的优化方法有哪些？

15. 数据库设计人员必须掌握哪些物理设计知识？
16. 什么是索引、聚簇？
17. 叙述物理设计的主要内容。
18. 如何对做好的数据库设计进行评价？
19. 数据库的实施和维护需要注意哪些问题？
20. 简述医院信息系统的基本概念。
21. 简述电子病历系统的基本概念。
22. 简述医学影像系统的主要功能。

第七章
数据库应用开发

扫一扫，查阅本章数字资源，含PPT、音视频、图片等

当前数据库应用技术得到了极大的发展与普及，已经深入到人们生活、工作的方方面面，数据库系统作为该项技术的集成实现，其体系结构与应用技术，是学习者关注的一项基础性学习内容。本章从开发者角度对数据库系统体系结构、数据库服务器端编程基础、数据库访问接口等应用开发技术进行介绍与实例演示。

第一节 数据库系统体系结构

软件体系结构是构件的集合，一般包括处理构件、数据构件和连接构件。其中处理构件负责对数据进行加工，数据构件是被加工的信息，而连接构件则将体系结构的不同部分组合连接起来。数据库系统体系结构是指在数据库应用系统中上述构件间的连接关系。不同应用的数据库系统往往对体系结构模式有着不同的要求，选择和设计合理的体系结构甚至比算法设计和数据处理更为重要。

20世纪90年代前，开发人员通过集成本地系统服务构建应用程序，通过嵌入式编程语言访问后台数据库，如使用嵌入式语言C开发访问Oracle数据库的应用系统，或者使用自含式语言如FoxPro访问FoxPro数据库。

如今由于Internet技术的普及，软件系统大多采用多层架构设计开发。每一层可以独立开发和维护，当需求和技术改变时，每一层的模块可以分别升级或重构，这已成为复杂系统的可扩展的通用架构方式。

一、常用开发体系结构

随着计算机软件技术、硬件技术的不断发展和数据库应用环境的改变、需求的不断增长，数据库系统的体系结构也在不断发展演变。

早期单用户信息系统是最简单的信息系统，整个信息系统运行在一台计算机上，由一个用户占用全部资源，不同用户之间不共享和交换数据。

后续出现集中式计算模式的主/从式结构，即应用程序、DBMS、数据库、用户程序接口集中放在一台主机上，各个用户通过终端（一般只包含键盘、显示器）提交应用程序操作、处理和获取数据库中的数据，通常只有少量的图形界面GUI。主机承担了所有计算功能，既执行DBMS功能又执行应用程序的功能。

20世纪80年代中期基于分布式计算模式的客户/服务器结构（Client/Server，C/S）将DBMS功能和应用系统的处理功能适当分开，网络中某节点上的计算机专门执行DBMS功能，称为数据

库服务器，其他节点上的计算机安装应用系统称为客户机，客户机和服务器之间用局域网或广域网连接。它将应用分解成多个任务，在 C/S 模式下合理分布，二者协同工作。

由于传统的 C/S 结构的弊端及 Internet 的发展，应用系统规模的扩大，又发展出一种新的系统架构，即浏览器/服务器（browse/server，B/S）结构的数据库系统。将 C/S 结构的客户端部分功能放置在服务器端实现，在客户机端无需安装特定的客户端软件，只要浏览器就可以，客户端也被称为瘦客户机。通过浏览器访问多个应用平台，实现了跨平台访问计算机及其网络上的各种资源。

目前常用的开发体系结构有 C/S、B/S 两种，随着 Internet 的发展与应用情景的变化，C/S 模式、B/S 模式本身也出现了更多的演化与发展。C/S 模式、B/S 模式如图 7 - 1 所示。

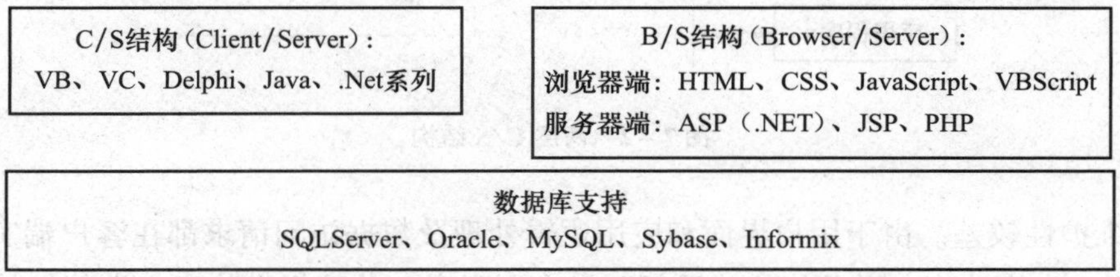

```
┌─────────────────────────────┐  ┌──────────────────────────────────────┐
│ C/S结构（Client/Server）：    │  │ B/S结构（Browser/Server）：             │
│ VB、VC、Delphi、Java、.Net系列 │  │ 浏览器端：HTML、CSS、JavaScript、VBScript │
│                             │  │ 服务器端：ASP（.NET）、JSP、PHP           │
└─────────────────────────────┘  └──────────────────────────────────────┘
┌────────────────────────────────────────────────────────────────────────┐
│                          数据库支持                                       │
│         SQLServer、Oracle、MySQL、Sybase、Informix                        │
└────────────────────────────────────────────────────────────────────────┘
```

图 7 - 1　常用的 C/S 结构、B/S 结构开发体系结构

二、C/S 结构

C/S 体系结构即 Client/Server（客户机/服务器）结构。C/S 结构是 90 年代开始成熟的一种技术，它将应用（数据库系统软件和应用系统软件）分成两个相互独立的逻辑系统，即服务器端和客户端，它可以体现为两层至多层结构。

一个数据库应用系统的功能从普通用户的角度来看，大致可以分为前端和后端两个部分，从软件开发人员的角度来看，大致可以划分为：用户界面表达、应用逻辑、数据管理和事务逻辑四个部分。

1. 两层 C/S 结构

客户机端软件是部署安装在客户端的程序集合。它完成用户界面及部分应用逻辑的功能，包括用户界面管理，接受用户数据；处理业务逻辑，生成并向数据库服务器发出数据请求；从数据库服务器接收结果，按用户应用界面格式要求输出结果等。

服务器端软件为数据库管理系统，完成事务逻辑及数据管理的功能。包括接受来自客户端的数据库请求、处理请求并将结果传给客户端；执行事务管理（DML）、安全性确认和完整性定义及检查、事务并发控制、故障恢复等；数据存储组织、查询的优化更新等。数据库的存储过程在服务器端实现事务逻辑和部分应用功能。服务器端可以为多个客户机程序管理数据。

在客户机和数据库服务器之间信息处理交换还需要网络中间软件来实现。它是实现两端网络连接和数据通信的标准网络接口和标准软件接口。两层 C/S 结构如图 7 - 2 所示。

在这种结构中客户机一般是一台 PC 机，而服务器的硬件性能要求高。客户机构件与服务器构件之间的位置是透明的，两端可以在不同的硬件或软件平台上运行，新的应用系统开发不必重新对数据库端进行编码，客户端可以使用不同的前台开发工具开发。这样可使系统的灵活性增加，易于扩展，易于实现异构环境，便于多种不同开发技术的融合。

虽然两层 C/S 结构与集中式计算模式相比，有诸多优势，但也面临着以下的不足。

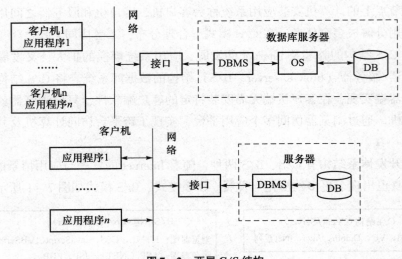

图 7 – 2 两层 C/S 结构

（1）可维护性较差。由于用户界面和应用逻辑处理及数据访问请求都在客户端实现，当应用逻辑或用户界面发生改变，需要修改或重新开发应用程序，并重新安装客户端的软件，因此当有较多的客户机时维护困难，客户端业务负载较重。

（2）商业或企业规则不能进行封装，不能进行集中配置和管理。

（3）可扩充性较差。两层的 C/S 结构是单一服务器的，并且以局域网为中心，难以扩大至大型企业广域网及 Internet 网，也难以管理大量的客户机。

（4）系统安全性较差。大部分应用逻辑以代码的形式安装在多个客户机，由于客户机可以直接操作服务器上数据，极易产生系统安全隐患，当用户增多时，安全性不易保证。

随着数据库应用系统的不断扩充和功能的不断增加，基于传统的两层 C/S 结构在系统的扩展性、维护和安全性方面面临挑战，因此三层 C/S 结构应运而生。

2. 三层 C/S 结构

三层 C/S 结构的基本思想是将用户界面与具体的业务逻辑分离，将客户机和服务器的部分业务逻辑抽取出来，形成中间层，由应用服务器实现。三层 C/S 结构包括客户机、应用服务器和数据库服务器三个部分。

三层 C/S 结构将应用系统的功能分为以下三个层次：表示层、功能层、数据层，并对这三层明确分割，使其在逻辑上相互独立，各层功能如下。

（1）**表示层**　仅向客户提供用户与系统的访问界面（输入/输出界面），以及简单的业务规则。对输入的数据只是检查数据的形式和取值范围，如数据是否允许空值、日期表示是否正确等。为了使用户能够较为直观地进行操作，一般使用图形用户接口。

（2）**功能层**　是应用逻辑层，将具体的业务处理逻辑编入程序中。主要负责响应用户发来的请求，从数据层提取数据，执行业务逻辑，并将处理的数据传回表示层展示给用户。功能层中的程序大多是利用可视化编程工具来开发。

（3）**数据层**　即 DBMS 的核心层功能，进行数据管理。负责接收功能层的请求，采用 SQL语句实现功能层到数据层的传输，与两层 C/S 结构的服务器端实现的功能相同。

三层 C/S 结构中客户机仅实现表示层，不再与数据库服务器直接进行数据访问，而由应用服务器负责处理客户机与服务器之间的交互。三层 C/S 结构如图 7 – 3 所示。

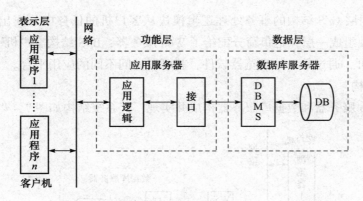

图 7-3　三层 C/S 结构

三层 C/S 结构使得用户界面层与应用逻辑层分层而立，把业务逻辑封装在中间层，单独进行处理，当业务逻辑需要变更时，只修改中间层即可，应用逻辑被用户共享。

通过这种划分，可以将程序代码划分成不同的逻辑组件，分别放置在相同或不同的硬件平台上，每个组件都可以分配给一台机器，以获得最佳性能，腾讯公司的 QQ 就包含有三层 C/S 结构的思想。

在实现三层 C/S 结构时，通常可以采用中间件技术。中间件是客户机和服务器间支持大型分布式应用的一个运行和开发的平台，提供为客户机上的应用程序在服务器中查找分布式数据源和异构的服务的功能，是一种分布式软件管理框架，实现应用系统的集成。

在三层体系结构中，客户的业务逻辑放在中间层，可以由中间件服务器（组件服务器）完成，它通过接口接受客户机的访问，它将企业的业务规则及实现代码和对数据库的访问都封装在中间件中，当企业的业务规则有所改变而接口不变时，客户机的软件便不必更新。同时还可以将企业的业务进行分类，同类规则放在同一台中间件服务器上，网络中可以有多台中间件服务器，实现企业业务的分布式处理。

三层 C/S 结构相比两层结构的优势如下。

（1）增加了系统的复用性，业务逻辑集中在功能层，便于代码复用。

（2）增强了系统扩展性、灵活性高。三层结构的中间层可以继续分解，形成多层结构。如果用户数量增加，可以将功能层设为专用服务器，再扩大可以增加数据层服务器数。

（3）由于功能层将数据层和表示层分隔，业务逻辑在应用上进行管理，而不是由客户直接存取，未授权用户难以直接访问数据层，安全性增强。

其不足之处是由于逐层访问，效率稍低。

对应逻辑组件将三层 C/S 系统结构中的中间件服务器用于再次访问中间件服务器，可以形成多层体系结构。

三、B/S 结构

随着 Internet 的发展，由于 C/S 模式的某些缺陷，如客户端的安装、维护、升级等工作量较大，并且已不能满足全球网络互联、随处可见的要求，因此出现了 B/S 结构的计算模式，它可改善 C/S 结构的上述问题。

B/S 结构采用不断成熟的 WWW 技术和结合浏览器端的多种脚本语言，实现 C/S 结构客户端需要复杂的专用软件才能实现的强大功能。

B/S 结构是把两层 C/S 结构的事务处理逻辑模块从客户机的任务中分离出来，由 Web 服务器负担其任务并单独组成一层，把负荷分配给了 Web 服务器，B/S 结构客户机一端只需要安装运行 WWW 浏览器即可，通过单一的浏览器软件，就可以访问不同的应用平台。

1. 三层 B/S 结构

由浏览器、Web 服务器和数据库服务器构成并实现，其系统结构如图 7 – 4 所示。

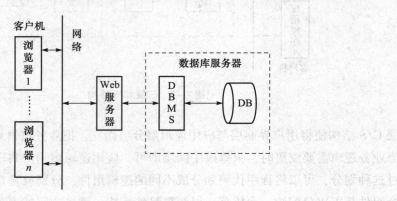

图 7 – 4　三层 B/S 结构

在三层 B/S 结构中，用户通过客户端的 Web 浏览器向 Web 服务器提出服务请求，客户机接收 Web 服务器端返回的网页并将其显示在 Web 浏览器上。

Web 服务器是指驻留于因特网上某种类型计算机程序的集合。其作用是接受客户端（浏览器）的 Http 请求，调用 Web 服务器端程序，并向数据库服务器发出请求，与数据库连接，接收数据库服务器端返回的结果，执行业务处理逻辑，再将结果以页面的形式返回给请求服务的浏览器。简言之，在 B/S 结构中，Web 服务器完成数据请求、数据库访问、网页生成和执行主要业务逻辑的功能。

数据库服务器接受 Web 服务器对数据库的操作请求，实现对数据库数据操作命令，把运行结果返回给 Web 服务器。

B/S 模式主要通过浏览器将对数据库的查询请求以超文本的形式封装，发送给 Web 服务器，查询结束后，Web 服务器将结果封装在超文本中返给浏览器。如果用户要更新数据库中的数据，同样由 Web 服务器发送、通知客户，浏览器与 Web 服务器间是使用动态 HTML 技术联系的。

B/S 结构的优点。

（1）客户端只要安装浏览器，几乎零维护。

（2）分布性强、共享性强，统一的客户端能够实现跨平台通信，总体成本低。

（3）为异构机、异构网和异构服务提供了有效的框架。

B/S 体系结构的不足表现在以下 3 个方面。

（1）对服务器性能要求较高、软件的个性化特点明显降低。

（2）难以实现传统模式下的特殊功能要求，实现复杂的应用开发有较大的难度。

（3）数据提交多以页面为单位，动态交互性不强，不利于在线事务实时更新。

四、体系结构小结

开发一个数据库应用系统，首先要确定系统的总体结构，C/S 结构和 B/S 结构是数据库系统最常用的两种体系结构。

　　选择 C/S 或 B/S 结构开发应用程序，基本思想是服务器资源共享，功能分布。从本质上讲 C/S 结构、B/S 结构都是请求应答方式，但每种体系结构具有各自不同的特点，适应于不同的开发环境。

　　两层 C/S 结构虽然实现了功能分布，但是还不均衡，三层（多层）C/S 结构作为常见管理信息系统的解决方案，基本思想是把用户界面和企业业务逻辑分离，把信息系统按功能划分为表现层、功能层和数据层。一般 C/S 结构开发的用户界面是图形窗口界面。

　　B/S 结构基于 Internet 技术，是 C/S 结构的继承和发展，用户界面通过浏览器实现，大部分业务逻辑在 Server 端实现，极少部分业务逻辑在 Browser 端实现，三层 B/S 结构由浏览器、Web 服务器和数据库服务器组成，在三层 B/S 结构的基础上增加一个或多个中间层可实现多层 B/S 结构。B/S 结构代表了当前数据库系统架构的主流发展方向，是目前开发数据库系统普遍采用的系统结构。一般 B/S 结构开发的用户界面是 Web 界面。

第二节　数据库服务器端编程基础

　　借助过程化的 SQL 在数据库服务器端定义过程和函数，可实现服务器端对数据业务规则的处理功能。定义的过程和函数既可由 DBMS 直接调用执行，也可由多种客户端应用程序通过数据库访问技术调用执行。应用此技术不但可保证所实现的业务规则与应用程序之间的逻辑独立，而且可减少网络访问流量，提高运行速度和执行效率。在数据库服务器端进行 SQL 编程，是数据库应用开发技术的重要内容，其访问和管理数据的方式主要有：过程化 SQL、游标、存储过程、触发器和自定义函数等，本节介绍过程化 SQL 和存储过程。

一、过程化 SQL 介绍

　　基本的 SQL 是高度非过程化的语言，过程化 SQL 是对 SQL 的扩展，增加了定义变量、使用流程控制语句等过程化语句功能，使数据库服务器端在不借助其他程序设计语言的前提下，具有独立处理数据业务规则的能力。

　　过程化 SQL 程序的基本结构是块，所有的过程化 SQL 程序都是由块组成的。这些块之间可以互相嵌套，每个块完成一个逻辑操作。过程化 SQL 块主要有两种类型，即命名块和匿名块。匿名块每次执行时都要进行编译，它不能被存储到数据库中，也不能在其他过程化 SQL 块中调用。过程和函数是命名块，它们被编译后保存在数据库中，可以被反复调用，运行速度快。图 7-5 是过程化 SQL 块的基本结构。

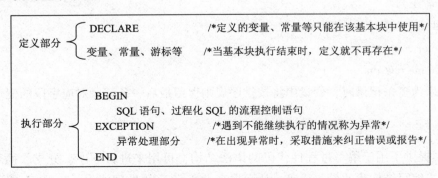

图 7-5　过程化 SQL 块的基本结构

Oracle 的 PL/SQL、Microsoft SQL Server 的 T－SQL、IBM Db2 的 SQL PL、KingbaseES 的 PL/SQL 都是过程化的 SQL 编程语言。本节以 T－SQL 语言中的过程化编程语句语法为例进行介绍。

二、变量

1. 变量的分类

T－SQL 中变量可分为两类：全局变量和局部变量。

（1）全局变量　全局变量由系统提供且预先声明，通过在名称前加两个"@"符号进行标记，主要用于存放 SQL Server 数据库的工作状态信息。全局变量的作用范围是整个数据库系统，无需定义，用户可直接进行调用，但不能对其值进行修改。例如，全局变量@@VERSION 可用来读取当前 SQL Server 数据库服务器的版本。

（2）局部变量　T－SQL 中的局部变量是由用户定义和使用的变量，通过在名称前加一个"@"符号进行标记，可以用它保存程序运行过程中的中间值，也可在语句之间传递数据。局部变量必须预先定义后才可以使用，作用范围局限在定义它们的批处理或过程中，一旦这些批处理或存储过程结束，局部变量将自行清除。

2. 局部变量的定义

T－SQL 中局部变量定义的一般格式如下。

DECLARE {@变量名　数据类型}[,…n]

说明：DECLARE 语句可同时定义多个变量。

3. 局部变量的赋值

局部变量定义后，系统会将其初始值设为 NULL，可使用 SET 或者 SELECT 语句对局部变量进行赋值。格式如下。

SET @变量名 = 表达式

或者

SELECT {@变量名 = 表达式}[,…n]

说明：①一条 SET 语句只能为一个变量赋值；②SELECT 语句可同时为多个变量赋值，而且可将查询语句的结果赋值给变量。

4. 局部变量的使用举例

例 7.1　在 HISDB 数据库的 Doctor 表中，查询王丹医生的职工号和职称，并用变量进行保存。

DECLARE @dnCHAR(6),@did CHAR(6),@t CHAR(10)

SET @dn = '王丹'

SELECT @did = dID,@t = Title

FROM Doctor

WHEREdName = @dn

当查询结果为多条记录时，变量中将按排序规则保留最后一条记录对应字段的值。

三、流程控制

T－SQL 中提供了用于编写过程性代码的语法结构，可用来进行顺序、分支、循环、存储过程等程序设计，编写结构化的模块代码，从而提高 SQL 语言的处理能力。T－SQL 提供的流程控制语句如表 7－1 所示。

表 7 – 1　T – SQL 流程控制语句

控制语句	说明	控制语句	说明
SET	赋值语句	WHILE	循环语句
SELECT	赋值语句，输出语句	CONTINUE	重新开始下一次循环
PRINT	输出语句	BREAK	退出循环
BEGIN... END	语句块定义语句	GOTO	无条件转移语句
IF... ELSE	条件语句	RETURN	无条件退出语句
CASE	多分支语句	– – 或 / * ... * /	注释语句

1. 输出语句

T – SQL 中实现输出功能的有 SELECT 和 PRINT 两个语句。

（1）SELECT 语句，语法格式如下。

SELECT {表达式}[,…n]

说明：SELECT 语句可以同时输出多个表达式的值，表达式的类型可以不同。该语句的输出格式可以是表格或文本形式，也可以输出到文件。

（2）PRINT 语句，语法格式如下。

PRINT 表达式

说明：PRINT 语句是专门用于输出的语句，该语句只能以文本形式输出一个表达式的值。所以当输出内容由多项组成时，要通过类型转换函数转换为统一的字符型，再用字符串连接运算符"＋"将各输出项连接后整体输出。

例 7.2　分别以表格和文本形式输出 HISDB 数据库 Patient 表中患者的人数。

DECLARE @ n INT

SELECT @ n = COUNT(＊)

FROM Patient

SELECT @ n AS '患者人数'

PRINT '患者人数' + CONVERT(VARCHAR(3) ,@ n)

2. 语句块定义语句

BEGIN…END 语句能够将多个 T – SQL 语句组合成一个语句块，并将它们视为一个单元处理。其语法格式如下。

BEGIN

　　{SQL 语句 | 语句块}

END

说明：BEGIN 定义了语句块的起始位置，以 END 作为语句块的结束标志。语句块允许嵌套。

3. 条件控制语句

在程序中如果要对给定的条件进行判定，当条件为真或假时分别执行不同的 T – SQL 语句，可用 IF…ELSE 语句实现。其语法格式如下。

IF 条件表达式

　　{SQL 语句|语句块}

[ELSE

　　{SQL 语句|语句块}]

说明：条件表达式的值必须是逻辑值，ELSE 子句可选。如果条件表达式中含有 SELECT 语句，SELECT 语句必须用圆括号括起来。IF…ELSE 语句可以嵌套使用。

例7.3 在 HISDB 数据库中，查询职工号为"d3"的医生是否有助手，如果有则输出助手的职工号，如果没有则输出该医生无助手。

```
DECLARE @ didCHAR(6),@ ass CHAR(6)
SET @ did = 'd3'
SELECT @ ass = Assistant FROM Doctor WHEREdID = @ did
IF @ ass IS NOT NULL
        PRINT RTRIM(@ did) + '医生的助手职工号为' + RTRIM(@ ass)
ELSE
        PRINT RTRIM(@ did) + '医生无助手'
```

4. 多分支控制语句

使用 CASE 语句可以进行多个分支的选择，CASE 语句具有简单式和搜索式两种格式。

（1）简单 CASE 格式　将某个表达式与一组简单表达式进行比较，以确定结果。语句格式如下。

```
CASE 输入表达式
WHEN 简单表达式 THEN 结果表达式
[ , …n]
[ ELSE 结果表达式]
END
```

（2）搜索 CASE 格式　计算一组布尔表达式，以确定结果。语句格式如下。

```
CASE
WHEN 条件表达式 THEN 结果表达式
[ , …n]
[ ELSE 结果表达式]
END
```

说明：

1）CASE 输入表达式：是使用简单 CASE 格式时所计算的表达式。

2）WHEN 简单表达式：使用简单 CASE 格式时，与输入表达式进行比较的简单表达式。输入表达式与每个比较的简单表达式的数据类型必须相同，或者是可隐性转换。

3）WHEN 条件表达式：使用搜索 CASE 格式时所计算的布尔表达式。

4）THEN 结果表达式：使用简单 CASE 格式时，当输入表达式与简单表达式的值相等，或是使用搜索 CASE 格式时，条件表达式取值为真时，CASE 语句返回的表达式。CASE 语句总是返回第一个匹配的简单表达式，或是第一个取值为真的条件表达式后的结果表达式的值。

5）ELSE 结果表达式：使用简单 CASE 格式时，当输入表达式与任意简单表达式都不相等，或是使用搜索 CASE 格式时，任意条件表达式取值均不为真时，CASE 语句返回的表达式。在此参数省略的情况下，如果没有任何匹配项，则 CASE 语句将返回 NULL 值。

例7.4 在 HISDB 数据库的 Doctor 表中，以简单 CASE 格式查询所有医生的职称级别。

```
SELECTdID AS '职工号',dName AS '姓名',
    CASE Title
```

WHEN '主任医师' THEN '高级'

WHEN '副主任医师' THEN '高级'

WHEN '主治医师' THEN '中级'

WHEN '住院医师' THEN '初级'

ELSE '其他'

END AS '职称级别'

FROM Doctor

例 7.5　在 HISDB 数据库的 Patient 表中，以搜索 CASE 格式查询所有病人的年龄层次。

SELECTpID AS '患者编号',pName AS '姓名',

CASE

WHEN YEAR(GETDATE()) – YEAR(Birth) > =60 THEN '老年'

WHEN YEAR(GETDATE()) – YEAR(Birth) > =36 THEN '中年'

WHEN YEAR(GETDATE()) – YEAR(Birth) > =19 THEN '青年'

WHEN YEAR(GETDATE()) – YEAR(Birth) > =12 THEN '少年'

WHEN YEAR(GETDATE()) – YEAR(Birth) > =5 THEN '儿童'

ELSE '婴幼儿'

END AS '年龄层次'

FROM Patient

5. 循环控制语句

如果需要重复执行程序中的一部分语句，可使用 WHILE 循环语句实现。WHILE 语句通过布尔表达式来设置一个条件，当这个条件成立时，重复执行一个语句或语句块，重复执行的部分称为循环体。可以使用 BREAK 和 CONTINUE 语句在循环体内部控制 WHILE 循环中语句的执行。语法格式如下。

WHILE 条件表达式

SQL 语句 1 ｜ 语句块 1

　　[BREAK]

SQL 语句 2 ｜ 语句块 2

　　[CONTINUE]

SQL 语句 3 ｜ 语句块 3

其中，BREAK 语句用于终止循环的执行，而 CONTINUE 用于将循环返回到 WHILE 开始处，重新判断条件，以决定是否重新执行新的一次循环。WHILE 语句可以进行嵌套。

例 7.6　在 HISDB 数据库中，以文本形式逐条输出每名患者的编号、姓名、就诊科室和就诊费用。

DECLARE @ nINT,@ i INT,@ pid CHAR(6),@ pn CHAR(10),

　　　　@ dep CHAR(10),@ f INT

SELECT @ n = count(*)

FROM Patient

SET @ i =1

WHILE @ i < = @ n

BEGIN

```
    SELECT TOP(@ i) @ pid = p. pID, @ pn = pName, @ dep = Department, @ f = Fee
    FROM Patient p JOINCureFee c ON p. pID = c. pID JOIN Doctor d
ONc. dID = d. dID
    PRINT '患者编号:' + RTRIM(@ pid) +',患者姓名:'
        + RTRIM(@ pn) +',就诊科室:' + RTRIM(@ dep)
        +',就诊费用:' + CONVERT(VARCHAR(10),@ f) +'元'
    SET @ i = @ i +1
END
```

6. 无条件转移语句

GOTO 语句可以实现无条件地跳转。语法格式如下。

GOTO 标号

其中,标号是 GOTO 的目标,它仅标识跳转的目标,不隔离其前后的语句。执行标号前面语句的用户将跳过标号并执行标号后的语句。

例 7.7 在 HISDB 数据库中,输出职工号为 "d3" 的医生所负责的患者编号,如果该名医生尚无就诊患者,则输出该医生尚无就诊患者。

```
DECLARE @ didCHAR(6)
SET @ did = 'd3'
IF (SELECTCOUNT( * ) FROM CureFee WHERE dID = @ did) = 0
    GOTO Label1
BEGIN
SELECTpID AS '患者编号' FROM CureFee WHERE dID = @ did
RETURN
END
Label1 :
PRINT '职工号为' + RTRIM(@ did) +'的医生尚无就诊患者'
```

一般来说,应尽量少使用 GOTO 语句。过多使用 GOTO 语句会使语句块的逻辑难以理解。

7. 无条件退出语句

使用 RETURN 语句,可以从查询或过程中无条件退出。可在任何时候用于从语句块或过程中退出,而不执行位于 RETURN 之后的语句。语法格式如下。

RETURN 整型表达式

其中,整型表达式为一个整数值,是 RETURN 语句要返回的值。如未指定,系统会根据程序执行的结果返回一个内定状态值。

四、存储过程

存储过程是一组预编译的 T - SQL 语句,由标准 SQL 命令及 T - SQL 的变量、常量、运算符、表达式、流控语句、语句块、结构控制命令构成。

存储过程存储在数据库服务器上,与特定数据库相关联,是数据库的一部分,是独立的数据库对象,用于完成某项任务。存储过程在数据库服务器上运行,这样可以避免在客户端和服务端传送无用的数据。它们可以接受参数、输出参数、返回单个或多个结果集、返回状态值和参数值。存储过程独立于程序源代码,可单独修改,被多次调用,可以引用其他存储过程。

存储过程主要有两类：SQL Server 提供的系统存储过程和需要用户创建的用户存储过程。

1. 存储过程的优点

（1）可以减少网络流量　使用存储过程，用户端可以把执行结果直接返回，而不必把数据库中的数据通过网络传输到本地处理。

（2）可以提高运行速度　存储过程第一次执行后，系统将存储过程编译成二进制执行代码，第二次及以后执行不用重新编译。

（3）可以实现业务规则和应用程序之间的独立性　可以将特定的业务规则写成存储过程放入数据库管理系统中，由 DBMS 管理维护。当业务规则发生变化时，只需要修改存储过程，不用修改应用程序。

（4）可以作为安全性机制的扩充　可以不授予某些用户直接访问数据库对象如表、视图的权限，而通过授予执行存储过程的权限，进而操作上述对象，通过隔离提高数据库的安全性。存储过程可以加密，这样用户就不能阅读存储过程中的相关 SQL 语句。

2. 存储过程的管理

存储过程建立在数据库中，以下对存储过程的管理使用 HISDB 数据库。

（1）创建存储过程　使用存储过程前要先创建存储过程。

使用 T – SQL 命令创建存储过程语法结构如下。

CREATE PROC[EDURE] <过程名>

　　[参数 1 类型 1[=默认值 1] [OUTPUT]]

　　[,参数 2 类型 2 [=默认值 2] [OUTPUT]][,…]

AS

　　SQL 语句[…]

说明：存储过程的定义包括过程首部和以 AS 引导的过程体两个部分。

1）过程名：新建存储过程的名称，符合数据库服务器合法的对象标识，在同一个数据库中必须唯一。

2）参数：输入、输出参数的名称，以@开头，默认为输入参数，多个参数之间用逗号分隔，一个存储过程最多可以有 1024 个参数。也可以不带参数。

3）默认值：可以为存储过程的输入参数设置默认值，可以为常量、NULL 或包含通配符的字符串。

4）OUTPUT：声明输出参数，作为被调用时的返回值。

5）SQL 语句：AS 引导的主体部分的 T – SQL 语句。

例 7.8　为 HISDB 数据库建立一个存储过程，查询参与诊治的医生的信息及其诊治病人的情况。

CREATE PROC P1

AS

　　SELECT dName,Title,Department,pName,Fee

　　FROM Doctor JOIN CureFee ON Doctor. dID = CureFee. dID

　　JOIN Patient ON CureFee. pID = Patient. pID

例 7.8 建立的是没有参数的存储过程，可以先将 SQL 语句执行正确后再行建立。

（2）执行存储过程　存储过程创建成功后，通过执行存储过程，可以在查询结果窗口查看相应的返回结果。系统第一次执行存储过程，要对源代码进行编译，形成可执行代码，之后再调用执行存储过程，即可直接执行编译过的代码，一次编译，多次执行。

语法结构：［EXEC［UTE]] ＜过程名＞

其中过程名为已建立的存储过程的名称，EXECUTE 可以只输入前 4 个字符。

例 7.9 执行 P1 存储过程。

EXECUTE P1 或者：EXEC P1

可以多次执行存储过程，而上例中 P1 执行的结果都是相同的。

（3）修改存储过程　在应用中，可以对已经设计好的存储过程进行修改，修改参数或者过程主体设计，这种方法会保留对该存储过程定义的权限。

语法结构：ALTER PROCEDURE ＜过程名＞

　　　　　　［参数 1 类型 1,［＝默认值 1]［OUTPUT]]

　　　　　　［,参数 2 类型 2　［＝默认值 2]［OUTPUT]][,…]

　　　　AS

　　　　　SQL 语句［…]

它的格式与创建存储过程的格式类似，在此不再说明。

例 7.10 修改存储过程 P1，将其修改为查询参与诊治的"呼吸科"医生的信息及其诊治病人的情况。

ALTER PROC P1

AS

　SELECT dName,Title,Department,pName,Fee

　FROM Doctor JOIN CureFee ON Doctor. dID = CureFee. dID

　JOIN Patient ON CureFee. pID = Patient. pID

　WHERE Department = '呼吸科'

上例在存储过程 P1 中增加了设置查询的条件。

（4）删除存储过程　当存储过程不需要时，可以使用 T－SQL 命令删除用户创建的存储过程。

语法结构：DROP PROCEDURE ＜过程名＞　［,…]

可以删除一个或多个存储过程，多个过程名间用逗号分隔。

例 7.11 删除存储过程 P1。

DROP　PROCEDURE P1

（5）查看用户定义的存储过程内容　存储过程被创建后可以使用系统存储过程来查看未加密的定义脚本。

语法结构：SP_ HELPTEXT ＜过程名＞

例 7.12 使用系统存储过程 SP_ HELPTEXT 查看存储过程 P1 的定义内容。

SP_ HELPTEXT P1

（6）存储过程的参数　存储过程的参数包括输入参数和输出参数两种。存储过程中的参数使存储过程的应用更灵活，同时也扩展了存储过程的功能。

1）输入参数：是指由调用程序向存储过程传递的参数，输入参数在创建存储过程的语句中定义，在执行存储过程时由调用该存储过程的语句给出其值。

例 7.13 建立存储过程，从出诊医生中查询某位医生诊治病人的人数和其诊治的病人的就诊总费用之和。

```
CREATE PROC Dcont
    @ dID CHAR(6)/*定义输入参数*/
AS
    SELECTCOUNT(*),SUM(Fee)FROM CureFee WHERE dID = @ dID
```
调用存储过程语句:EXEC Dcont 'd2'

上例通过输入参数@ dID 来代表指定编号的医生，其中输入参数是在 AS 关键字之前的过程首部定义的。在调用语句执行存储过程时将值 'd2'直接传给存储过程。由于使用了输入参数，使得存储过程每次执行时都可以指定不同的医生，从而实现带参数的存储过程的功能。

我们将调用语句中向存储过程传递的值称为实参，而在存储过程中定义的参数称为形参。将调用语句实参值传给存储过程的形参，有 4 种调用格式。

① 直接传递：当存储过程定义了多个输入参数时，调用语句必须按定义顺序依次直接输入实参值并用逗号作分隔。

例 7.14　建立一个存储过程，通过执行存储过程将病人信息添加到 Patient 表。
```
CREATE PROC Insert_P
  @ pName CHAR(10),@ Sex CHAR(2),@ Birth DATETIME/*定义多个输入参数*/
AS
    DECLARE @ pID CHAR(10)                /*在当前存储过程中定义局部变量*/
    SELECT    @ pID = MAX(CONVERT(INT,SUBSTRING(pID,2,LEN(pID) -1)))
    FROM Patient;                         /* SELECT 语句作为赋值语句*/
    INSERT INTO Patient(pID,pName,Sex,Birth)
    VALUES( 'P' + Convert(Char(9),@ pID +1),@ pName,@ Sex,@ Birth)
```
调用存储过程语句。

Insert_P '刘星羽', '男', '08 -4 -5'

在上例的存储过程中，定义了三个输入参数分别作为插入记录的相应字段值。由于病人编号 pID 是文本类型，使用 SUBSTRING 函数截取数字部分，再使用 CONVERT 函数对其进行数据类型的转换，定义局部变量@ pID 用于存储病人编号字段 pID 的数字部分的最大值，使用 SUBSTRING 函数截取数字部分，再使用 Convert 函数对其进行数据类型的转换。

② 利用变量传递
```
DECLARE @ tempno VARCHAR(6)
SELECT @ tempno = 'd2'                /*给局部变量赋值*/
EXEC Dcont @ tempno                   /*变量作为实参*/
```
③ 使用参数名进行传递：在调用存储过程的语句中，使用"参数名 = 参数值"的形式传值。

例 7.15　建立一个存储过程，通过执行存储过程修改病人的职业信息。
```
CREATE PROC Update_P
    @ pID Char(10),@ Job Char(30)
AS
    IF (SELECT COUNT(*)FROM Patient WHERE pID = @ pID) >0
        UPDATE Patient SET Job = @ Job WHERE pID = @ pID
    ELSE
        SELECT '未找到此记录'        /*输出表达式的值*/
```

调用存储过程语句。

Update_P @ Job = 'teacher',@ pID = 'p6'

上例在存储过程的过程主体中通过输入参数@ pID 作为条件进行判断，将输入参数@ pID 作为条件的记录的 Job 字段的值更改为输入参数@ Job 的调用值。

当有多个输入参数时，使用参数名进行传值的优点是可以以任意的顺序进行参数传递，但要注意此时实参必须都使用参数名（包括输出参数）调用。

④ 使用默认值：对于有输入参数的存储过程，如果执行存储过程时不给实参值，将会产生错误。因此，可以在存储过程中为输入参数设置定义默认值，当调用时不给形参输入值，实参的值将取默认值，当调用时给形参输入值，实参的值取代形参的默认值。

例 7.16 建立存储过程，其功能为按姓名的前几个字符查询患者信息。

CREATE PROC Query_p

  @ pName varchar(20) = '%'   / * 定义输入参数并设置默认值 * /

AS

SELECT * FROM Patient WHERE pName like @ pName + '%'

上例在存储过程的定义部分为输入参数设置了默认值。

2）输出参数：是指执行的存储过程返回的一个或多个值。

例 7.17 建立存储过程，利用输出参数保存指定医生的目前诊治病人的人数。

CREATE PROCEDURE Doctor_num

  @ dID CHAR(6),@ num INT OUTPUT   / * 定义输入参数、输出参数 * /

AS

SELECT @ num = COUNT(*)FROM CureFee WHERE dID = @ dID

                           / * 将统计结果保存在输出参数中 * /

调用存储过程语句。

    DECLARE @ m INT

    EXEC Doctor_num 'd4',@ m OUTPUT   / * 使用变量保存输出参数的值 * /

    SELECT @ m   / * 查看结果 * /

上例定义了两个参数，@ num 是输出参数，用来返回该医生诊治的人数。为了使用 Doctor_num，接收它的输出参数，调用它的程序也必须定义一个变量，并使用 OUTPUT 关键字指定。使用参数名的调用形式为：EXEC Doctor_ num @ dID = 'd4', @ num = @ m OUTPUT。

注：输出参数定义时须用 OUTPUT 声明，调用存储过程时与输出参数对应的实参必须是已声明的变量，实参变量后也须用 OUTPUT 声明，否则不传值。

使用输出参数与在存储过程中定义局部变量不同，存储过程执行结束后，局部变量就不再起作用，而输出参数却可返回参数的当前值。

第三节　数据库访问技术

访问数据库中的数据对象时，一般可采用两种访问方式：一是登录用户直接借助 DBMS 的数据操纵工具，通过图形或 SQL 命令接口联机访问；另外一种为程序代码通过应用程序编程接口（application programming interface，API）进行数据库连接验证以及数据操作。两种数据库访问方式，可以抽象为图 7 - 6 的层次结构，从中可见中间的接口组件是数据库访问的桥梁与核心，本节主要就该部分的通用接口技术（即 API 访问方式）部分进行介绍。

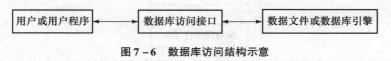

图 7-6　数据库访问结构示意

　　根据底层数据操作模式的差异，数据库接口可简单分为：本地（local）数据库接口和客户机/服务器（client/server）数据库接口。

1. 本地数据库接口

　　通过 DBMS 将用户数据请求转换成为简单的磁盘访问命令，并交由操作系统的文件管理系统执行；然后 DBMS 从文件管理系统得到数据响应并加以处理。由于 DBMS 数据文件组织结构的差异，本地型 DBMS 只能够读取特定的数据源。

2. 客户机/服务器数据库接口

　　数据处理工作分散到工作站和服务器上处理。工作站通过特定的数据库通信 API，把数据访问请求传给相应的服务器的后端数据驱动程序。由于不同客户机/服务器数据库管理系统通信机制的差异，异构数据库之间也难以实现透明通信互访。

　　因此，仅依靠特定 DBMS 提供的数据库访问接口难以支撑透明的、通用的异构数据库访问。后台数据库管理系统的变更或升级，需要程序员对特定 API 的重新学习，以及对应用程序代码的改写；而市场上 DBMS 产品众多，必将进一步加大系统开发人员的学习和维护压力，应用程序与数据源间的独立性难以真正实现。为此，建立更为通用的数据访问技术规范，为程序用户提供一套完整、统一的数据库访问接口，得到了数据库业界广泛认同与支持，并由此产生了众多成熟的数据库访问接口应用技术规范。

　　到目前为止，主流的数据库访问技术包括 ODBC、MFC DAO、RDO、OLE DB、ADO、ADO. NET 以及 JDBC 等通用技术标准。这些通用数据库访问技术的出现与发展大大降低了数据库系统开发与维护门槛，改善了数据库系统的移植性、扩展性，极大推动了数据库技术的发展与普及。下面就主流数据库访问技术发展与演化进行介绍。

一、ODBC

　　开放数据库互联（open dataBase connectivity，ODBC）数据库访问标准是微软公司于 1991 年 11 月首次提出的，是微软开放服务结构（windows open services architecture，WOSA）下与数据库相关的组成部分。它建立了一组数据库访问规范，并提供了一组标准 API。目前 ODBC 可以在众多操作系统平台上使用，包括 Windows、OS/2、SunOS、Solaris、Mac OS、SCO UNIX 等。

　　在 ODBC 技术规范中，应用程序并不是直接对数据库进行操作，而是通过 ODBC 的驱动程序间接完成数据库访问。面向异构的数据库系统，应用程序依靠 ODBC 提供的统一的 API 进行编码，数据源变化主要涉及特定的驱动程序加载变换，从而把应用程序从特定的数据库物理操作中独立出来，解决了在异构数据库管理系统之间移植难题。ODBC 的数据访问架构如图 7-7 所示。

　　由图 7-6 可知，ODBC 系统包括应用程序、驱动管理器、各种驱动程序与数据源等对象，不同对象在 ODBC 的数据库访问过程中充当不同的角色。

1. 应用程序

　　应用程序为数据库用户提供了数据交互界面，可以是 Microsoft Word、Excel 和 Access 等内嵌了 ODBC 支持的应用程序，也可以是由 Java、C#、Visual C++ 或其他程序设计语言开发的用户程序。

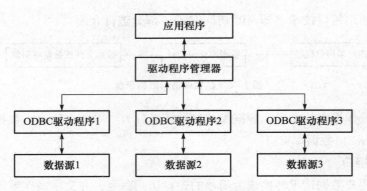

图 7 - 7　ODBC 的数据访问架构

数据访问时，应用程序与 ODBC 驱动程序管理器（如 ODBC 32. dll）进行静态或动态链接，主要工作包括：①向数据源申请连接。②发出 SQL 数据访问请求。③定义数据结果结构与空间。④获取数据访问结果。⑤判断处理状态，提交处理或者回滚。⑥释放数据源连接。

2. 驱动管理器

驱动管理器是 ODBC 的一个重要组成部分，如在 Windows 的 32 位操作系统中，它包含在 ODBC 32. dll 动态链接库文件中。负责处理应用程序和 ODBC 驱动程序之间的连接，以及在网络中有关 ODBC 网络库和驱动程序之间的连接的问题。

驱动管理器主要工作如下：①使用 ODBC 初始化文件，把数据源名称映射到特定的数据库驱动程序上。②处理 ODBC 服务器的初始化操作。③为驱动程序提供 ODBC 调用入口。④为 ODBC 调用进行参数和操作验证。

3. 驱动程序

驱动程序（driver）是用以支持 ODBC 函数调用的模块。应用程序必须通过调用驱动程序所支持的函数来对数据库进行操作。因为驱动程序通常是一个动态链接库，所以当应用程序需要连接到不同的数据库时，就要采用动态链接的方式去连接一个或者几个驱动程序。

驱动程序主要是执行 ODBC 的相关接口函数，并与对应的数据源（data source）直接交互。驱动程序工作包括：①建立与数据源的连接。②提交数据请求。③为应用程序转换数据格式。④为应用程序返回结果。⑤返回处理结果状态代码。⑥根据需要，定义游标，提交事务。

4. 数据源

数据源是指数据以及访问这些数据所需的各种描述信息的组合，其中数据源名是应用程序访问特定数据库的连接标识，通过它应用程序无须获取数据源其他细节信息。同时应用系统可以同时与多个数据源进行连接。

虽然 ODBC 提供了一种通用的数据库访问接口标准，但是直接使用 ODBC API 是比较困难的。于是出现了对 ODBC API 的不同版本的封装类库，这些类库对 ODBC API 进行了更高级别的抽象，为用户提供了更为简单的数据库处理对象，如 Visual Basic、Visual C ++ 和 Delphi 等高级程序设计语言提供的类库。MFC ODBC 是微软基础类中封装的 ODBC API 类库，它为 MFC 库用户提供了高效、易用的数据库访问工具。

二、OLE DB

对象链接嵌入数据库（object linking and embedding database，OLE DB）是 Microsoft 开发的一种高性能的、基于组件对象模型的数据库技术，它是微软的一致数据访问技术框架（uniform data access，UDA）的一部分。ODBC 虽然采用分层结构，为关系数据库提供了一致的数据库访问接口，但对于不同应用、不同格式的数据源，如操作系统中的文件、顺序索引文件、桌面数据库、电子邮件、目录服务、多媒体数据、空间数据等，却显得无能为力，而 UDA 则很好地解决这个难题。UDA 系统框架如图 7 - 8 所示。

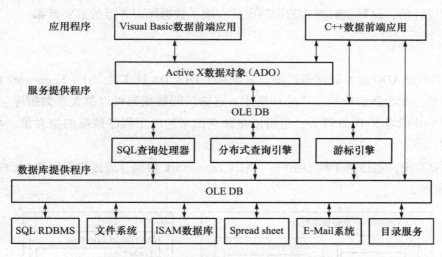

图 7 - 8　UDA 技术架构及其 OLE DB 关系

从中可看出，UDA 包括两层软件接口：OLE DB 和 ADO，它们分别对应于不同的应用开发层次。OLE DB 是 UDA 的核心，在系统建立了数据访问的一组标准 COM 接口。它是一组符合 COM 标准、基于对象的 C ++ API 函数。使用 OLE DB API，可以编写能够访问符合 OLE DB 标准的任何数据源的应用程序，也可以编写针对某种特定数据存储的查询处理程序和游标引擎，因此，OLE DB 标准实际上是规定了数据消费者和数据提供者之间的一种应用层协议。

OLE DB 应用系统包括 3 个组成部件：OLE DB 数据库提供程序、OLE DB 服务提供程序、OLE DB 数据库应用程序。

当数据使用者（应用程序）需要数据时，它不是直接对数据库发出指令，而是通过接口与数据提供者进行交互。数据提供者负责与各种数据库联系，并且应用程序可以使用服务提供程序提供的服务来控制和处理数据。同样，用数据提供者提供的统一的接口屏蔽了异种数据库不一致的接口，简化了应用程序的编写。

OLE DB 操作数据的步骤包括：①初始化 COM 运行环境。②创建并初始化一个数据源对象。③创建会话。④获得行集。⑤执行数据访问操作。

三、ADO

ActiveX 数据对象（activex data objects，ADO）是 Microsoft 提出的一种面向对象的编程接口，由上节可知，它是 Microsoft 一致数据访问技术框架 UDA 的另一组成部分，见图 7 - 9 所示，可用于关系或非关系数据库的访问。

ADO 的设计初衷是与其创建一个统一数据库，不如提供一个能够访问不同数据库的统一接口。为实现这一目标，微软在数据库和 OLE DB 中提供了一种"桥梁"程序，这种程序能够提供对数据库的连接。开发人员在使用 ADO 时，其实就是在使用 OLE DB，不过 OLE DB 更加接近底层。ADO 的远程数据服务，支持"数据仓库"ActiveX 组件以及高效的客户端缓存，作为 ActiveX 的一部分，ADO 也是 COM 组件的一部分。

与 RDO 对 ODBC 的 COM 封装相似，ADO 为用户提供了一个熟悉的、高层的对 OLE DB 的接口封装，不同的数据源需要各自的 OLE DB 提供者（OLE DB provider）。ADO 针对客户/服务器以及 WEB 应用程序做了优化，它的优势包括易于使用、熟悉的界面，速度快及较低的内存占用，同传统的数据对象层次（DAO 和 RDO）不同，ADO 中的对象可以独立创建。ADO 主要是面向连接的数据访问设计的，这种实时连接的访问模式占用了数据库服务器的重要资源。

四、ADO. NET

ADO. NET 不是 ADO 版本的简单扩展，它是基于 OLE DB 技术及 . NET Framework 的类库及编程语言而构建的一个全新的架构、产品和概念。它的访问数据源可以是关系数据库、文本文件、Excel 表格、Email 或者 XML 文件等，也可以是独立出来的应用程序数据的类对象，可实现数据源的离线访问。

在 ADO. NET 中，包括两个核心组件：. NET Framework 数据管理提供程序和 DataSet，二者关系如图 7 - 9 所示。

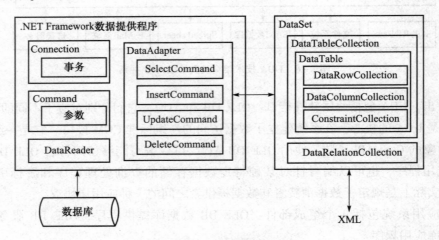

图 7 - 9　ADO. NET 体系结构图

1. Dataset 对象

与 ADO 中使用的 Recordset 内存数据集对应，ADO. NET 使用了 DataSet 对象，但二者机制差异较大。作为 ADO. NET 中的非连接结构的核心组件，DataSet 是 XML 与 ADO 结合的产物。通过 . NET Framework 数据管理提供程序，把数据从数据源中提取放到内存数据集 DataSet 中，提取数据完成后，自动关闭与数据源的连接。因此可以将 DataSet 视为一个虚拟的本地数据源，这个内存虚拟数据源与原来的数据源是完全断开的。在断开连接的情况下，用户在客户端操作数据集 DataSet 中的表、视图、关系。当用户提交 DataSet 修改时，还是通过 . NET 数据管理提供程序连接后台物理数据源，完成更新提交。

DataSet 由一个或多个 DataTable 对象组成，每个 DataTable 对象可以看成一个内存中的关系表，DataTable 可通过程序代码添加，也可通过读取本地或远程 XML 文件获得，或者从任何可访问的系统资源（包括内存和其他附属设备在内）读取。DataTable 对象把不同来源数据整合在一个 DataSet 对象中，所有这些信息都以 XML 的形式存在。由于 DataSet 对象本身采用 XML 格式构建的，DataSet 是不依赖于数据库链路的，可以用 XML 形式持久化或传输任何 DataSet 对象，而且无需付出任何额外的代价。这样为程序员在编程时屏蔽了数据源之间的差异，从而获得一致的编程模型。

2．. NET 数据管理提供程序

. NET 数据管理提供程序设计目的是实现数据操作和对数据的快速访问，包括 Connection、Command、DataReader 和 DataAdapter 对象在内的组件。其中核心元素 Connection 连接对象，用以建立与特定数据源的连接，类似于 ADO 中的 Connection 对象；Command 命令对象，是对数据源执行命令的对象，类似于 ADO 中的 Command；DataReader 数据读出器从数据源中读取数据流；DataAdapter 数据适配器把数据源填充到 Dataset 中，并解析更新。

. NET Framework 中，ADO. NET 默认提供了 4 种典型数据来源，如表 7 - 2 所示。

表 7 - 2　ADO. NET 典型数据来源

数据源	说　明
SQL Server	是微软官方建议访问 SQL Server 时使用的数据提供者
OLE DB Data Source	可适用于 OLE DB Provider for ODBC 以外的 OLE DB 数据提供者
Oracle	适用于 Oracle 数据源
ODBC	适合于使用 ODBC 公开的数据源

五、JDBC

Java 数据库连接（java data base connectivity，JDBC）作为 J2SE 平台的一个组成部分，是遵循平台无关的基本原则而设计的，为异构数据库系统的透明操作提供了有力的技术支持。与其他 Microsoft 提出的数据访问技术类似，JDBC 为 Java 应用程序连接和访问各种关系数据库提供了统一的 API，它包括一组类和接口，支持 ANSI SQL - 92 标准，实现了 Java 程序通过调用标准的 SQL 命令对数据库进行透明查询、插入、删除和更新等操作。

JDBC 提供的 API 可分成两部分，一部分是面向程序开发人员的 JDBC API，另一部分是面向底层的 JDBC Driver API。JDBC提供了一个 JDBC Driver Manager，用以管理访问特定数据库系统的 JDBC 驱动程序。JDBC 的基本层次结构由 Java 程序、JDBC 驱动程序管理器、驱动程序、DBMS 和数据库五部分组成，如图 7 - 10 所示。

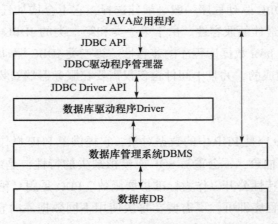

图 7 - 10　JDBC 的基本层次结构

JDBC 驱动程序实现了 JDBC API 中定义的所有抽象类和接口，一般由数据库厂商提供，目前主流数据库产品都提供相关的 JDBC 驱动程序。根据访问数据库的技术不同，JDBC 驱动程序相应地分为四种类型：

1. JDBC – ODBC 桥驱动程序（JDBC – ODBC bridge）

此类驱动程序提供了通过 ODBC 驱动程序的 JDBC 访问。其特点是必须在本地计算机上先安装好 ODBC 驱动程序，然后通过 JDBC – ODBC Bridge 的转换，将 Java 程序中使用的 JDBC API 访问指令转换成 ODBC API 指令，进而通过 ODBC 驱动程序调用本地数据库驱动代码完成对数据库的访问。这种方法的不足是：执行效率比较低，不适合对大数据量存取的应用；要求客户端必须安装 ODBC 驱动，限制了其适用范围。

2. 部分 Java 的本地 JDBC API 桥驱动程序（JDBC – native API bridge）

同第一类一样，此类驱动程序也必须在本地计算机上先安装好特定的驱动程序（类似上一类的 ODBC），然后通过 JDBC – native API bridge 的转换，把 Java 程序中使用的 JDBC API 转换成 native API，进而存取数据库。这种方法效率比第一类驱动程序效率虽然高一些，但仍然需要在每台客户机上预先安装本地 API 库，因此不利于维护和使用。

3. 纯 Java 的 JDBC 中间件驱动程序（JDBC – middleware）

使用这类驱动程序时不需要在本地计算机上安装任何附加软件，但是必须在安装数据库管理系统的服务器端加装中间件（middleware），这个中间件负责所有存取数据库时必要的转换。此类驱动程序能将 JDBC 访问转换成与数据库无关的标准网络协议（通常是 HTTP 或 HTTPS）送出，然后由一个中间件服务器再将其转换成数据专用的访问指令，完成对数据库的操作。中间件服务器能支持对多种数据库的访问。由于是基于中间件服务器的，这类驱动程序的体积最小，效率较高，具有最大的灵活性，缺点是需要一个服务器中间件的支持。此类驱动采用标准的网络协议，可以被防火墙支持，是 Internet 应用理想的解决方案。

4. 纯 Java 的 JDBC 驱动程序（pure JDBC driver）

使用这类驱动程序时无需安装任何附加的软件（无论是本地计算机或是数据库服务器端），所有存取数据库的操作都直接由 JDBC 驱动程序来完成。此类驱动程序能将 JDBC 调用转换成 DBMS 专用的网络协议。数据库厂商是这一类驱动程序的主提供者。它允许从客户机到数据库服务器的直接调用。这种驱动程序的效率最高，但由于采用 DBMS 专用的网络协议，可能不被防火墙支持。在 Internet 应用中会存在潜在安全隐患。

综上所述，第四类 JDBC 驱动程序一般是最佳选择，它不会增加任何额外的开销，并且由纯 Java 语言开发而成，拥有最佳的兼容性。由于第一类和第二类的 JDBC 驱动程序都必须事先安装其他附加的组件，降低了 Java 数据库程序的兼容性。第三类 JDBC 驱动程序也是不错的选择，它也是由纯 Java 语言开发而成的，并且中间件也仅仅需要在服务器端安装。

六、PDO

PDO（PHP data object）是 PHP 中的数据对象，它提供了 PHP 操作多种数据库的轻量级统一接口。PDO 不提供数据库抽象，不会重写 SQL 或模拟缺失的特性，是由实现 PDO 接口的特定数据库驱动，将该数据库的特性公开以作为标准扩展函数。PDO 是用 C 编写且编译为 PHP，在运行时加载对应的数据库驱动程序即可，不需要在每次使用不同数据库时重新配置和重新编译 PHP，具有良好的数据库访问效率。

PDO 在 PHP 5.0 中是作为 PECL（PHP extension community library）扩展使用的。随着 PHP 5.1 正式发布，PDO 需要 PHP 5 核心面向对象特性的支持，因此，较早版本的 PHP 上并不支持。相比早期访问不同数据库需通过特定数据库的 dll 动态链接库的操作扩展方式，PDO 能以一致的

方式访问不同数据库，诸如 MySQL、SQL SERVER、PostgreSQL、Oracle 等，加载相应的驱动文件
到 PHP. ini 即可。PDO 访问数据库框架如图 7 - 11 所示。

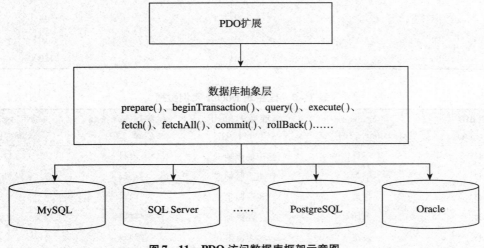

图 7 - 11　PDO 访问数据库框架示意图

PDO 可带来数据源移植的灵活性、程序编码的一致性、面向对象的封装性，以及访问性能的
高效性等特点。

第四节　数据库应用开发实践

由于数据库访问技术的通用性、易用性，数据库技术深入到社会、生产的各个应用领域，数
据库应用开发成为了众多系统开发人员的必备技术。从上节介绍可知，不同数据库访问技术的基
本思想有紧密的延续性和相关性，但因各自提供的数据库访问接口及应用平台的差异，导致数据
库开发技术间存在差异，下面就 ADO. NET 和 JDBC 应用技术开发进行实例介绍。这些实例主要
涉及到 HISDB 数据库中的病人数据表 Patient、诊治数据表 CureFee、以及医生表 Doctor，三个数
据表的结构模式和实例数据如表 7 - 3 ~ 表 7 - 5 所示。

表 7 - 3　病人表 Patient 实例数据

病人 pID Char（6）	姓名 pName Char（10）	性别 Sex Char（2）	职业 Job Char（30）	电话 Tel Char（12）	出生日期 Birth Datetime
p1	曾范	男	司机	13870451234	1980 - 01 - 11
p2	刘丽	女	教师	18101423456	1970 - 09 - 14
p3	项城	男	个体户	13645231405	1950 - 07 - 17
p4	崔慧	女	职员	18945712315	1980 - 12 - 11
p5	李明	男	学生	13941256347	2006 - 11 - 24
p6	王梅	女	经理	13644123616	1968 - 11 - 22

表 7 - 4　诊治表 CureFee 实例数据

病人 pID Char（6）	医生 dID Char（6）	总费用 Fee Int
p1	d1	2000
p2	d2	500

续表

病人 pID Char（6）	医生 dID Char（6）	总费用 Fee Int
p3	d1	5000
p4	d2	1000
P5	d4	100
P6	d4	12000

表 7 – 5 医生表 Doctor 实例数据

医生 dID Char（6）	姓名 dName Char（10）	职称 dTitle Char（10）	科室 Department Char（10）	助手 Assistant Char（6）
d1	王丹	主任医师	内科	d3
d2	刘秀	主治医师	五官科	d6
d3	张景	实习医生	内科	
d4	李灿	主任医师	呼吸科	d5
d5	朱诚	实习医生	呼吸科	
d6	汪力	实习医生	五官科	

一、ADO. NET 访问实现示例

1. ADO. NET 编程对象模型

ADO. NET 编程对象包括两个核心组件：DataSet 组件和 . NET 数据提供者组件。

（1）DataSet 编程对象　DataSet 包括了 DataTable、DataRelation、DataColumn、DataRow 等内存数据对象，其类库结构如图 7 – 12 所示。

从图 7 – 12 可知，DataSet 作为离线的数据库，可以包括一个或多个 DataTable，这些 DataTable 构成 DataCollection 对象。在每个 DataTable 对象中，包含了一个 ColumnsCollection 对象，它代表数据表的各个字段；同时还包含 Rowscollection，它代表了数据表中行记录。DataTable 能保持数据状态，标识数据表是否更新。多个 DataTable 中可以通过 DataRelation 对象建立表关联，这些关系的集合，被称为 RelationsCollection，它也是 DataSet 的子对象。它反映了数据表之间的参照完整性，当关系表中记录移动

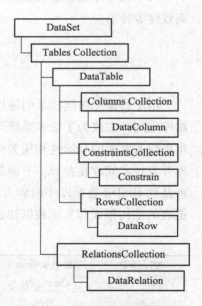

图 7 – 12 DataSet 编程对象结构图

时，另一个表的记录指针也随之移动。当有外键的表的记录更新时，也会进行参照约束检查。

（2）. NET 数据提供者编程对象　. NET 数据提供者接口可分成 3 类。

1）连接对象 Connection、命令对象 Command 和参数对象 Parameter。这三个对象提供 DataSet 与数据库之间的接口。

2）数据流提供高性能的数据存取机制，通过 DataReader 可以高效地访问数据流。

3）通过更底层的 DataAdapter 对象允许连接到数据库，然后执行数据库的特定命令，提供高性能的数据库访问操作。

其组成如图 7 – 13 所示。

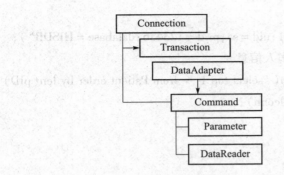

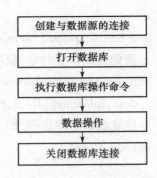

图 7-13 .NET 数据提供者编程对象结构图　　　图 7-14 ADO.NET 在线访问流程

2. ADO. NET 访问数据库

下面以 Windows 应用程序为例，具体以对 HISDB 数据库中的病人数据表 Patient 操作为例，包括简单病人数据检索、修改、删除等数据访问方式。本实例基于 Visual Studio 2019 开发平台，采用 C#作为开发语言，后台数据库平台采用 SQL Server 2019。其中涉及 HISDB 数据库中的病人表 Patient 数据如表 7-3 所示，诊治表 CureFee 如表 7-4 所示。

ADO. NET 数据库访问可分为在线和离线两种访问方式，ADO. NET 在线访问模式又包括 SqlClient 模式、ODBC 模式以及 OLE DB 模式，在线访问模式的流程如图 7-14 所示。

（1）ADO. NET 在线访问模式　SqlClient 是 ADO. NET 中对 SQL Server 数据库推荐使用的访问模式，它是针对 SQL Server 而设计的访问接口，能提供高效、稳定的访问服务。

```
using System;
using System. Data;
using System. Data. SqlClient;

namespace BookExamples
{
    public class Sqlclient2DB
    {
        private SqlConnection sqlconn = null;// SqlClient 数据库连接对象
        private SqlCommand sqlcmd = null;// SqlClient 数据库操作命令对象
        private SqlDataReader sqlrder = null;// SqlClient 数据流对象

        public Sqlclient2DB()
        {
            visitDB();//数据库访问方法
        }

        public void visitDB()
        {
            int pIDmax = -1;
            //创建 SqlClient 数据库连接
```

```
sqlconn =
new SqlConnection("server = 127. 0. 0. 1;uid = sa;pwd = 123456;database = HISDB");
//新建查询命令对象,获取最后一个病人信息
SqlCommand sqlcmd = new SqlCommand("select top 1 * from Patient order by len(pID)
    desc,substring(pID,2,10) desc",sqlconn);
//建立起数据库连接,即 sqlconn 对象
sqlconn. Open();

//检索最后的一个病人信息
try
{
    //执行查询命令,获取数据流
    sqlrder = sqlcmd. ExecuteReader();
} catch (Exception ex)
{
    if (ex ! = null) Console. WriteLine(ex. ToString());
}
//如果成功获取数据流
if (sqlrder ! = null)
{
    String patientInfo = "";
    //从数据流中按行读取数据,直到读取完成
    while (sqlrder. Read())
    {
        patientInfo = sqlrder["pID"]. ToString(). Trim(). ToLower();
        //获取最大病人数字 ID,没有编号中的 p,只有数字
        pIDmax = Int32. Parse(patientInfo. Replace("p",""));
        //获取编号最大的病人信息
        patientInfo + = " " + sqlrder["pName"]. ToString(). Trim() + ";";
    }
    //关闭数据流
    sqlrder.Close();
    //输出最后的病人信息
    Console.WriteLine("最后的病人信息:" + patientInfo);
}
//关闭数据库连接,也可在程序最后,再执行该关闭操作
sqlconn.Close();

//插入新病人信息
sqlcmd = new SqlCommand("insert into Patient(pID,pName) values('p" + (pIDmax + 1)
```

```
            +" ','章彬')"，sqlconn);
    sqlconn. Open( );
    //执行插入命令，成功插入返回1
    int exnum = sqlcmd. ExecuteNonQuery( );
    if (exnum == 1)
    {
        Console.WriteLine("插入记录成功!");
    }
    else
    {
        Console.WriteLine("插入记录失败!");
    }
    sqlconn.Close( );


    //修改病人数据
    sqlcmd = new SqlCommand("update Patient set Job = '货车司机' where pID = 'p1'",
        sqlconn);
    sqlconn.Open( );
    //执行更新命令，并返回更新的记录行数
    exnum = sqlcmd. ExecuteNonQuery( );
    if(exnum >0)
    {
        Console.WriteLine("修改记录成功!");
    }
    else
    {
        Console.WriteLine("修改记录失败!");
    }
    sqlconn.Close( );


    //删除病人数据
    sqlcmd = new SqlCommand("delete from Patient where pID = 'p5'",sqlconn);
    sqlconn.Open( );
    //执行删除命令，并返回删除的记录数
    exnum = sqlcmd.ExecuteNonQuery( );
    if(exnum >0)
    {
        Console.WriteLine("删除记录成功!");
    }
    else
```

```
        }
            Console.WriteLine("删除记录失败!");
        }
        sqlconn.Close();
    }
}
```

sqlconn = newSqlConnection ("server = 127. 0. 0. 1; uid = sa; pwd = 123456; database = HISDB");语句新建了 SqlClient 数据库连接,该语句中包括数据库服务器标识,如本地数据库服务器 127. 0. 0. 1,数据库登录用户名 sa 及密码 123456,建立连接的数据库名称 HISDB。

示例运行结果如下(运行结果与当前数据状态有关)。

最后的病人信息:P6 王梅;

插入记录成功!

修改记录成功!

删除记录成功!

在 ADO. NET 数据库系统开发层面,基于 ODBC、OLE DB 类库的数据库开发与上述 SqlClient 模式类似,实现可参照该实例,不再赘述。

(2) ADO. NET 离线访问模式 与上述在线数据库访问方式不同,DataSet 可以看成内存中的数据库,它能在程序中替代数据库的位置,应用程序可实现离线的数据库访问,节省数据库连接相关资源。访问流程如图 7 – 15。

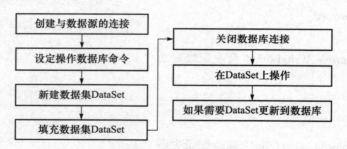

图 7 – 15 DataSet 离线访问数据库流程示意图

```
using System;
using System.Collections. Generic;
using System.Text;
using System.Data. SqlClient;
using System.Data;
using System.Data. Common;


namespace BookExamples
{
public class ADONET2DB
    {
        private SqlConnection sqlconn = null;// SqlClient 数据库连接对象
```

```
private SqlDataAdapter sqlsda = null;// SqlClient 数据库操作命令对象
private DataSet ds = null;//内存数据库对象
public ADONET2DB( )
{

    visitDB( );//数据库访问方法

}


public void visitDB( )
{
        //sqlclient 访问模式,Oledb、odbc 访问模式同理
/* 创建数据库连接,本地数据库服务器 127.0.0.1,登陆用户名和 * 密码分别是 sa
和 123456,登陆的数据库名为 HISDB    */
        sqlconn = new
            SqlConnection ( " server = 127.0.0.1;uid = sa;pwd = 123456;database =
                HISDB" );
        //获取所有病人信息
         sqlsda = new SqlDataAdapter ( " select    *    from Patient order by len ( pID )
            desc, substring ( pID, 2, 10 ) desc" , sqlconn );
        //建立关联命令,用于添加数据
        SqlCommandBuilder CB = newSqlCommandBuilder( sqlsda );
        ds = new DataSet( );
        //从数据库中,填充病人数据到 ds 对象
        sqlsda. Fill( ds, "Patient" );
        String patientInfo = " ";
        //获取 ds 中的记录统计信息
        int iRowcount = ds. Tables[ "Patient" ]. Rows. Count;
        int icolumnsCount = ds. Tables[ "Patient" ]. Columns. Count;
         patientInfo = "共" + iRowcount + "位病人,具有" + icolumnsCount + "个属
            性";
        Console. WriteLine( patientInfo );
        DataTable dt = ds. Tables[ "Patient" ];
        DataRow dr = null;
        //按行获取病人信息
        int maxpid = - 1;//最大病人 ID
        for( int i = 0;i < iRowcount;i + + )
        {
        dr = dt. Rows[ i ];
            Console. WriteLine( "第" + i + "个病人为:" + dr[ "pName" ] );

            int pid =
            Int32. Parse( dr[ "pID" ]. ToString( ). ToLower( ). Replace( "p" ,"" ));
```

```
        if ( pid > maxpid ) maxpid = pid ;
    }

    //添加病人数据
    dr = dt. NewRow( ) ;
    dr[ "pID" ] = "p" + ( maxpid + 1 ) ;
    dr[ "pName" ] = "章彬" ;
    dt. Rows. Add( dr ) ;
    if( ds. HasChanges( ) )
    {
        int errorcode = sqlsda. Update( ds ,"Patient" ) ;
            if( errorcode == 1 )Console. WriteLine( "插入记录成功!" ) ;
    }
        }
    }
}
```

示例运行结果如下（运行结果与当前数据状态有关）。

共 6 位病人，病人具有 6 个属性

第 1 个病人名称为：曾范

第 2 个病人名称为：刘丽

第 3 个病人名称为：项城

第 4 个病人名称为：崔慧

第 5 个病人名称为：李明

第 6 个病人名称为：王梅

插入记录成功!

二、JDBC 访问实现示例

1. JDBC 编程对象模型

JDBC 定义 Java 应用程序的编程接口，关键编程类对象如表 7 - 6 所示。

表 7 - 6 JDBC 编程类对象

接　口	说　明
java. sql. DriverManager	装载 JDBC 驱动程序，负责返回与适当驱动程序的连接。当其 getConnection（String url）被调用时，DriverManager 试图在已注册的驱动程序中为连接 url 寻找一个合适的驱动程序
java. sql. Driver	实现 acceptsURL（String url）方法，确认自己具有连接到 DriverManager 传递的 url 上的能力
java. sql. Connection	表示与特定数据库的会话，提供了 JDBC API 和 url 指定的数据库管理系统之间的连接
java. sql. Statement	在给定 Connection 上执行 SQL 语句的容器。它包括两个子类：java. sql. PreparedStatement 和 java. sql. CallableStatement，前者用于执行预编译的 SQL 语句的声明，后者用于执行对一个数据库存储过程的调用
java. sql. ResultSet	处理结果集，用来控制对一个特定 Statement 执行结果的存取

　　JDBC 访问实例采用 Java 作为开发语言,后台数据库平台采用 SQL Server2019,应用程序需加载相应的 JDBC 驱动程序。其中 HISDB 数据库中的病人表 Patient 数据见表 7 – 3 所示,诊治表 CureFee 数据见表 7 – 4 所示。

2. JDBC 访问数据库

JDBC 访问数据库 Java 代码示例。

```java
import java. sql. * ;
import java. text. SimpleDateFormat;
public class JDBC2DB{

    public static void main( String args[ ] ){
        Connection con = null;//数据库连接对象
        Statement stmt = null;//语句对象,执行静态的 SQL 语句
        PreparedStatement pstmt = null;//预编译语句对象,可执行动态 SQL 语句
        CallableStatement cstmt = null;//语句对象,可执行存储过程
        ResultSet rs = null;//结构集对象
        String sqlstr = "";
        try{
            //加载合适的 jdbc 驱动
            Class. forName( "com. microsoft. jdbc. sqlserver. SQLServerDriver") ;
            /* 创建 jdbc 数据库连接,本地数据库服务器标识 localhost,端口 1433,登陆用户名和
               密码分别是 sa 和 123456,登陆的数据库名为 HISDB    */
            con =
            DriverManager. getConnection( "jdbc:microsoft:sqlserver://localhost:1433;DatabaseName
                = HISDB" ,"sa" ,"123456") ;
            //设置数据库操作不自动提交
            con. setAutoCommit( false) ;
            stmt = con. createStatement( ) ;

            //对病人数据表进行检索,获取最后的病人信息
            sqlstr = " select top 1  *  from Patient order by len( pID) desc, substring( pID,2,10)
                desc " ;
            rs = stmt. executeQuery( sqlstr) ;
            int pIDmax = - 1;//最大病人编号中的数字
            if( rs. next( ) ){
                String pID = rs. getString( "pID") . trim( ) ;
                System. out. println( pID + " ->"
                        + rs. getString( "pName") . trim( ) ) ;
                pIDmax = Integer. parseInt( pID. toLowerCase( ) . replace( "p","") ) ;
            }
```

```
//采用 Statement,插入病人数据
sqlstr = "insert into Patient(pID,pName) values('p" + (pIDmax + 1) + "','章彬')";
intnum = stmt.executeUpdate(sqlstr);
if(num == 1)System.out.println("Statement 插入记录成功!");


//采用 Statement,修改病人数据
sqlstr = "update Patient set Job = 'student' where pName like '% 章%'";
num = stmt.executeUpdate(sqlstr);
if(num > 0)System.out.println("Statement 修改记录成功!");


//采用 Statement,删除病人数据
sqlstr = "delete from Patient where pID = 'p1'";
num = stmt.executeUpdate(sqlstr);
if(num > 0)System.out.println("Statement 删除记录成功!");
//提交以上的新增、修改、删除操作事务
con.commit();


//设置事务自动提交
con.setAutoCommit(true);
// 执行检索记录的预编译 PreparedStatement,获取所有"学生"病人
sqlstr = "select * from Patient where Job = ?";
pstmt = con.prepareStatement(sqlstr);
pstmt.setString(1,"学生");
rs = pstmt.executeQuery();
while(rs.next()){
    System.out.println(rs.getString("pID").trim() + " :"
                + rs.getString("pName"));
}

// 采用预编译 PreparedStatement,插入病人数据
sqlstr = "insert into patient(pID,pName) values(?,?)";
pstmt = con.prepareStatement(sqlstr);
pstmt.setString(1,"p" + (pIDmax + 2));
pstmt.setString(2,"王丽");
num = pstmt.executeUpdate();
if(num == 1)System.out.println("PreparedStatement 插入记录成功!");


// 采用预编译 PreparedStatement,修改病人数据
sqlstr = "update patient set pName = ? Where pID = ?";
pstmt = con.prepareStatement(sqlstr);
```

```
pstmt. setString(1,"王林");
pstmt. setString(2,"p2");
num = pstmt. executeUpdate();
if(num > 0)System. out. println("PreparedStatement 修改记录成功!");
```

// 采用预编译 PreparedStatement,删除病人数据
```
sqlstr = "delete from patient where pID = ?";
pstmt = con. prepareStatement(sqlstr);
pstmt. setString(1,"p3");
num = pstmt. executeUpdate();
if(num > 0)System. out. println("PreparedStatement 删除记录成功!");
```

// 执行检索数据的存储过程 Query_p,存储过程定义见存储过程章节
```
cstmt = con. prepareCall("{call Query_p (?)}");
cstmt. setString(1,"李");
rs = cstmt. executeQuery();
while (rs. next()){
    System. out. println(rs. getString("pID"). trim()    + ":"
            + rs. getString("pName"));
}
```

// 执行添加数据的存储过程 Insert_P,存储过程定义见存储过程章节
```
cstmt = con. prepareCall("{call Insert_P(?,?,?)}");
cstmt. setString(1,"章彬");
cstmt. setString(2,"男");//性别
SimpleDateFormat bartDateFormat = newSimpleDateFormat("yyyy - MM - dd");
java. sql. Date birth = new
java. sql. Date(bartDateFormat. parse("1985 - 10 - 25"). getTime());
cstmt. setDate(3,birth);
num = cstmt. executeUpdate();
if(num == 1)System. out. println("CallableStatement 插入记录成功!");
```

// 执行修改数据的存储过程 Update_P,存储过程定义见存储过程章节
```
cstmt = con. prepareCall("{call Update_P(?,?)}");
cstmt. setString(1,"p6");
cstmt. setString(2,"teacher");
num = cstmt. executeUpdate();
if(num == 1)System. out. println("CallableStatement 修改记录成功!");
```

// 执行医生诊治病人总数的存储过程 Doctor_num,定义见存储过程章节

```
                int result = 0 ;
                cstmt = con. prepareCall( " {call Doctor_num ( ?,?) } " ) ;
                cstmt. setString( 1 ," d4 " ) ;
                cstmt. setInt( 2 , result ) ;
                cstmt. registerOutParameter( 2 , Types. INTEGER ) ;
                cstmt. executeUpdate( ) ;
                result = cstmt. getInt( 2 ) ;
                System. out. println( " CallableStatement d4 诊治了" + result + " 个病人!" ) ;
            } catch ( ClassNotFoundException e) {
                e. printStackTrace( ) ;
            } catch ( SQLException e) {
                e. printStackTrace( ) ;
            } catch ( Exception e) {
                e. printStackTrace( ) ;
            } finally {
                try {
                    rs. close( ) ;
                    stmt. close( ) ;
                    con. close( ) ;
                } catch ( Exception e) {
                    e. printStackTrace( ) ;
                }
            }
        }
}
```

示例 Java 程序可在 Eclipse 下运行,运行结果如下(运行结果与当前数据状态有关)。

P6 -> 王梅

Statement 插入记录成功!

Statement 修改记录成功!

Statement 删除记录成功!

p5:李明

PreparedStatement 插入记录成功!

PreparedStatement 修改记录成功!

PreparedStatement 删除记录成功!

p5:李明

CallableStatement 插入记录成功!

CallableStatement 修改记录成功!

CallableStatement d4 诊治了 2 个病人!

以上实例均为数据库访问完整实例,主要介绍了访问数据库基本操作,如果数据库管理系统有变化,只需加载合适的驱动即可,实例中的数据库连接部分代码需要根据自己的数据库实际参数修改，其他部分代码均无需重写。

小　结

本章首先介绍了常用数据库系统架构分类，详细介绍了 C/S、B/S 架构特点，并对它们的优缺点进行了分析比较；其次较系统介绍了数据库服务器端编程基础；再次详细介绍了数据库访问的通用接口技术的由来、发展与原理；最后对其中主流的 ADO. NET 和 JDBC 访问技术进行了举例说明。本章目标是让学习者了解数据库应用技术的组成、发展与演变，为后续数据库系统开发奠定应用技术基础。

习　题

1. 简述 ODBC 系统主要包括哪些组成部分。
2. ADO. NET 由哪些对象构成？每个对象的功能是什么？
3. 数据库访问技术变迁背后的动力是什么？变迁的趋势是什么？
4. 常用数据库访问接口有哪些？试简述这些访问技术的特点。
5. 试述 C/S 结构中应用系统的三个逻辑分层及其功能。
6. C/S 结构与 B/S 结构主要区别是什么？
7. 简述存储过程的优点。存储过程有哪两种参数？
8. 建立带输入参数的存储过程，基于"CureFee"表以医生编号（dID）为输入参数，统计指定医生诊治的病人的就诊总费用之和，当其高于 1 万元时，输出"已达"，否则输出"未达"。

第八章

数据库系统管理

数据库系统的建立、使用和维护等管理工作需要有专门的人员来完成，这些人员被称为数据库管理员（database administrator，DBA）。数据库恢复机制是数据库管理系统的重要组成部分。本章首先介绍事务的基本概念，在此基础上进一步介绍数据库恢复的基本概念和常用技术。

第一节　数据库管理员职责

数据库管理员（DBA）是负责管理与维护数据库系统的人。DBA 的主要职责包括以下 6 个方面。

1. 决定数据库中的信息内容和结构

数据库中要存放哪些信息，DBA 要参与决策。因此，DBA 必须参加数据库设计的全过程，并与用户、系统分析和设计人员、系统开发人员、系统测试人员密切合作共同协商，做好数据库的设计工作。当用户需求发生大的变更时，DBA 要对数据库进行较大的改造，包括修改部分设计，即数据库的重构造。

2. 决定数据库的存储结构和存取策略

DBA 要综合各用户的应用要求，和数据库设计人员共同决定数据的存储结构和存取策略，以提高存储空间利用率和存取效率。

3. 定义数据的安全性要求和完整性约束条件

DBA 的重要职责是保证数据库的安全性和完整性。因此，DBA 负责确定各个用户对数据库的访问权限、数据的保密级别和完整性约束条件。

4. 监控数据库的使用和运行

DBA 还有一个重要职责就是监控数据库系统的运行情况，及时处理运行过程中出现的问题。比如系统发生各种故障时，数据库会因此遭到不同程度的破坏，DBA 必须在最短时间内将数据库恢复到正确状态，并尽可能不影响或少影响计算机系统其他部分的正常运行。因此，DBA 要定义和实施适当的后备和恢复策略，如周期性的转储数据、维护日志文件等。

5. 数据库的改进

DBA 还负责在系统运行期间监视数据库系统的空间利用率、处理效率等性能指标，对运行情况进行记录、统计分析，依靠工作实践并根据实际应用环境，不断改进数据库设计。DBA 可以借助数据库管理系统的数据库运行监控程序，进行数据库运行状况的监视和分析、控制和管理。

6. 改善数据库性能

在数据库运行过程中，大量数据不断插入、删除、修改，时间一长，会影响系统的性能。因此，DBA 要定期对数据库进行优化，以提高系统的性能。

第二节　数据库恢复技术

一、事务的基本概念

1. 事务（transaction）

事务是用户定义的一个数据库操作序列，这些操作要么全部执行，要么全都不执行，是一个不可分割的最小工作单元。在关系数据库中，一个事务可以是一条或多条 SQL 语句，也可以是整个程序。

事务的开始与结束可以由用户显式控制。如果用户没有显式定义事务，则由 DBMS 按缺省规定自动划分事务。

事务通常是以 BEGIN TRANSACTION 开始，以 COMMIT 或 ROLLBACK 结束。

COMMIT 表示提交，即提交事务的所有操作。具体地说就是将事务中所有对数据库的更新写回到磁盘上的物理数据库中去，事务正常结束。

ROLLBACK 表示回滚，即在事务运行的过程中发生了某种故障，事务不能继续进行，系统将事务中对数据库的所有已完成的操作全部撤消，回滚到事务开始的状态。

2. 事务的特性

事务具有四个特性：原子性（atomicity）、一致性（consistency）、隔离性（isolation）和持续性（durability）。这 4 个特性简称为 ACID 特性。

（1）原子性（atomicity）　　原子性是指事务是数据库的逻辑工作单元，事务中包括的所有操作要么全做，要么全不做。

（2）一致性（consistency）　　事务执行的结果必须是使数据库从一个一致性状态变到另一个一致性状态。因此，当数据库只包含成功事务提交的结果时，就说数据库处于一致性状态。一致性与原子性是密切相关的。如果数据库系统在运行中发生故障，有些事务尚未完成就被迫中断，这些未完成的事务对数据库所做的修改有一部分已写入物理数据库，这时数据库就处于一种不一致的状态，或者说不正确的状态。

（3）隔离性（isolation）　　隔离性是指一个事务的执行不能被其他事务干扰。即一个事务内部的操作及使用的数据对其他并发事务是隔离的，并发执行的各个事务之间不能相互干扰。

（4）持续性（durability）　　持续性也称为永久性（permanence），指一个事务一旦提交，它对数据库中数据的改变就应该是永久性的。接下来的其他操作或故障不应该对其执行结果有任何影响。

保证事务的 ACID 特性是事务处理的重要任务。事务 ACID 特性遭到破坏的原因可能有以下两种：①多个事务并发运行时，不同事务的操作交叉执行。②事务在运行过程中被强行终止。

对于第一种情况，数据库管理系统必须保证多个事务的交叉运行不影响这些事务的原子性，这在数据库管理系统中由并发控制机制来保证（将在第十章介绍）。对于第二种情况，数据库管理系统必须保证被强行终止的事务对数据库和其他事务没有任何影响。这在数据库管理系统中由恢复机制来保证。

二、故障的种类

计算机系统中的硬件故障、软件故障、操作员的失误或者恶意破坏等都会造成运行事务的非正常中断，从而影响数据库中数据的一致性，甚至还会使数据库中全部或部分数据丢失。数据库系统可能发生的故障大致可以分为以下 4 类。

1. 事务内部故障

先来看一个银行转账的例子，一个事务把一笔金额从账户 A 转给另一个账户 B。

BEGIN TRANSACTION

读账户 A 的余额 BALANCE_A；

　　BALANCE_A = BALANCE_A － AMOUNT；/＊AMOUNT 为转账金额＊/

　　IF（BALANCE_A＜0）THEN

　　　　｛PRINT "余额不足,转账失败"；

　　　　ROLLBACK；/＊撤销刚才的修改,恢复事务＊/｝

　　ELSE

　　　　｛读账户 B 的余额 BALANCE_B；

　　　　BALANCE_B = BALANCE_B + AMOUNT；

　　　　写回 BALANCE_B；

　　　　COMMIT；｝

这个事务中的两个更新操作要么全部完成要么全部不做，否则就会使数据库处于不一致状态。例如，不会出现账户 A 的余额减少了却没有把账户 B 的余额增加的情况。

事务内部故障有的可通过事务程序本身解决。例如，这段程序中若账户 A 的余额不足，程序可以发现并让事务回滚，撤销已做的修改，将数据库恢复到一致性状态。而事务内部更多的故障是非预期的，不能由程序处理，如运算溢出、并发事务发生死锁而被选中撤销该事务、违反了某些完整性限制等。

事务内部故障意味着事务没有到达预期终点，而使数据库处于不一致的状态。恢复程序要在不影响其他事务运行的情况下，强制回滚（ROLLBACK）该事务，即撤销该事务已经做出的任何对数据库的修改，这类恢复操作称为撤销事务（UNDO）。

2. 系统故障

系统故障指造成系统停止运转的任何事件，导致系统需要重新启动。例如，操作系统故障、硬件错误（CPU 故障）、DBMS 代码错误、突然停电等。这类故障影响正在运行的所有事务。这时，主存内容尤其是数据库缓冲区中的内容被丢失，所有运行事务都非正常终止。

系统故障主要有两种情况。

（1）发生系统故障时，一些尚未完成的事务的结果已写入物理数据库，从而造成数据库处于不一致的状态。为了保证数据一致性，恢复程序必须在系统重启后让所有非正常终止的事务回滚，撤销（UNDO）所有未完成的事务。

（2）发生系统故障时，某些已完成的事务有一部分甚至全部留在缓冲区中，尚未写入物理数据库中，系统故障使这些事务对数据库的修改部分或全部丢失，使数据库处于不一致的状态。这时，应该将这些事务提交的结果重新写入数据库。系统重启后，恢复程序需要重做（REDO）所有已提交的事务，将数据库恢复到一致性状态。

3. 介质故障

介质故障是指外存储设备故障，主要有磁盘损坏、磁头碰撞盘面、突然的强磁场干扰、数据传输部件出错、磁盘控制器出错等。这类故障将破坏数据库本身，影响发生故障前存取数据库的所有事务。介质故障比事务故障和系统故障发生的可能性小得多，但破坏性很大。通常将系统故障称为软故障（soft crash），而将介质故障称为硬故障（hard crash）。

4. 计算机病毒

计算机病毒是一种人为的故障或破坏，是编制者在计算机程序中插入的破坏计算机功能或者破坏数据、影响计算机使用并且能够自我复制的一组计算机指令或者程序代码。这种程序与其它程序不同，能够像微生物学所称的病毒一样可以繁殖和传播，并对计算机系统包括数据库造成危害。

病毒的种类很多，可分为系统病毒、蠕虫病毒、木马病毒、黑客病毒、脚本病毒等。小的病毒只有几十条指令，大的病毒像一个操作系统，由上万条指令组成。

有的病毒传播很快，一旦侵入系统就马上摧毁系统；有的病毒有较长的潜伏期，在感染系统数天或数月后才开始发作；有的病毒感染系统所有的程序和数据；有的只对某些特定的程序和数据感兴趣。大多数病毒隐蔽性较强，一开始并不摧毁系统，它们只在数据库中或其它数据文件中将小数点向左或向右移一位，删除或增加一两个"0"。

计算机病毒已经成为计算机系统的主要威胁，自然也是数据库系统的主要威胁。为此计算机的安全工作者已经研制出许多预防病毒的"疫苗"，诊断、消灭计算机病毒的软件也在不断发展。但是，至今还没有一种"疫苗"能使计算机系统"终生"免疫。因此，数据库系统一旦被破坏仍要用恢复技术加以恢复。

总结各类故障，对数据库的影响存在两种可能情况：一是数据库本身被破坏；二是数据库本身没有被破坏，而是数据可能不正确，这是由于事务的运行没有正常结束造成的。

恢复的基本原理可以概括为"冗余"。数据库中任何一部分被破坏或不正确的数据可以用存放在别处的冗余数据来重建。虽然恢复的基本原理简单，但实现技术的细节却十分复杂。下面将介绍数据库恢复的实现技术。

三、恢复的实现技术

恢复机制涉及两个关键问题：一是如何建立冗余数据；二是如何利用这些冗余数据进行数据库恢复。建立冗余数据的一般技术是数据转储和建立日志文件。通常在一个数据库系统中，同时使用这两种方法。

1. 数据转储

所谓转储，就是定期将整个数据库复制到另一个磁盘上保存起来。这些备用的数据文本称为后备副本。

当数据库遭到破坏后，将后备副本重新载入，将数据库恢复到转储时的状态。想要进一步恢复到故障发生时的状态，须重新运行转储以后的所有更新事务。在图 8 - 1 中，系统在 T_1 时刻停止运行事务进行数据转储，在 T_2 时刻转储结束，此时得到一个数据库在 T_2 时刻的一个一致性副本，系统继续运行。假如在 T_3 时刻发生故障，为了恢复数据库，首先重装数据库后备副本，将数据库恢复到 T_2 时刻的一致性状态，然后运行 $T_2 \sim T_3$ 这段时间中的所有更新事务，这样把数据库恢复到发生故障前的一致性状态。

由于转储十分耗费时间和资源，因此不能频繁进行。应该根据数据库使用情况确定一个合适的转储周期。转储分为静态转储和动态转储。

静态转储是指在系统中没有运行事务时进行转储。即转储开始时，数据库处于一致性状态，转储期间不允许对数据库做任何修改、存取操作。因此，静态转储得到的一定是数据库的一个一致性的副本。虽然静态转储简单，但是转储必须等到全部正在运行的事务结束后才能进行，新的事务也必须等待转储结束才能执行。显然，这将会降低数据库的性能。

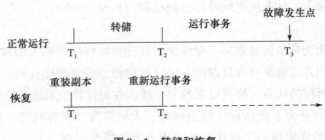

图 8-1　转储和恢复

动态转储是指转储期间允许对数据库进行存取和修改。动态转储克服了静态转储的缺点，不用等到正在运行的事务全部结束，也不影响新事务的运行。但是，转储结束时，后备副本上的数据库并不一定正确有效。例如，在转储期间的某个时刻 T_1，系统把数据 A = 100 转储到磁盘上，而在下一个时刻 T_2，某个事务将 A 改为 200。转储结束后，副本上的 A 已经是过时的数据了。

因此，必须要把转储期间各事务对数据库的修改活动登记下来，建立日志文件。这样，同时利用后备副本和日志文件就可以把数据库恢复到一致性状态了。

转储还可以分为完全转储和增量转储两种方式。完全转储是指每次转储全部的数据库。增量转储则指每次只转储上一次转储后更新过的数据。使用完全转储得到的后备副本进行恢复更方便些，但是如果数据库很大，则增量转储更实用有效。

因此，数据转储可以分为 4 类：动态完全转储、动态增量转储、静态完全转储和静态增量转储。

2. 建立日志文件

（1）日志文件的格式和内容　日志文件是用来记录事务对数据库的更新操作的文件。不同的数据库系统使用的日志文件格式不同。日志文件主要有两种格式：以记录为单位的日志文件和以数据块为单位的日志文件。

以记录为单位的日志文件中需要登记的内容如下。

1）每个事务的开始标记（BEGIN TRANSACTION）。

2）每个事务的结束标记（COMMIT 或 ROLLBACK）。

3）每个事务的所有更新操作。

每个事务的开始标记、结束标记和每个更新操作均为日志文件中的一条日志记录。每个日志记录的内容主要包括以下 5 类。

1）事务标识（标明哪个事务）。

2）操作类型（插入、删除或修改）。

3）操作对象（记录内部标识）。

4）更新前数据的旧值（对插入操作而言，此项为空）。

5）更新后数据的新值（对删除操作而言，此项为空）。

以数据块为单位的日志文件，日志记录的内容包括事务标识和被更新的数据块。由于将更新前的整个数据块和更新后的整个数据块都放入日志文件中，因此操作类型和操作对象不必放入日志中。

（2）日志文件的作用　日志文件在数据库恢复中起到非常重要的作用。可用来进行事务故障恢复和系统故障恢复，并联合后备副本进行介质故障恢复。

1）事务故障恢复和系统故障恢复必须用到日志文件。

2）在动态转储中必须建立日志文件，利用后备副本和日志文件恢复数据库。

3）在静态转储中也可建立日志文件。恢复数据库时，可重新装入后备副本把数据库恢复到转储结束时刻的正确状态。然后利用日志文件，把已经完成的事务操作全部重做，对故障发生时未正常结束的事务进行撤销处理。这样就可以把数据库恢复到故障前某一时刻的正确状态，如图8-2所示。

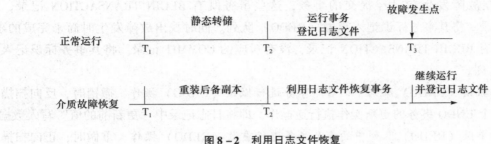

图8-2　利用日志文件恢复

（3）建立日志文件　为保证数据库是可恢复的，建立日志文件时须遵循两条原则。

1）建立的次序严格按并发事务执行的时间次序。

2）必须先写日志文件后写数据库。

第2条原则是因为把对数据的修改写到数据库中和把这个修改操作作为日志记录写到日志文件中是两个不同的操作。系统有可能在这两个操作之间发生故障。如果先将数据写入数据库，而没有在日志文件中登记这个修改操作，则以后就无法恢复这个修改了。如果先写日志，而没有修改数据库，按日志文件恢复时只不过是多执行一次 UNDO 操作，虽然数据没有被真正修改，但是不会影响数据库的正确性。所以为了安全，一定要先写日志文件，然后将修改的数据写入数据库。这就是"先写日志文件"原则。

第三节　恢复的策略

下面将介绍当系统运行发生故障时，如何利用数据库后备副本和日志文件将数据库恢复到故障前的一致性状态。不同故障类型恢复策略也是不同的。

一、事务故障的恢复

事务故障是指事务在运行到正常终止点之前被终止。这时恢复程序利用日志文件撤销（UNDO）此事务对数据库进行的修改。事务故障的恢复是由系统自动完成的，对用户是透明的。系统的恢复步骤如下。

（1）反向扫描日志文件（从后向前扫描日志文件），查找该事务的更新操作。

（2）对该事务的更新操作执行逆操作。即将日志记录中"更新前的值"写入数据库。如果记录中是插入操作，则相当于做删除操作。若记录中是删除操作，则做插入操作；若是修改操作，则相当于用修改前的值代替修改后的值。

（3）继续反向扫描日志文件，查找该事务的其它更新操作，并做同样的处理。

（4）如此处理下去，直到读到此事务的开始标记，事务故障就恢复完成了。

二、系统故障的恢复

系统故障造成数据库的不一致状态有两个原因：一是未完成的事务对数据库的更新已写入数据库；二是已提交的事务对数据库的更新还留在缓冲区中没有写入数据库。因此，系统恢复操作就要撤销故障发生时未完成的事务，重做已经完成的事务。系统故障恢复是由系统在重新启动时自动完成，无需用户干预。恢复步骤如下。

（1）建立重做（REDO）队列和撤销（UNDO）队列　正向扫描日志文件（从头扫描日志文件），找出在故障发生前已经提交的事务，这些事务既有 BEGIN TRANSACTION 记录，又有 COMMIT 记录。将其事务标识记入重做（REDO）队列。同时找出故障发生时尚未完成的事务，这些事务只有 BEGIN TRANSACTION 记录，没有对应的 COMMIT 记录，将其事务标识记入撤销（UNDO）队列。

（2）对撤销（UNDO）队列中的各个事务进行撤销（UNDO）操作　撤销时，反向扫描日志文件，对每个 UNDO 事务的更新操作执行逆操作，即将日志记录中"更新前的值"写入数据库。

（3）对重做（REDO）队列中的各个事务进行重做（REDO）操作　重做时，正向扫描日志文件，对每个 REDO 事务重新执行日志文件登记的操作，即将日志记录中"更新后的值"写入数据库。

三、介质故障的恢复

介质故障发生后，磁盘上的物理数据和日志文件都被破坏，恢复的策略是重装数据库，然后重做已完成的事务，具体方法如下。

（1）装入离故障发生时最近的转储副本，使数据库恢复到最近一次转储时的一致性状态。对于动态转储的副本，同时装入转储开始时刻的日志文件副本，利用恢复系统故障的方法，将数据库恢复到一致性状态。

（2）装入转储结束时刻的日志文件副本，重做已完成的事务。首先扫描日志文件，找出故障发生时已提交的事务的标识，将其记入重做队列。然后正向扫描日志文件，对重做队列中的所有事务进行重做处理。即将日志记录中"更新后的值"写入数据库。这样就可以将数据库恢复至故障前某一时刻的一致性状态了。

介质故障的恢复需要 DBA 介入。但 DBA 只需要重装最近转储的数据库副本和有关的各日志文件副本，然后执行系统提供的恢复命令即可，具体的恢复操作仍由 DBMS 完成。

第四节　具有检查点的恢复

利用日志技术进行数据库恢复时，恢复程序必须搜索所有日志，确定哪些事务需要重做。一般来说，需要检查所有日志记录。这样做会产生两个问题：一是搜索整个日志将耗费大量时间，二是很多需要重做的事务实际上已经将数据更新操作的结果写入到数据库中，而恢复程序又重新执行了这些操作，浪费了大量的时间。为了解决这些问题，又出现了具有检查点的恢复技术。

具有检查点的技术就是在日志文件中增加了"检查点记录"（check point）和一个"重新开始"文件，并让恢复程序在登录日志文件时动态地维护日志。

1. 检查点记录和重新开始文件

检查点记录的内容包括以下两点。

（1）建立检查点时刻所有正在执行的事务清单。

（2）这些事务最近一条日志记录的地址。

重新开始文件用来记录各个检查点记录在日志文件中的地址。图 8－3 显示了建立检查点 C_i 时对应的日志文件和重新开始文件。

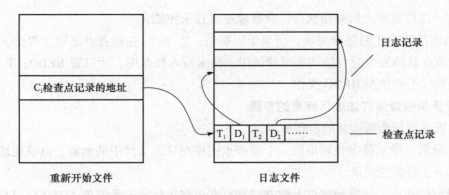

图 8 - 3 具有检查点的日志文件和重新开始文件

2. 动态维护日志文件的方法

动态维护日志文件的方法是周期性地执行如下操作：建立检查点，保存数据库状态。具体步骤如下。

（1）将当前日志缓冲区中的所有日志记录写入磁盘的日志文件上。

（2）向日志文件中写入一条检查点记录。

（3）将当前数据缓冲区的所有数据记录写入磁盘的数据库中。

（4）把检查点记录在日志文件中的地址写入一个重新开始文件。

3. 使用检查点进行数据恢复的策略

数据恢复程序可以定期或不定期地通过建立检查点保存数据库状态。检查点可以按照预设的一个时间间隔建立，如每隔两小时建立一个检查点；也可以按照某种规则建立检查点，如日志文件已写满一半时建立一个检查点。

使用检查点方法可以改善数据库恢复的效率。当事务在一个检查点之前提交，事务对数据库所做的修改一定已经写入了数据库，写入时间是在这个检查点建立之前。因此，在进行恢复处理时，没有必要重做事务中的操作了。

当系统出现故障时，数据恢复程序可以根据事务的状态采取相应的恢复策略，图 8 - 4 中事务的状态及其采取的恢复策略如下。

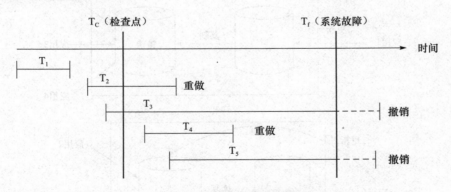

图 8 - 4 具有检查点的恢复

（1）T_1 在检查点之前提交。

（2）T_2 在检查点之前开始执行，在检查点之后故障点之前提交。

（3）T_3 在检查点之前开始执行，在故障点时还未完成。

（4）T_4 在检查点之后开始执行，在故障点之前提交。

（5）T_5 在检查点之后开始执行，在故障点时还未完成。

T_3 和 T_5 在故障发生时还未完成，所以予以撤销；T_2 和 T_4 在检查点之后才提交，它们对数据库所做的修改在故障发生时可能还在缓冲区中，尚未写入数据库，所以要 REDO；T_1 在检查点之前已提交，所以不必执行 REDO 操作。

4. 系统使用检查点方法进行恢复的步骤

使用检查点进行数据恢复的步骤如下。

（1）从重新开始文件中找到最后一个检查点记录在日志文件中的地址，由该地址在日志文件中找到最后一个检查点记录。

（2）由该检查点记录得到检查点建立时刻所有正在执行的事务清单 ACTIVE – LIST。

建立两个事务队列：

UNDO – LIST：需要执行 UNDO 操作的事务集合；

REDO – LIST：需要执行 REDO 操作的事务集合；

把 ACTIVE – LIST 暂时放入 UNDO – LIST 队列，REDO 队列暂为空。

（3）从检查点开始正向扫描日志文件，直到日志文件结束。

如有新开始的事务 T_i，把 T_i 暂时放入 UNDO – LIST 队列；

如有提交的事务 T_j，把 T_j 从 UNDO – LIST 队列移到 REDO – LIST 队列；

（4）对 UNDO – LIST 中的每个事务执行 UNDO 操作，对 REDO – LIST 中的每个事务执行 REDO 操作。

第五节　数据库镜像

我们已经看到，介质故障是对系统影响最为严重的一种故障。系统出现介质故障后，用户应用全部中断，恢复起来也比较费时。而且 DBA 必须周期性地转储数据库，这也加重了 DBA 的负担。如果没有及时而正确地转储数据库，一旦发生介质故障，会造成较大的损失。

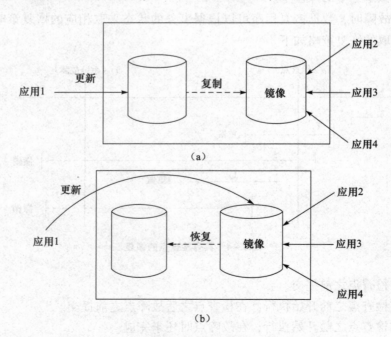

图 8 – 5　数据库镜像

随着磁盘容量越来越大，价格越来越便宜，为避免磁盘介质出现故障影响数据库的可用性，许多数据库管理系统提供了数据库镜像（mirror）功能用于数据库恢复。即根据 DBA 的要求，自动把整个数据库或其中的关键数据复制到另一个磁盘上。每当主数据库更新时，DBMS 自动把更新后的数据复制过去，即 DBMS 自动保证镜像数据与主数据的一致性，如图 8 – 5（a）所示。这样，一旦出现介质故障，可由镜像磁盘继续提供使用，同时 DBMS 自动利用镜像磁盘数据进行数据库的恢复，不需要关闭系统和重装数据库副本，如图 8 – 5（b）所示。在没有出现故障时，数据库镜像还可以用于并发操作，即当一个用户对数据加排它锁修改数据时，其他用户可以读镜像数据库上的数据，而不必等待该用户释放锁。

由于数据库镜像是通过复制数据实现的，频繁地复制数据自然会降低系统运行效率，因此在实际应用中用户往往只选择对关键数据和日志文件镜像，而不是对整个数据库进行镜像。

小　结

事务是数据库的逻辑工作单元，只要 DBMS 能够保证系统中一切事务的 ACID 特性，就能保证数据库处于一致状态。为了保证事务的原子性、一致性与持续性，DBMS 必须对事务故障、系统故障和介质故障进行恢复。数据库的转储和登记日志文件是恢复中最常使用的技术。恢复的基本原理就是利用存储在后备副本、日志文件和数据库镜像中的冗余数据来恢复数据库。

事务不仅是恢复的基本单位，也是并发控制的基本单位，为了保证事务的隔离性，保证事务的一致性，DBMS 需要对并发操作进行控制。并发控制原理和技术将在第十章中介绍。

习　题

1. 试述事务的概念及事务的 4 个特性。

2. 数据库运行中可能产生的故障有哪几类？哪些故障影响事务的正常执行？哪些故障破坏数据库数据？

3. 数据库转储的意义是什么？试比较各种数据转储方法。

4. 什么是日志文件？为什么要建立日志文件？

5. 建立日志文件时为什么必须先写日志文件后写数据库？

6. 针对不同的故障，试给出恢复的策略和方法。（即如何进行事务故障、系统故障和介质故障恢复？）

7. 具有检查点的恢复技术有什么优点？试举一个具体的例子加以说明。

8. 什么是数据库镜像？它有什么用途？

第九章
关系查询原理及优化

从大多数的实例中来看，消耗数据库资源最多的是 SQL 语句，而 SQL 语句中代价最大的语句就是基于 SELECT 的查询语句。例如对一个拥有上百万个甚至上千万个元组的数据表来说，全表扫描一次可能需要数十分钟甚至更多时间，但如果能够采用更好的查询策略，则可以将查询时间降低到几秒或者更少。因此人们往往对查询语句进行优化，来提高整个数据库的性能。

本章首先介绍关系数据库的查询处理原理，使读者了解查询处理的基本步骤及算法，再介绍查询优化的概念及方法，使读者掌握查询优化的各种技术，最终了解如何通过查询优化提高查询效率。

第一节　关系查询处理

查询处理是指从数据库中提取数据时所涉及的一系列执行活动，包括将高级数据库查询语言翻译成计算机能够识别的内部表现形式、为优化查询而进行的各种转换、查询的具体执行计划等。

一、查询处理步骤

关系数据库管理系统的查询处理基本分为语法分析与翻译、查询优化、查询执行 3 个步骤，如图 9 – 1 所示。

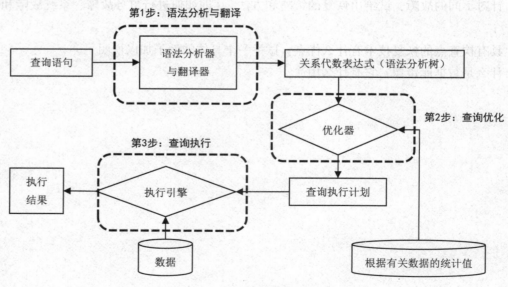

图 9 – 1　查询处理步骤示意图

1. 语法分析与翻译

SQL 语句虽然便于用户理解和使用，但并不适合进行系统内部表示，因此在查询处理的过程中首先需要将查询语句翻译成系统的内部表示形式。在这个过程中，通过类似于编译器的语法分析器对查询语句进行扫描、分析其语法是否符合 SQL 语法规则、识别语言符号、验证查询中出现的关系名是否为数据库中的关系名等操作，构造出该查询语句的语法分析树（syntax tree），然后将其转换为等价的关系代数表达式。

2. 查询优化

每一个关系代数表达式，尤其是复杂的表达式，通常都可以转换成多种不同的形式，而每一种形式又可以有多种不同的方式来执行，所以一个查询会存在多种不同的执行方案。我们将带有执行方式的关系代数表达式称为计算原语（evaluation primitive）。

用于执行一个计算原语的操作序列称为查询执行计划（query – execution plan）。查询优化（query optimization）就是从这许多不同的方案中找出最有效的查询执行计划的处理过程。查询优化不是要求用户写出的查询语句有多么高效，而是在运行用户查询语句的过程中，选择一个具有较小执行代价的查询执行计划。查询优化有很多方法，按照优化的层次可分为代数优化和物理优化。代数优化就是优化代数表达式，通过一定的规则，改变表达式的组织方式，构造一个与原表达式等价但更高效的表达式。物理优化就是对存取路径和底层操作算法的优化和选择。

3. 查询执行

通过查询优化器选择并生成查询执行计划后，就需要通过该计划来执行查询并输出查询结果了。查询执行引擎（query – execution engine）接受到一个查询执行计划，就会执行该计划并返回执行结果。

二、查询处理算法

在查询处理过程中涉及很多查询操作，例如选择、投影、连接、排序等，这些操作都是通过与之相关的算法得以实现的。那么这些算法究竟是如何实现的呢？下面我们介绍几种主要的查询处理算法。

1. 选择运算

在查询处理中，选择运算是最常用的一种查询操作，是在关系中选择符合给定条件元组的运算。通过线性扫描方法和索引扫描方法可以完成多种复杂的选择运算，这里只介绍几种基本的选择运算实现方法。

（1）使用线性扫描方法　根据搜索条件，系统按照物理顺序扫描每一个文件块，对所有元组进行测试，逐一比对每个元组是否满足选择条件，最后输出满足条件的所有元组。这种方法对于数据量较少的关系查询效果较好，对于数据量较多的关系来说速度相对较慢，但由于它对于数据文件的结构以及选择操作的种类都没有要求，因此对于任何文件都适用。

（2）使用索引扫描方法　为了加快查询的速度我们建立了能够直接定位这些元组的结构——索引。所以一般在建立了索引的属性上系统都会根据已有索引进行扫描。索引有顺序索引、B+树索引和散列索引等，为系统提供了定位和存取数据的路径，因此我们把索引的结构称为存取路径（access path）。

下面我们以第三章 SQL 语言中的单表选择为例介绍索引扫描的实现方法。

例 9.1　SELECT * FROM Patient WHERE <条件表达式>；
<条件表达式>有以下几种情况。

C1:pID ='p1'

C2:pID <'p5'

C3:Age >=40

C4:pID <'p5' AND Age >=40

假设 pID 建立了顺序聚集索引（表的物理顺序和索引顺序排列一致），Age 上建有 B + 树非聚集索引（表的物理顺序和索引顺序不同）则例9.1 中的各条件的扫描方法如下。

条件 C1：先通过聚集索引寻找 pID ='p1' 的索引项的指针，然后通过索引项指针直接在 Patient 表中检索到相应病人的基本信息。

条件 C2：由于 pID 上建立了聚集索引，因此文件的物理顺序是按照该属性的顺序进行排列的，所以只需要简单地按顺序从首个元组开始进行扫描，直到遇到首条满足pID ='p5' 的元组为止，扫描过的元组即为查询结果。

条件 C3：先通过 Age 上的非聚集索引找到满足条件 Age =40 的索引项，然后在索引的顺序集中找到 Age >40 的所有索引项的指针，通过指针到 Patient 表中逐一检索出这些元组的基本信息。（由于非聚集索引并不是按照文件的物理顺序排列的，因此在非聚集索引上连续的元组在文件中可能不连续甚至不在同一个磁盘块中，因此每取一个元组可能需要一次 I/O 操作，当检索出的元组数量较多时，可能耗时要比一次完整的线性扫描还要大）

条件 C4：该条件为 C2 和 C3 两个简单条件的合取运算，我们可以使用多种不同的方法来实现，下面列举两种方法。

方法一：利用一个索引的合取选择。先通过 C3 检索出满足条件的元组，再在内存的缓冲区中测试每一条检索到的元组是否满足 C2 的条件，最后将满足条件的元组作为结果输出。

方法二：通过标识符的交实现合取选择。先对 C2 和 C3 所在索引进行扫描，获取满足 C2 和 C3 条件的两组元组的指针，然后求两组指针的交集，最后根据交集指针找到在 Patient 表中病人信息。

2. 连接运算

连接运算是查询处理中耗时最多的操作之一，这里我们只讨论最常用的等值连接的实现。下面我们基于第三章中的数据库，以两张表的等值连接为例，介绍连接运算的实现方法。

例9.2 SELECT * FROM Patient, CureFee WHERE Patient. pID = CureFee. pID;

（1）嵌套循环连接（nested loop join） 这种算法是在两个关系中通过外层关系和内层关系之间的循环连接而形成的，在例9.2 中不妨设 Patient 为连接的外层关系，而 CureFee 为连接的内层关系。先使用外层表中的每一个元组检索 CureFee 表中的每一个元组，并检查这两个元组在 pID 属性上是否相等，然后将所有相等元组中的属性串联起来最后输出。

这种算法简单可行，不需要任何条件，在任何情况下都可以使用。而且用该算法扩展计算的自然连接也非常简单明了，只需要在输出结果集之前进行去掉重复属性的投影运算即可。但由于这种算法要逐个检查两个关系中的每一对元组，因此查询效率较低。

（2）索引嵌套循环连接（indexed nested – loop join） 这种算法是将嵌套循环连接中内层关系的线性扫描方式替换成了索引查找方式。在例9.2 中，如果关系 CureFee 的连接属性 pID 上有索引，则可设 CureFee 为内层关系。索引嵌套循环连接算法为：对 Patient 表的每一个元组，用 pID 属性的值在 CureFee 表的索引上查找满足连接条件的元组，然后将对应的元组串联起来输出。直到将 Patient 表中的所有元组处理完为止。

由于在 CureFee 表中查找与给定 pID 值满足连接条件的元组，本质就是在内层关系上做选择运算。所以使用索引查找会比线性扫描要快得多，所以为了加快连接的速度，我们通常都在表的连接之前专门建立一些临时索引，以供连接运算使用。

注释：这里我们需要加索引的是内层关系，如果内层和外层关系针对连接属性都有索引时，则一般把元组较少的关系作为外层关系。

（3）排序–归并连接（sort–merge join）　这种算法也是一种常用的连接算法，常用于自然连接和等值连接。例9.2中，在进行归并连接前，首先要确保Patient表和CureFee表在pID属性上已经排序，如果没有排序则先对它们进行排序。然后归并连接算法会为每个表分配一个指针，这些指针初始指向相应表的第一个元组，如图9–2所示。然后按照如下步骤进行归并连接。

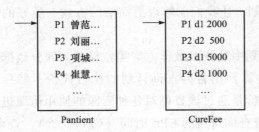

图9–2　归并连接中对已排序表中添加的指针

步骤1：用Patient表指针指向的元组和CureFee表指针指向的元组在pID属性上进行比较，如果相同则把这两个元组连接起来。CureFee表指针下移一行，继续比较，直到出现pID属性不相同的元组，则Patient表指针下移一行。

步骤2：返回执行步骤1。直到任意一个指针遍历了整个表，则完成本次归并连接算法。

这种算法尤其适用于连接的诸表已经排好序的情况，因为若不考虑排序代价相连接的两个表都只遍历了一遍，拥有极高的连接效率。但如果连接的两表没有事先按照给定属性排序，则需要先排序后归并连接，这时查询处理的时间还要加上两个表的排序时间。不过就算增加了排序时间，归并连接算法的查询处理时间也要小于循环嵌套连接的查询处理时间。

（4）散列连接（hash join）　散列连接是借助散列算法，利用内存空间进行高速数据缓存检索的一种算法。该算法的连接速度比归并连接要快很多，下面介绍该算法的步骤：

步骤1：在Patient和CureFee表中选择出一个相对较小的表，也就是参与连接操作的数据集合数据量小的表（例如Patient）。对该表连接属性字段（例如pID）中的所有数据值，进行散列函数操作。

步骤2：将经过散列处理过的元组按照散列函数分撒到散列表桶（bucket）中，并且依据不同的散列函数值，进行划分bucket操作。每个bucket中包括所有相同散列函数值的表数据。同时建立散列键值对应位图。

步骤3：依次读取大表（例如CureFee）中的数据连接列，并且对每个散列值进行bucket匹配，定位到适当的bucket上，最后进行小规模的精确匹配，并把匹配的元组连接起来。

第二节　关系查询优化

查询优化就是为查询处理寻找一个良好的查询执行计划的过程，在整个数据库系统中拥有非常重要的意义。一个好的查询计划和一个差的查询计划在执行时间上可能会相差好几个数量级，这将直接影响到整个关系数据库管理系统的性能。

一、查询优化概述

通过上一节我们了解到一个查询语句的查询处理过程是分为很多步骤的，并且每个步骤都可以有很多种算法实现。这些复杂算法的选择如果全部由用户来完成，就要用户具有较高的数据库技术和程序设计水平，这样会无形中加重了用户使用数据库的负担。如果能够将查询优化的过程透明化，用户只要用 SQL 语言表达出查询的要求，而查询优化由系统完成，那么用户就能够更简单便捷地使用数据库系统了。

关系数据库系统就具有这样的查询优化功能，能够帮助用户建立统计信息，在不同的计划中分析并估算出高效的执行计划，让我们能够以更简洁的方式、更好的技术得到代价更小的执行方案。

如何能够在多种查询计划中选择出最佳方案呢？目前大部分数据库管理系统的选择方法是通过某种代价模型计算（估算）出各种查询计划的执行代价，然后选择代价最小（或较小）的最佳方案。查询处理的代价是通过该查询对各种资源的使用情况进行度量的，这些资源包括磁盘存取（I/O 代价），执行查询所用的 CPU 时间（CPU 代价），查询内存开销，还有在并行/分布式数据库系统中的通信代价等。在大型数据库系统中，因为一个任务消耗 CPU 时间很难估计，所以为了简化计算我们通常都会忽略 CPU 时间。与磁盘存取的时间相比内存开销也可以忽略不计，所以我们仅仅用磁盘存取代价这个主要代价来度量查询执行计划的代价。

磁盘的存取代价一般包括传送磁盘块数和搜索磁盘次数。设磁盘系统传输一个块的数据平均消耗为 t_T 秒，磁盘块平均访问时间（磁盘搜索时间 + 旋转延迟）为 t_S 秒，则一次传输 B 个块及执行 S 次磁盘搜索的操作将消耗 $B * t_T + S * t_S$ 秒。高端的磁盘的典型数值通常为 $t_S = 4$ 毫秒，$t_T = 0.1$ 毫秒（按盘块大小 4KB，传输速率为 40MB/S 来算）。

二、查询优化示例

下面我们以 SQL 语言中的查询语句为例，讲解查询优化的重要性。

例 9.3 查询 d1 号医生看过的病人的姓名。

SELECT Patient. pName

FROM Patient，CureFee

WHERE Patient. pID = CureFee. pID AND CureFee. dID = 'd1'

该查询语句可以翻译成许多种关系代数表达式中的任意一个，下面我们列举其中两种关系代数表达式来计算他们的查询代价：

表达式 1：$\prod_{pName} (\sigma_{CureFee. dID = 'd1'} (Patient \bowtie CureFee))$

表达式 2：$\prod_{pName} (Patient \bowtie \sigma_{CureFee. dID = 'd1'} (CureFee))$

假定 Patient 的元组个数 $N_{Patient} = 1000$，一个磁盘块可以存放 10 个元组，则 Patient 表占用磁盘块数 $B_{Patient} = 100$。CureFee 的元组个数 $N_{CureFee} = 10000$ 个，一个磁盘块可以存放 25 个元组，则 CureFee 表占用磁盘块数 $B_{CureFee} = 400$。

计算机在进行各种查询处理算法时必须要将查询相关的元组读入内存，然后再在内存中进行相关操作。因此需要考虑到系统为关系所分配的内存容量，最坏的情况是系统为每一个关系只分配一个缓冲数据块，而最好的情况是内存有足够的空间同时容纳两个关系的所有元组。这里我们假设系统为 Patient 表分配 5 个缓冲数据块，为 CureFee 分配 1 个缓冲数据块。

1. 使用表达式 1 计算执行代价

步骤 1：先在表达式中先计算 Patient ⋈ CureFee 的连接运算。通过 9.1.2 中了解到两个关系的连接有许多种算法，这里我们只考虑嵌套循环连接。此连接的元组对数目是 $N_{Patient} * N_{CureFee}$，对关系 Patient 中的每一个元组，我们必须对 CureFee 作一次完整的扫描。则对于数据块的传输需要 $N_{Patient} * B_{CureFee} + B_{Patient}$ 次，而内存中给 Patient 表分配了 5 个缓冲数据块，则共需要 1000/（5 * 10）* 400 + 100 = 8100 次。每次扫描 CureFee 我们只需要一次磁盘搜索，因为 CureFee 的数据是顺序读取的，所以共需磁盘搜索次数 1000/（5 * 10）+ 100 = 120 次。以当今高端的磁盘的典型数值来计算，执行连接的时间代价为 120 * 4 + 8100 * 0.1 = 1290 毫秒。假如连接后生成的临时表元组数为 10000 个，系统将之存放在中间文件中，设每个数据块能装 10 个元组，且读写磁盘的速度一致，则 $B_{Patient⋈CureFee}$ 的个数为 10000/10 = 1000，写入文件需 1000 * 0.1 + 4 = 104 毫秒。

步骤 2：在表达式中计算 CureFee. dID = ' d1 ' 的选择运算。这里我们使用线性扫描算法进行选择运算。因本运算进行的是等值比较，所以平均扫描时间为 $(B_{Patient⋈CureFee}/2) * t_T + t_S$，即 1000/2 * 0.1 + 4 = 54 毫秒。

步骤 3：对步骤 2 的选择结果在 pName 上作投影并输出。由于投影可以与选择运算同步进行，因此此步骤时间忽略。

最终，整个表达式的时间代价之和约为 1290 + 104 + 54 = 1448 毫秒。

2. 使用表达式 2 计算执行代价

步骤 1：先对 CureFee 表做选择运算，计算 CureFee. dID = 'd1'。使用线性扫描算法，对 CureFee 表做等值比较，平均扫描时间应为 CureFee 全表扫描时间的一半，则数据块传输需 $B_{CureFee}/2$ 次，磁盘搜索 1 次。时间代价约为 400/2 * 0.1 + 4 = 24 毫秒。假设选择运算的结果为 50 个元组，由于等值运算满足条件的元组较少，因此不需要使用中间文件，而是直接将结果存在内存中。

步骤 2：将 Patient 表与内存中的选择运算结果表相连接。由于结果表在内存中忽略扫描的时间，则连接运算中数据块的传输只需 $B_{Patient}$ 次，磁盘搜索 1 次。时间代价约为 100 * 0.1 + 4 = 14 毫秒。

步骤 3：把步骤 2 的结果投影输出。

最终，整个表达式的时间代价之和约为 24 + 14 = 38 毫秒。

通过以上两不同关系代数表达式的代价估算，可以得出同一个查询语句的代数表达式不同，则其运算的执行时间就不同。一个好的代数表达式可以成倍地甚至多倍地减少查询运算时间，从而优化整个查询操作。

在估算例 9.3 的两个表达式的执行代价时，我们选择的查询操作算法是代价最大的线性扫描算法和嵌套循环连接算法。如果选择操作对应的属性上有索引，则可以使用索引扫描算法。例如，表达式 2 的选择运算中 CureFee 表在 dID 属性上有索引，则在进行等值比较时就不用扫描全表，而只读取 dID = d1 的那 50 个元组即可。涉及满足条件的数据块可能只有几块，所以时间代价必定减少。当然如果连接属性上有索引，则在进行连接运算的时候可以使用索引嵌套循环连接算法；如果连接属性进行了排序，还可以使用排序–归并连接算法等。这些算法的使用都可以在一定程度上降低查询的执行代价，从而使查询更加优化。

通过这个简单的例子可以看出，进行关系代数表达式的选择可以优化查询的执行代价，进行操作算法的选择也可以优化查询的执行代价。因此在进行查询操作时，把选择更好的关系代数表达式的方式称为代数优化，把选择更好的操作算法的方式称为物理优化。

第三节 代数优化

一个查询可以表示成多种不同形式的关系代数表达式，每种都有不同的执行代价。代数优化策略就是通过在不同的代数表达式中进行关系代数转换，寻找执行代价较小的关系代数表达式，从而提高查询的效率。

一、关系代数转换

关系代数转换也称为关系代数等价变换，是指通过等价变换规则将一个关系代数表达式转换成另外一种表示形式，而变换后的关系代数表达式与原来的表达式在每一个有效数据库实例中都会产生相同的结果。

下面介绍一些常用的等价变换规则，证明从略。

设 E、E_1、E_2 等表示关系代数表达式，F、F_1、F_2 等表示谓词，A、A_1、A_2 等表示属性列表，$E_1 \equiv E_2$ 表示 E_1 和 E_2 是等价的，则有如下等价变换规则。

1. 连接运算的交换律

$$E_1 \bowtie E_2 \equiv E_2 \bowtie E_1$$

$$E_1 \underset{F}{\bowtie} E_2 \equiv E_2 \underset{F}{\bowtie} E_1$$

2. 选择运算的串接定律

$$\sigma_{F_1}(\sigma_{F_2}(E)) \equiv \sigma_{F_1 \wedge F_2}(E)$$

也就是说两个选择可以合并为一个一次查找所有条件的选择。

由 $F_1 \wedge F_2 = F_2 \wedge F_1$，因此选择的交换律也成立：

$$\sigma_{F_1}(\sigma_{F_2}(E)) \equiv \sigma_{F_2}(\sigma_{F_1}(E))$$

3. 投影运算的串接定律

设 L_1，L_2，$\cdots$，L_n 为属性集，并且 $L_1 \subseteq L_2 \subseteq \cdots \subseteq L_n$，则下式成立：

$$\prod_{L_1}\left(\prod_{L_2}\left(\cdots\left(\prod_{L_n}(E)\right)\cdots\right)\right) \equiv \prod_{L_1}(E)$$

4. 选择运算与投影运算的交换律

如果条件 F 仅仅涉及属性 A_1，$\cdots$，A_n，那么：

$$\prod_{A_1,\cdots,A_n}(\sigma_F(E)) \equiv \sigma_F\left(\prod_{A_1,\cdots,A_n}(E)\right)$$

更一般地，如果条件 F 涉及不在 A_1，$\cdots$，A_n 中出现的 B_1，$\cdots$，B_m，那么：

$$\prod_{A_1,\cdots,A_n}(\sigma_F(E)) \equiv \prod_{A_1,\cdots,A_n}\left(\sigma_F\left(\prod_{A_1,\cdots,A_n,B_1,\cdots,B_m}(E)\right)\right)$$

5. 连接运算的结合律

$$(E_1 \bowtie E_2) \bowtie E_3 \equiv E_1 \bowtie (E_2 \bowtie E_3)$$

如果 E_1、E_2 和 E_3 是关系表达式，且 F_1 和 F_2 是连接条件，且 F_1 只涉及 E_1 和 E_2 的属性，F_2 只涉及 E_2 和 E_3 的属性，那么下列式子成立：

$$(E_1 \underset{F_1}{\bowtie} E_2) \underset{F_2}{\bowtie} E_3 \equiv E_1 \underset{F_1}{\bowtie} (E_2 \underset{F_2}{\bowtie} E_3)$$

6. 选择运算与连接运算的分配律

（1）如果 F_1 中所有属性只涉及 E_1 的属性，则：

$$\sigma_{F1}\,(E_1 \bowtie E_2) \equiv (\sigma_{F1}\,(E_1)) \bowtie E_2$$

（2）如果 F_1 中所有属性只涉及 E_1 的属性，F_2 中所有属性只涉及 E_2 的属性，则：

$$\sigma_{F1 \wedge F2}\,(E_1 \bowtie E_2) \equiv (\sigma_{F1}\,(E_1)) \bowtie (\sigma_{F2}\,(E_2))$$

7. 投影运算与连接运算的分配律

如果 L_1，L_2 分别表示 E_1，E_2 的属性，且连接条件 F 只涉及 L_1，L_2 中的属性，则：

$$\prod_{L_1 \cup L_2}\,(E_1 \bowtie E_2) \equiv (\prod_{L_1}\,(E_1)) \bowtie (\prod_{L_2}\,(E_2))$$

8. 选择运算与并、交、差运算的分配律

$$\sigma_F\,(E_1 \cup E_2) \equiv \sigma_F\,(E_1) \cup \sigma_F\,(E_2)$$

将上述等价规则"∪"替换成"∩"或"－"时也成立。

9. 投影运算与并运算的分配律

$$\prod_A\,(E_1 \cup E_2) \equiv (\prod_A\,(E_1)) \cup (\prod_A\,(E_2))$$

例 9.4 现有下列查询：找出呼吸科所有医生的姓名及每个医生所看过的就诊总费用大于 1000 的病人 ID。

SELECTdName，pID

FROM Doctor，CureFee

WHERE Doctor. dID = CureFee. dID AND Department = '呼吸科' AND Fee > 1000；

该查询的关系代数表达式为：

表达式 1：$\prod_{dNname,pID}\,(\sigma_{Department='呼吸科' \wedge Fee>1000}\,(Doctor \bowtie CureFee))$

利用选择运算的串接定律可以将上述表达式转换为：

表达式 2：$\prod_{dNname,pID}\,(\sigma_{Department='呼吸科'}\,(\sigma_{Fee>1000}\,(Doctor \bowtie CureFee)))$

再利用选择运算与连接运算的分配律可将表达式转换为：

表达式 3：$\prod_{dNname,pID}\,(\sigma_{Department='呼吸科'}\,(Doctor) \bowtie \sigma_{Fee>1000}\,(CureFee))$

当然关系代数转换并不唯一，我们也可以利用选择运算与连接运算的分配律直接将表达式 1 转换成表达式 3。

二、启发式规则

利用等价变换规则可以转换关系代数表达式，但每个表达式拥有多种转换方法，若每次进行代数优化都要先将表达式转换成多种形式，然后计算每一个转换后表达式的执行代价，最后从中找出代价最小的表达式加以执行的话，那么代数优化本身的代价就会非常大。因此查询优化器通常使用启发式规则（heuristics rules）来减少优化代价。所谓启发式规则是指那些在大部分情况下都适用，但并不是所有情况都适用的规则。对于启发式的优化规则来说，查询优化器通常不会验证采用本规则转换后的代价是否减少，而是直接加以使用。

下面列举部分典型的启发式规则。

1. 选择运算优先原则

本规则在查询优化策略中最基本、最重要。因为选择运算一般都可以使参与关系运算的元组数大大减少，因此本规则通常可以大幅减少查询的执行时间。

2. 投影运算优先原则

与选择运算一样，投影运算也可以减少关系的大小。因此，每当产生临时关系时，只要有可能应立即执行投影。

3. 选择与投影合并规则

在一个关系中进行选择运算时需要对每一个元组进行扫描，因此可以在扫描过程中同时完成每个元组的投影运算，这样就可以避免重复的关系扫描。

4. 投影与其他双目运算合并规则

所有的双目运算，如连接、并、交、差等都需要进行关系扫描，因此可在这些关系扫描的过程中进行投影操作，减少扫描代价。

5. 笛卡尔积合并规则

若笛卡尔积运算前后有选择操作，可以将选择操作与笛卡尔积结合起来形成连接运算，从而节约运算代价。

6. 提取公共子表达式规则

若代数表达式中出现公共子表达式，可提取出来进行合并。例如可将 OR 连接的两端相同选择的操作合并，减少查询开销。若不能合并的也可以先行计算并将结果写入中间文件，从而减少计算量。

下面给出一些利用启发式规则和等价变换规则进行的关系代数表达式的优化算法。

（1）利用等价变换规则中的 2、4、6、8 实现选择运算优先原则。

（2）利用等价变换规则中的 3、4、7、9 实现投影运算优先原则。

（3）利用等价变换规则中的 2~4 将选择和投影的串接转换为单个选择、单个投影或单个选择和单个投影在一起的形式。这样可以让多个选择或投影同时执行，那么就可以遵循选择与投影合并规则，减少扫描关系的次数。

（4）将以上变换得到的语法树的内节点分组。每一个双目运算与其树根（直接相关的选择投影运算）一组，若双目运算的树枝及树叶也是单目运算，则也合并到该组；若双目运算是笛卡尔积则只能将组成等值连接的选择运算合并为一组，其他单目运算单独分组。

例 9.4 中代数表达式的转换过程实际上就是利用选择运算的串接定律和选择运算与连接运算的分配律实现选择运算优先原则。关系代数语法树及启发规则优化后的查询树如图 9-3 所示。由于优化后的查询树先执行选择操作，所以势必要减少后期用于连接操作的元组个数，因此可以大大提高查询效率。

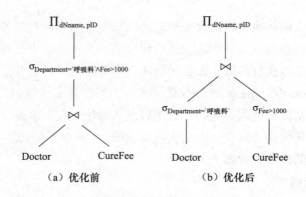

图 9-3 关系代数的转换示意图

第四节　物理优化

代数优化其实并没有涉及具体的查询处理，只是从表达式层面进行表达式的等价变换，从理论上进行优化。当代数表达式确定以后，查询优化器就会根据表达式将每一个查询操作具体化，即为每一个查询操作指定查询处理算法，形成最终的查询执行计划，这就是物理优化。

一、存取路径优化

存取路径优化是一种基于启发式规则的定性优化方案，优化效果较为粗略，但易于实现且优化本身代价较小，适用于解释执行的系统。下面针对几个具体的查询操作介绍一些常见的存取路径优化规则。

1. 选择操作的存取路径优化

（1）如果关系中数据量较小，则即使属性上有索引也使用线性扫描方法进行选择。

（2）如果选择条件所在属性有主码索引，且进行的是等值比较，即查询结果是唯一一个元组，则可以选择索引扫描方法。因为一般的数据库管理系统都会自动给主码建立唯一的聚集索引。

（3）如果选择条件所在属性非主码但有索引，且进行的是等值比较、非等值比较或范围查询时，若查询结果元组数小于所有元组数的10%，则可以使用索引扫描方法选择，否则使用线性扫描方法选择。

（4）如果选择条件涉及多属性的合取选择，若这些相关属性上有组合索引则优先使用该索引扫描方法选择，若这些属性上有独立索引则使用例 9.1 条件 C4 的方法进行索引扫描，否则使用线性扫描方法选择。

（5）如果选择条件涉及多属性的析取选择，则使用线性扫描方法选择。

2. 连接操作的存取路径优化

（1）如果参与连接的两个关系都已按照连接属性排序，则使用排序 - 归并连接方法进行连接。

（2）如果参与连接的两个关系中有任意一个有连接属性上的索引，则使用索引嵌套循环连接方法进行连接。

（3）如果参与连接的两个关系中既没有按连接属性排序又没有索引，但其中一个表比较小，则可以使用散列连接方法进行连接。

（4）以上条件都不满足，则使用嵌套循环连接方法进行连接。在连接操作时选择占用内存较小的关系作为连接的内层关系可适当减少存取代价。

注释：为了节约计算时间，启发式优化器对启发式优化是不会验证执行代价是否减少，而是直接加以使用。因此基于启发式规则的存取路径优化通常会被使用，而且大部分情况都可以有助于优化的实现。

二、基于代价的优化

基于代价的优化方法主要是将查询中的每个操作的执行代价都计算出来，比较出执行代价较小或最小的计算原语，形成最终的执行计划。由于实现这种优化本身需要对多种算法进行估算，因此其优化自身的代价也较大。

对于不同的查询操作有不同的代价估算方法和公式，下面只列举其中的几种，以供参考。为了便于公式的理解，这里只以查询操作扫描的数据块的数量来度量查询执行计划的代价，至于每个数据块的磁盘搜索时间、传输时间、存取时间等实际花费时间就不再详细计算了。

1. 选择运算的代价估算公式

（1）一次完整线性扫描算法，代价为 B。

其中 B 表示一个基本表在文件中所占的块数。文件连续则一次完整线性扫描算法的代价就是扫描 B 个块的时间。

（2）基于线性扫描的码属性等值比较，平均代价为 $B/2$。

因为最多一个元组满足条件，所以只要找到所需要的元组扫描就可以结束，因此平均代价值为一次完整线性扫描块数的一半，即 $B/2$ 块。

（3）基于 $B+$ 树索引的码属性等值比较，代价为 $H+1$。

其中 H 表示索引的层数。因为本算法需要扫描 $B+$ 树中从根节点到叶节点的 H 块，加上找到的元组指针所对应的那一块，所以共需要扫描 $H+1$ 块。

（4）基于 $B+$ 树索引的非码属性比较，代价为：$H+b_s$。

其中 H 表示索引的层数，b_s 表示包含具有指定搜索条件元组的块数。因为本算法首先需要扫描 $B+$ 树从根节点到叶节点的高度 H 块，然后需要通过索引指针找到条件元组所在的基本块的位置，因此需要加上包含搜索条件的块数 b_s。如果有 S 个元组满足条件，则最坏情况（满足条件的元组保存在不同块上）的代价为：$H+S$。

以上我们考虑的是等值比较，如果是条件比较（$>$，$>=$，$<$，$<=$）操作，设有一半的元组满足条件，那么就要存取一半的叶结点。因此代价为：$H+Y/2+B/2$。其中 Y 表示索引叶结点的数量，B 表示一个基本表在文件中所占的块数。

2. 连接运算的代价估算公式

设参与连接的两个关系分别是 R 与 S，拥有 Nr 个元组和 Ns 个元组，占用 B_r 和 B_s 个块，连接操作分配的内存缓冲区块数为 K，其中分配给外层关系 $K-1$ 个缓冲数据块。

（1）嵌套循环连接算法，代价为：$B_r+(B_r/K-1)B_s$。

设 S 为嵌套循环连接的内层关系。具体实现可参看例9.3。如果需要把结果写回磁盘，则应在上面的代价的基础上增加 $(Frs*Nr*Ns)/Mrs$。其中 Frs 为连接选择性，表示连接结果元组数的比例，Mrs 是存放连接结果的块因子，表示每个块中可以存放的元组个数。

（2）归并连接算法，代价为：B_s+B_r。

该算法的代价是假设连接的表已经事先按照连接属性排好序的情况来计算的。如果没有事先排序，该算法的代价中还需要增加排序的代价。对于包含 B 个块的文件排序的代价大约为 $(2*B)+(2*B*\log_2 B)$。

在实际情况中，查询优化器通常会将存取路径优化方案和基于代价的优化结合起来使用。因为估算所有查询计划几乎不可能，而且其本身的估算成本将非常巨大，可能会大大高于优化掉的那一部分执行代价。因此，常常先使用存取路径优化选定优化备选方案，然后再利用基于代价的优化估算并比较备选方案中的执行代价，最终选择出一种方案形成执行计划。

小　结

查询处理是关系数据库系统的主要任务之一，而查询优化是查询处理过程中的关键环节。本章讲解了关系查询处理的步骤和算法，并重点介绍了查询优化的具体实现方法，从而使读者能够了解一个关系数据库系统执行查询语句的具体实现过程，为以后更深入的学习查询优化技术打下基础。

习　题

1. 关系数据库管理系统的查询处理基本分为_____、_____、_____三个步骤。

2. 试述什么是查询优化？查询优化的方法有什么？

3. 在医院门诊系统数据库（HISDB）中建立查询，用来查找在内科就诊的病人的 ID 号，查询语句如下：

SELECT pID

FROM Doctor，CureFee

WHEREDoctor. dID = CureFee. dID AND Department = '内科'

写出该查询的关系代数表达式，并画出关系代数的语法树。最后使用代数优化的方案对语法树进行优化，并画出优化后的语法树。

4. 什么是启发式优化？请分别列举几种启发式代数优化规则和启发式物理优化规则。

第十章
并发控制

数据共享是数据库的基本特征，数据库是可共享数据的集合，可以供多个用户同时使用。常见的数据库系统，如医院信息系统（HIS）、银行数据库系统、火车订票数据库系统等都是多用户数据库系统。在这样的系统中，同一时刻并发运行的事务可达数百个甚至成千上万个。

多用户共享数据库时，多个事务并发运行，如果控制不当，可能会存在事务之间互相干扰，出现各自存取不正确的数据等问题，破坏事务的隔离性和数据库的一致性。为此，DBMS 必须提供并发控制机制，保障多用户共享数据。并发控制机制是衡量一个 DBMS 性能的重要标志之一。

第一节　问题的提出

事务是并发控制的基本单位，保证事务的 ACID 特性是事务处理的重要任务，而事务 ACID 特性可能遭到破坏的原因之一是多个事务同时对数据库进行并发操作所造成的。当多个事务存取同一组数据时，由于相互的干扰和影响，并发操作控制不当，可能引发错误的结果，导致数据的不一致性问题。

下面举例说明并发操作带来的数据不一致性问题。

例 10.1　考虑 HIS 中的一个门诊挂号活动序列。

（1）A 挂号窗口（T_1 事务）读出某专家号的已挂号数目 Y，设 $Y=10$；

（2）B 挂号窗口（T_2 事务）读出与 A 窗口同一专家号的已挂号数目 Y，也为 10；

（3）A 挂号窗口挂出 1 个该专家号，修改该专家号数目 $Y=Y+1$，Y 为 11，将 11 写回数据库；

（4）B 挂号窗口挂出 1 个该专家号，修改专家号数目 $Y=Y+1$，Y 为 11，将 11 写回数据库。

在这个并发操作中，同一专家号挂出了 2 个，数据库中的该专家号数目却只增加了 1。

之所以会产生这个错误，根本原因在于两个事务反复交叉地使用同一个数据库。在并发操作情况下，对 T_1 和 T_2 两个事务的操作序列的调度是随机的，按上面的调度序列执行，在第 4 步中，事务 T_2 对数据库的修改结果覆盖了事务 T_1 对数据库的修改，事务 T_1 对数据库的修改就丢失了。

事实上，数据库的并发操作控制不当，通常会导致三类数据不一致性问题：丢失修改（lost update）、不可重复读（non-repeatable read）、读"脏"数据（dirty read）。

1. 丢失修改

丢失修改是指事务 T_1 与事务 T_2 从数据库中先后读入同一数据并修改，事务 T_2 提交的结果覆盖了事务 T_1 提交的结果，导致事务 T_1 的修改被丢失，如表 10-1 所示。此时，数据库中 Y 的初值是100，事务 T_1 与事务 T_2 先后读入同一数据 Y，事务 T_2 提交的结果（$Y=95$）覆盖了事务 T_1 对数据库的修改（$Y=98$），从而使事务 T_1 对数据库的修改丢失。上面的门诊并发挂号实例就属此类。

表 10 -1 丢失修改示例

执行时刻	事务 T_1	数据库中 Y 的值	事务 T_2
t_0		100	
t_1	读 $Y=100$		
t_2			读 $Y=100$
t_3	执行 $Y=Y-2$		
t_4			执行 $Y=Y-5$
t_5	写 $Y=98$	98	
t_6		95	写 $Y=95$

2. 不可重复读

事务 T_1 读取数据后，事务 T_2 执行了更新操作，使事务 T_1 无法再现前一次读取的结果。这种情况称为不可重复读，具体来说，不可重复读通常包括以下三种情况。

（1）事务 T_1 读取某一数据后，事务 T_2 对该数据做了更新，当事务 T_1 再次读取该数据时，得到的是与前一次不同的值。如表 10 -2 所示。

表 10 -2 不可重复读示例

执行时刻	事务 T_1	数据库中 Y 的值	事务 T_2
t_0		100	
t_1	读 $X=50$		
t_2	读 $Y=100$		
t_3	求和 $=150$		
t_4			读 $Y=100$
t_5			执行 $Y=Y+50$
t_6		150	写 $Y=150$
t_7	读 $X=50$		
t_8	读 $Y=150$		
t_9	求和 $=200$（验算）		

（2）事务 T_1 按一定条件从数据库中读取某些数据记录后，事务 T_2 删除了其中部分记录，当事务 T_1 再次按照相同条件读取数据记录时，发现某些记录神秘地消失了。

（3）事务 T_1 按一定条件从数据库中读取某些数据记录后，事务 T_2 插入了一些记录，当事务 T_1 再次按照相同条件读取数据记录时，发现多了一些记录。后两种情况也称作"幻影（phantom row）现象"，T_1 读到的数据称作"幻影"数据或"幽灵"数据。

3. 读"脏"数据

读"脏"数据是指事务 T_1 修改某一数据，并将其写回磁盘，事务 T_2 读取同一数据后，事务 T_1 由于某种原因被撤销，这时事务 T_1 已修改过的数据恢复原值，事务 T_2 读到的数据就与数据库中的数据不一致，是不正确的数据，又称为"脏"数据。如表 10 -3 所示。表中事务 T_2 读到的

$Y = 90$ 就是一个过时的 "脏" 数据。

表 10 – 3 读 "脏" 数据示例

时间	事务 T_1	数据库中 Y 的值	事务 T_2
t_0		100	
t_1	读 $Y = 100$		
t_2	执行 $Y = Y - 10$		
t_3	写 $Y = 90$	90	
t_4			读 $Y = 90$（"脏" 数据）
t_5	ROLLBACK	100	

产生上述三类问题的主要原因在于并发操作破坏了事务的隔离性。并发控制就是要用正确的方式调度并发操作，使一个用户事务的执行不受其他事务的干扰，从而避免造成数据的不一致性。

第二节 并发控制

目前 DBMS 普遍采用封锁（locking）方法来进行并发控制。除此之外，还有其他一些方法，如时间戳（timestamp）法、乐观控制法等。

一、封锁机制

封锁是实现并发控制的一个非常重要的技术。所谓封锁就是事务 T 在对某个数据对象（例如表、记录、数据项、数据集，以至整个数据库等）进行读或写操作之前，先向系统发出请求，对其加锁。加锁后，事务 T 就对该数据对象有了一定的控制权。

封锁具有 3 个环节：首先申请加锁，即事务在操作前要对它将使用的数据提出申请加锁请求；其次是获得锁，系统允许事务对数据加锁，事务获得数据的控制权；最后是释放锁，完成操作后，事务放弃对数据的控制权。

目前，常用的锁类型有两种：排它锁（exclusive locks）和共享锁（share locks）。不同类型的锁决定事务对数据对象有不同的控制权。

1. 锁的类型

（1）排它锁 排它锁又称写锁或 X 锁。如果事务 T 对数据对象 Y 加上了 X 锁，则只允许 T 读取和修改 Y，其他任何事务都不能再对 Y 添加任何类型的锁，直到 T 释放对 Y 加上的锁。

（2）共享锁 共享锁又称读锁或 S 锁。如果事务 T 对数据对象 Y 加上了 S 锁，则事务 T 可以读取 Y，但不能修改 Y，其他事务只能再对 Y 加 S 锁，而不能加 X 锁，直到 T 释放对 Y 加上的 S 锁。

排它锁与共享锁的控制方式可以用表 10 – 4 所示的相容矩阵来表示。

表 10 – 4 封锁类型的相容矩阵

T_1 \\ T_2	X	S	—
X	×	×	√
S	×	√	√
—	√	√	√

其中，"√"表示相容的请求；"×"表示不相容的请求，横线"—"表示没有加锁。

上述封锁类型的相容矩阵，描述了事务与事务之间叠加封锁的兼容性。首列表示事务 T_1 已经获得的数据对象上的锁的类型，首行表示事务 T_2 对同一数据对象发出的封锁请求。事务 T_2 的封锁请求能否被满足用矩阵中的"√"或"×"表示，"√"表示事务 T_2 的封锁请求与 T_1 已持有的锁相容，封锁请求可以满足；"×"则表示 T_2 所请求的锁与 T_1 已持有的锁冲突，T_2 的请求被拒绝。

2. 封锁协议

当事务对数据对象加锁时，需要约定一些规则，比如何时申请 X 锁或 S 锁、持锁时间、何时释放等，这些规则称为封锁协议（locking protocol）。根据对封锁方式的不同规定，封锁协议可分为三级，对并发操作带来的丢失修改、不可重复读和读"脏"数据等数据不一致性问题，可以在不同程度上予以解决。

（1）一级封锁协议　一级封锁协议是指事务 T 在修改数据 Y 之前必须先对其加 X 锁，直到事务结束才释放。

利用一级封锁协议可以防止丢失修改，能够保证事务 T 对数据库的修改。例如表 10 – 5 中使用一级封锁协议解决了表 10 – 1 中的丢失修改问题。

表 10 – 5　使用一级封锁协议防止丢失修改

时间	事务 T_1	数据库中 Y 的值	事务 T_2
t_0	XLOCK Y	100	
t_1	读 $Y=100$		
t_2			XLOCK Y（失败）
t_3	执行 $Y=Y-2$		WAIT
t_4	写 $Y=98$	98	WAIT
t_5	UNLOCK Y		WAIT
t_6			XLOCK Y（成功）
t_7			读 $Y=98$
t_8			执行 $Y=Y-5$
t_9		93	写 $Y=93$
t_{10}			UNLOCK Y

按照一级封锁协议，表 10 – 5 中，事务 T_1 在读 Y 进行修改之前，必须先对数据 Y 加 X 锁，当事务 T_2 再请求对 Y 的 X 锁时被拒绝，T_2 只能等待 T_1 释放对 Y 的 X 锁后才能获得对 Y 的 X 锁，这时 T_2 读到的数据已经是被事务 T_1 修改后的数据 98，再按此对 Y 进行运算，并将结果写回磁盘，避免了丢失 T_1 的修改。

由于一级封锁协议只对修改数据做了写锁规定，而对于读取数据没有限制，所以它解决不了不可重复读和读"脏"数据问题。为此，这两类与读取数据相关的不一致性问题需要以下两种封锁协议来解决。

（2）二级封锁协议　二级封锁协议是在一级封锁协议的基础上，加上事务 T 在读取数据 Y 之前必须先对其加 S 锁，在读完后释放 S 锁。

利用二级封锁协议，除了可以防止丢失修改外，还可以防止读"脏"数据。如表 10 – 6 中使用二级封锁协议解决了表 10 – 3 中的读"脏"数据问题。

表 10 – 6　使用二级封锁协议防止读"脏"数据

时间	事务 T_1	数据库中 Y 的值	事务 T_2
t_0	XLOCK Y	100	
t_1	读 Y = 100		
t_2	执行 Y = Y – 10		
t_3	写 Y = 90	90	
t_4			SLOCK Y（失败）
t_5			WAIT
t_6	ROLLBACK	100	WAIT
t_7	UNLOCK Y		WAIT
t_8			SLOCK Y（成功）
t_9			读 Y = 100
t_{10}			UNLOCK Y

　　表 10 – 6 中，事务 T_1 先对数据 Y 加了 X 锁，事务 T_2 需要读取 Y 的值，申请对 Y 加 S 锁，根据锁相容矩阵，事务 T_2 的加锁请求被拒绝，只能等待事务 T_1 释放 X 锁。事务 T_1 由于某种原因撤销了它所做的操作，Y 恢复到原值 100，然后事务 T_1 释放对数据 Y 的 X 锁，因而事务 T_2 获得了对 Y 的 S 锁，当事务 T_2 读取 Y 的值时，Y 的值仍然是原来的值 100，这就避免了事务 T_2 读"脏"数据。

　　在二级封锁协议中，由于事务读完数据后即可释放 S 锁，持锁时间太短，所以它不能保证可重复读。

　　（3）三级封锁协议　三级封锁协议是在一级封锁协议的基础上，加上事务 T 在读取数据 Y 之前必须先对其加 S 锁，在读完后并不释放 S 锁，直到事务 T 结束才释放。

　　三级封锁协议除了可以防止丢失修改和读"脏"数据以外，还可以防止不可重复读问题，彻底解决了并发操作带来的三类问题。如表 10 – 7 中使用三级封锁协议解决了表 10 – 2 中的不可重复读问题。

表 10 – 7　使用三级封锁协议防止不可重复读

时间	事务 T_1	数据库中 Y 的值	事务 T_2
t_0	SLOCK X	100	
t_1	SLOCK Y		
t_2	读 X = 50		
t_3	读 Y = 100		
t_4	求和 = 150		
t_5			XLOCK Y（失败）
t_6			WAIT
t_7	读 X = 50		WAIT
t_8	读 Y = 100	100	WAIT
t_9	求和 = 150（验算成功）		WAIT
t_{10}	UNLOCK X		WAIT
t_{11}	UNLOCK Y		WAIT
t_{12}			XLOCK Y（成功）

续表

时间	事务 T_1	数据库中 Y 的值	事务 T_2
t_{13}			读 $Y = 100$
t_{14}			执行 $Y = Y + 50$
t_{15}		150	写 $Y = 150$
t_{16}			UNLOCK Y

表 10 - 7 中，事务 T_1 在读取数据 X、Y 之前，先对 X、Y 加 S 锁，这样其他事务就只能对 X、Y 加 S 锁，而不能再对 X、Y 加 X 锁了。所以，当 T_2 申请对 Y 的 X 锁时，被拒绝，只能等待 T_1 释放 Y 上的 S 锁。T_1 为验算结果再次读取 Y 的值时，Y 值仍然是 100，没有被改变，求和结果依然是 150，即可重复读。T_1 结束释放 X、Y 上的 S 锁，T_2 才获得对 Y 的 X 锁。

上述三级协议的主要区别在于什么操作需要申请什么类型封锁，以及何时释放锁。三个级别的协议对于数据一致性的保护功能总结如表 10 - 8 所示。

表 10 - 8　不同级别的封锁协议

级别	X 锁		S 锁		一致性保证		
	操作结束释放	事务结束释放	操作结束释放	事务结束释放	不丢失修改	不读"脏"数据	可重复读
一级	—	√	—	—	√	—	—
二级	—	√	√	—	√	√	—
三级	—	√	—	√	√	√	√

二、封锁的粒度

封锁粒度（granularity）指的是封锁对象的大小。封锁对象可以是逻辑单元，如元组、关系、索引项、整个索引乃至整个数据库等；也可以是物理单元，如页（数据页或索引页）、块、存储区域等。

1. 多粒度封锁

多粒度树是以树形结构表示多级封锁粒度的一种结构。树的根结点是整个数据库，表示最大的数据粒度，叶结点表示最小的数据粒度。图 10 - 1 给出了一个三级粒度树。根结点为数据库，数据库的子结点为关系，关系的子结点为元组。也可以定义四级粒度树，例如数据库、数据分区、数据文件、数据记录。

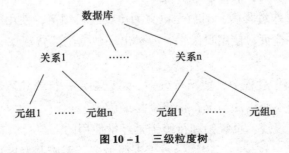

图 10 - 1　三级粒度树

封锁的粒度越大，封锁处理越简单，并发度越小，系统开销越小；反之，封锁的粒度越小，并发度越高，系统开销越大。由以下两种情况可以说明。

（1）若封锁粒度是关系，事务 T_1 需要修改元组 L_m，则 T_1 必须对包含 L_m 的整个关系 R 加锁。如果 T_1 对 R 加锁后事务 T_2 要修改 R 中另一元组 L_n，则 T_2 必须等待，直到 T_1 释放 R。

（2）若封锁粒度是元组，则 T_1 和 T_2 可以同时对 L_m 和 L_n 加锁，不需要互相等待，提高了系统的并发度。但是，若封锁粒度是元组，事务 T 必须对表中的每一个元组加锁，显然开销极大。

在一个系统中同时支持多种封锁粒度供不同的事务选择是比较理想的，这种封锁方法称为多粒度封锁（multiple granularity locking）。封锁开销和系统的并发度是选择封锁粒度时应该同时考虑的两个因素，适当选择封锁粒度以求得到最优的效果。

一般说来，对于一个处理少量元组的用户事务，可以以元组为封锁粒度；需要处理大量元组的事务可以以关系为封锁粒度；而对于需要处理多个关系的大量元组的事务则以数据库为封锁粒度比较合适。

2. SQL Server 的多粒度封锁

SQL Server 通过支持事务机制来管理多个事务，具有多种锁，允许事务锁定不同的资源，并能自动使用与任务相对应的等级锁来锁定资源对象，以使锁的成本最小化。

SQL Server 的空间管理体系，主要是按照行、页、扩展盘区、表、数据库的次序，由小到大逐级进行数据管理的。数据行是 SQL Server 中可以锁定的最小空间资源；其次是页，一个数据页或索引页有 8KB，所有的数据行、日志和索引都放在页上，每一行数据必须放在同一页上，不允许跨页存放；扩展盘区，是页的上一级管理单位，相邻的 8 个连续数据页或索引页构成一个扩展盘区。

结合系统的空间管理体系，SQL Server 提供了多粒度封锁，根据粒度由大到小，主要有数据库级锁、表级锁、扩展盘区锁、页级锁和行级锁这样几种，各粒度封锁具体规则如下。

（1）数据库级锁 数据库级锁是等级最高的锁，锁定整个数据库。因为它限制整个数据库的操作，一般只用于数据库的恢复操作。只要对数据库进行恢复，就需要将数据库设置为单用户模式，这样可以防止数据库恢复期间其他事务对该数据库进行各种操作，避免数据不一致。

（2）表级锁 表级锁指的是事务在操作某一个表时，需要对整个表进行锁定，其他事务不能访问该表中的数据。因为表级锁锁定整个表，占用的数据资源最多，降低了系统的并发性能，可能会浪费大量数据。

（3）扩展盘区锁 一个事务占用一个扩展盘区，需要对其持扩展盘区锁，该盘区不能被其他事务占用。扩展盘区锁只在一些特殊情况下使用，是一种特殊类型的锁。例如，创建数据库和表时，系统使用扩展盘区锁分配物理空间。当系统完成空间分配后，就不再使用该锁。当事务涉及到对数据操作时，一般不使用扩展盘区锁。

（4）页级锁 事务操作过程中，对数据以页为单位进行锁定，使用的就是页级锁。无论处理多少数据，每次都锁定一整页。使用页级锁，容易出现数据的浪费现象，但数据浪费最多不超过一页。

（5）行级锁 事务操作过程中，使用行级锁，可以锁定一行或几行数据，占用的数据资源最少，避免了数据被占用而不使用的情况。行级锁是最优锁。

几种锁综合来看，表级锁、页级锁和行级锁是经常使用的。与行级锁、页级锁相比，表级锁占用的系统资源（如内存）较少，但占用的数据资源最多，系统并发度低。行、页级锁系统资源开销大，但占用数据资源少，系统并发度高。

SQL Server 系统具有自动提供加锁功能，不需要用户专门设置。例如，当事务需要在一个表中做查询操作时，系统自动用表级共享锁来访问数据；当事务需要修改某一行记录时，系统自动用行级排它锁对数据进行访问。

第三节　并发实现

尽管三级封锁协议可以防止并发事务的数据不一致性，但是却可能产生活锁、死锁问题。使用一次封锁法、顺序封锁法可以有效避免这些问题，保障系统的正常运行。

一、活锁和死锁

1. 活锁

如果事务 T_1 封锁了数据 Y，事务 T_2 又请求封锁 Y，于是 T_2 等待。接着事务 T_3 也请求封锁数据 Y，当事务 T_1 释放了 Y 上的封锁之后，系统首先批准了 T_3 的请求，T_2 继续等待，然后事务 T_4 又请求封锁 Y，当事务 T_3 释放了 Y 上的封锁之后，系统又批准了 T_4 的请求……，事务 T_2 有可能永远等待下去。这种在多个事务请求对同一数据封锁时，总是使某一事务等待的情况称为活锁。如表 10－9 所示，事务 T_2 可能永远处于等待状态。

表 10－9　活锁示例

时间	事务 T_1	事务 T_2	事务 T_3	事务 T_4
t_0	XLOCK Y			
t_1	…	XLOCK Y		
t_2		WAIT	XLOCK Y	
t_3	UNLOCK Y	WAIT	WAIT	XLOCK Y
t_4	…	WAIT	XLOCK Y	WAIT
t_5		WAIT	…	WAIT
t_6		WAIT		WAIT
t_7		WAIT	UNLOCK Y	WAIT
t_8		WAIT		XLOCK Y

避免活锁最有效的方法是采用"先来先服务"的策略，当多个事务请求封锁同一数据对象时，封锁子系统按照封锁请求的先后次序对这些事务排队，数据对象上的锁一旦释放，优先批准申请队列中的第一个事务获得锁。

2. 死锁

如果事务 T_1 在对数据 X 封锁后，又要求对数据 Y 进行封锁，而事务 T_2 已获得对数据 Y 的封锁，又要求对数据 X 封锁，这样两个事务由于都不能得到封锁而处于相互等待的状态，形成了死锁。

所谓死锁，就是事务之间处于对锁的循环等待状态。也就是说，多个事务申请不同的锁，申请者均拥有一部分锁，又在等待其他事务所拥有的锁，这样相互等待，都无法继续执行，如表 10－10 所示。

表 10－10　死锁示例

事务 T_1	事务 T_2
LOCK X	
…	LOCK Y
	…
LOCK Y	…
WAIT	LOCK X
WAIT	WAIT
WAIT	WAIT

在数据库领域，解决死锁问题主要有两类方法：一类是预防法，采用一定措施来预防死锁的发生；另一类是诊断解除法，采用一定手段定期诊断是否有死锁发生，有则解除之。

3. 死锁的预防

常用的预防死锁的方法有如下两种。

（1）一次封锁法　是指每个事务运行前，必须一次性地将所有要使用的数据全部加锁，否则就不能开始执行。这样，可以避免事务之间的循环等待。

（2）顺序封锁法　是指预先对数据对象规定一个封锁顺序，在申请封锁时，所有事务都按封锁顺序进行封锁。使用该方法，只有请求低序号数据对象的锁的事务等待占有高序号数据对象的锁的事务，不可能出现相反的等待，因而也可以避免循环等待。

这两种方法都不会发生死锁。但是，在数据库系统中实施比较困难。一次封锁法，过早对数据对象加锁，扩大了封锁范围，并降低了系统并发度，还容易产生活锁问题；顺序封锁法，要求对数据对象进行封锁排序，因为数据库系统中数据对象极多，并且随着数据的插入、删除等操作而不断变动，要维护这样的资源的封锁顺序非常困难，成本过高，系统很难按规定的顺序去施加封锁。

4. 死锁的诊断与解除

与操作系统中类似，诊断死锁的方法一般使用超时法或事务等待图法。

（1）超时法　在数据库系统中，规定一个统一的时限，若一个事务等待的时间超过这个时限，就认为发生了死锁。超时法实现简单，但其不足也非常明显，时限长短不好设定。时限设置过短，事务可能因其他原因（如系统负荷太重，通信不畅等）使得等待时间超过时限，有可能被误认为死锁；时限设置太长，可能导致死锁不能被及时发现。

（2）事务等待图法　事务等待图是一个有向图 $G = (T, E)$。T 为当前运行的事务集合 $\{T_1,$ $T_2, T_3, …, T_n\}$，E 为有向边的集合，每条有向边表示事务等待的情况。如果 T_1 等待 T_2，则 T_1、T_2 之间划一条有向边，从 T_1 指向 T_2。事务等待图动态反映了所有事务的等待情况。锁管理器动态维护此等待图，并发控制子系统周期性地（每间隔一段时间）检测事务等待图，当且仅当事务等待图中存在回路时，判定存在死锁。例如下图 10－2 所示，就是一个死锁情况，4 个正在运行的事务 T_1、T_2、T_3、T_4 相互之间由于资源的互相等待形成了回路。

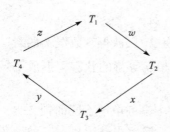

图 10－2　事务等待图

死锁的解除一般是使用事务撤销法。DBMS 的并发控制子系统一旦检测到系统中存在死锁，就会选择一个处理代价最小的事务，将其撤销，释放此事务持有的所有锁，以便其他事务得以继续运行下去。

二、并发调度的可串行化

1. 事务调度

事务的执行次序，称为"调度"。如果多个事务依次执行，则称为事务的串行调度（serial schedule）。如果利用分时的方法同时处理多个事务，则称为事务的并发调度（concurrent schedule），也称并行调度。

对于 n 个事务来说，有 $n!$ 个串行调度。串行调度中，前一个事务运行结束后，再去处理下一个事务，能够保证事务的正确执行，避免互相干扰。因此，多个事务串行起来的调度一定产生正确的调度结果，虽然以不同次序串行执行事务可能会产生不同的结果，但不会将数据库置于不一致状态。

如果 n 个事务并发调度，可能的并发调度个数远大于 $n!$。并发调度有的正确，有的不正确。如何产生正确的并发调度，需要由 DBMS 的并发控制子系统实现。判断一个并发调度的正确性，可以由"并发调度的可串行化"概念解决。

2. 并发调度的可串行化

如果一个并发调度的执行结果与某一串行调度的结果相同，那么这个并发调度就是一个可串行化的调度，否则就是不可串行化的调度。

我们将可串行化的并发事务调度当做唯一能够保证并发操作正确性的调度策略。假如并发调度的结果与按某种次序串行执行这些事务的结果一致，就认为该并发操作是正确的。

例 10.2　设有两个事务 T_1 和 T_2，分别包含以下操作。

事务 T_1：读 B；$A = B * 2$；写回 A。

事务 T_2：读 A；$B = A + 5$；写回 B。

初始值 $A = 10$，$B = 20$。事务 T_1 和事务 T_2 的几种调度方案如图 10 - 3 所示。

图 10 - 3 给出了对这两个事务的几种不同调度策略。

图 10 - 3（a）和图 10 - 3（b）为两种不同的串行调度，尽管执行结果不同，但它们都是正确的调度。图 10 - 3（c）是两个事务的一种并行调度，由于其执行的结果与（a）、（b）的结果都不相同，所以是错误的调度。图 10 - 3（d）中两个事务也是并发执行，其结果与（a）执行的结果一致，所以是可串行化的调度，结果是正确的。

DBMS 必须提供一定的手段来保证并发调度的可串行化，进而保证并发操作的正确性。

两段锁（two - phase locking，2PL）协议就是保证并发调度可串行化的封锁协议。

3. 两段锁协议

两段锁协议是指所有事务分两个阶段运行，对数据项进行加锁和解锁。

第一阶段是申请并获得锁。在这个阶段中，事务申请其整个执行过程中所需数据的各种类型锁，但不能释放锁。这个阶段也称为扩展阶段。

第二阶段是释放所有原申请获得的锁。在这个阶段中，事务可以释放其整个执行过程中所获得的所有锁，但不能再申请任何锁，这个阶段，也称为收缩阶段。

每个事务开始运行后就进入加锁阶段，申请获得所需要的锁，一旦开始释放锁，该事务就进入解锁阶段，不得再申请任何锁。

例如，图 10 - 3（d）中，事务 T_1 和事务 T_2 均不遵守两段锁协议。

又如下表 10 - 11 中的事务 T_3 和事务 T_4 均遵守两段锁协议。

事务T_1	事务T_2
SLOCK B	
读 $B=20$	
UNLOCK B	
XLOCK A	
执行 $A=B*2$	
写 $A(=40)$	
UNLOCK A	
	SLOCK A
	读 $A=40$
	UNLOCK A
	XLOCK B
	执行 $B=A+5$
	写 $B(=45)$
	UNLOCK B

（a）串行调度一

事务T_1	事务T_2
	SLOCK A
	读 $A=10$
	UNLOCK A
	XLOCK B
	执行 $B=A+5$
	写 $B(=15)$
	UNLOCK B
SLOCK B	
读 $B=15$	
UNLOCK B	
XLOCK A	
执行 $A=B*2$	
写 $A(=30)$	
UNLOCK A	

（b）串行调度二

事务T_1	事务T_2
SLOCK B	
读 $B=20$	
	SLOCK A
	读 $A=10$
UNLOCK B	
	UNLOCK A
XLOCK A	
执行 $A=B*2$	
写 $A(=40)$	
	XLOCK B
	执行 $B=A+5$
	写 $B(=15)$
UNLOCK A	
	UNLOCK B

（c）不可串行化调度

事务T_1	事务T_2
SLOCK B	
读 $B=20$	
UNLOCK B	
XLOCK A	
	SLOCK A
执行 $A=B*2$	WAIT
写 $A(=40)$	WAIT
UNLOCK A	WAIT
	读 $A=40$
	UNLOCK A
	XLOCK B
	执行 $B=A+5$
	写 $B(=45)$
	UNLOCK B

（d）可串行化调度

图 10 −3 几种调度方案

表 10 −11 事务 T_3 和事务 T_4 的并发调度

事务 T_3	事务 T_4
SLOCK B	
读 $B=20$	
XLOCK A	
执行 $A=B*2$	
写 $A=40$	SLOCK A
UNLOCK B	WAIT
UNLOCK A	WAIT

续表

事务 T_3	事务 T_4
	SLOCK A
	读 A = 40
	XLOCK B
	执行 B = A + 5
	写 B = 45
	UNLOCK A
	UNLOCK B

从图 10 – 3（d）中可以看出，有些可串行化的并发调度可能并不遵守两段锁协议。

若所有事务均遵守两段锁协议，则所有并发调度都是可串行化的。两段锁协议是可串行化的充分条件，但不是必要条件。通过比较可以发现，两段锁协议与死锁预防方法中的一次性封锁法有异同之处。一次性封锁法要求每个事务必须一次性将要使用的所有数据全部加锁，否则就不能开始执行，因此一次性封锁法遵守两段锁协议；但是两段锁协议并不要求事务对所要使用的数据一次性全部加锁，因此，遵守两段锁协议的事务可能发生死锁，如表 10 – 12 所示。

表 10 – 12　遵守两段锁协议的并发调度产生死锁

事务 T_3	事务 T_4
SLOCK B	
	SLOCK A
读 B = 20	
	读 A = 40
XLOCK A	
WAIT	XLOCK B
WAIT	WAIT

小　结

本章详细介绍了数据库的并发控制。

事务是数据库并发控制的基本单位。多个事务的并发调度控制不当，通常会带来一些数据不一致性问题，如丢失修改、不可重复读和读"脏"数据等，影响事务并发运行的正确性。数据库并发控制常用的方法是封锁技术。常见的锁有排它锁和共享锁，通过三级封锁协议，来进行多事务的并发控制。不同的封锁，不同的封锁协议，所提供的系统一致性保证是不同的。

多事务运行，有串行调度和并发调度两种策略。串行调度的结果总是正确的。事务并发调度结果是否正确的评判准则是可串行性。两段锁协议是可串行化调度的充分条件，不是必要条件。

封锁过程中，有可能发生活锁和死锁现象，并发控制机制必须提供合适的解决方法。

习　题

一、填空题

1. 事务的执行次序称为_____。

2. 事务的四个特性是_____、_____、_____、_____。

3. 并发控制的一个非常重要技术是_____。

4. 活锁的解决策略是采用_____的方法。

5. 并发控制是为了保证事务的_____、_____特性不受破坏。

6. 二级封锁协议可以解决_____问题。

7. 死锁是指_____现象，可以通过画_____图检测是否有死锁发生，解除死锁的方法是_____。

8. 死锁的预防，常见的有_____和_____两种方法。

9. 封锁粒度是指_____。

10. 两段锁协议是指_____。

二、简答题

1. SQL SERVER 并发控制机制的多粒度封锁有哪些？

2. 设有两个事务 T_1，T_2，其并发操作如下图所示，执行结果是什么？有什么问题？原因何在？

T_1	T_2
①读 $A=10$	②读 $A=10$
③写 $A=A-5$	④写 $A=A-8$

3. 常见的封锁类型有几种？各自有何含义？

4. 什么是事务的串行调度、并发调度和可串行化调度？

5. 三级封锁协议包含哪些内容？可以解决哪些问题？

6. SQL SERVER 的多粒度封锁有哪些？系统是如何进行多粒度封锁的？

7. 设 T_1，T_2，T_3 是 3 个事务：

T_1：$A=A+5$；

T_2：$A=A*3$；

T_3：$A=A-7$；设 A 的初值为1。

（1）若这 3 个事务允许并发执行，则有多少种可能的正确结果，请一一列举出来；

（2）请给出一个可串行化的调度，并给出执行结果；

（3）请给出一个不可串行化的调度，并给出执行结果。

扫一扫，查阅本章数字资源，含PPT、音视频、图片等

数据库技术从产生至今已有 40 多年历史，是计算机重要的应用领域之一，也是计算机科学技术的核心内容。随着社会进步与技术发展，特别是信息化系统普遍应用的今天，各行业对数据处理的需求在广度与深度方面较以前都有了很大变化，对数据库技术也提出更高的要求。新的数据模型、新的数据库系统、新的应用领域应运而生，使整个数据库技术领域呈现出蓬勃发展的新气象。本章从数据库系统发展特点、数据库技术发展趋势、几种新型数据库系统三个方面对数据库发展的内容进行讲解，目的在于给读者展示数据库未来可能的发展趋势，从而更好地把握学习与研究的方向。

第一节　数据库系统发展特点

数据库技术产生至今经历了三代演变。第一代数据库系统是层次和网状数据库；第二代数据库系统是关系数据库系统，也是现在应用最广泛的数据库系统；第三代数据库系统是指新一代数据库系统，代表着数据库技术发展的未来，将以更新颖的数据模型和更智能化的数据管理能力来满足数据库应用多元化与复杂化的趋势。下面重点从数据模型和数据库新技术等方面描述数据库发展的特点。

一、数据模型的发展

数据模型是数据特征的抽象，是研究、应用和学习数据库技术的基础内容和基本手段，是数据库技术的核心，最能表现出数据库技术特色的内容之一。随着数据库技术的发展，数据模型也随之发展演变，传统的数据模型得到不断完善，新的数据模型也不停涌现。

传统的层次、网状和关系模型已发展了多年，产生了很多优秀的理论研究成果与数据库产品，特别是关系模型，成为了近年来整个数据模型领域的重要支撑，也成为了现代管理信息系统数据存储处理的关键所在。随着数据库应用领域的进一步拓展与深入，传统的数据模型已逐渐不能满足实际工作对数据处理的需要，而对象数据、空间数据、图像与图形数据、声音数据、关联文本数据及海量仓库数据等的出现，使传统数据库在建模、语义处理、灵活度等方面都已无法满足应用需求。为满足发展需要，数据模型向多样化方面发展，主要表现在以下 4 方面。

1. 传统关系模型的扩充

关系模型是管理信息系统最重要的支撑模型，在传统关系模型的基础上，引入新的手段，使之能表达更加复杂的数据关系，扩大其实用性，提高建模能力。从总体上看，扩充一般在两个方面进行：一是实现关系模型嵌套，这种方式可以实现"表中表"这类较为复杂的数据模型；二是

语义扩充，如支持关系继承及关系函数等。

2. 面向对象数据模型

面向对象（object oriented，OO）思维方式已贯穿于程序设计语言领域。在数据模型领域，面向对象数据模型也在快速的引入并持续发展。传统的关系模型等在存储数据时，并不能客观的反映数据所代表的现实事物内在联系与逻辑关系，也较难与面向对象程序开发语言在设计上无缝结合。面向对象数据模型则是用面向对象的思维方式和方法来描述客观实体，在继承关系数据库系统已有优势特性的基础上，支持面向对象建模、对象存取和持久化、代码级面向对象数据操作等，是现在较为流行的新型数据模型。

3. XML 数据模型

XML 指可扩展标记语言，是标准通用标记语言的子集，是一种自描述的标记语言系统。它提供统一的方法来描述和交换独立于应用程序或用户的数据，适合跨平台与跨语言的数据交换。XML 采用树形结构模式，因此 XML 的数据模型同时具有层次模型与关系模型的一些特征。XML 现已成为互联网数据交换的事实标准，W3C 已发布了多个 XML 有关模型的参考标准，几乎所有的数据库系统都已支持对 XML 的存储与处理。XML 应用领域广泛，已从数据交换领域发展到了数据存储与业务描述领域。在医疗信息化方面，电子病历及电子健康档案的交换和共享标准都是 XML。

4. 发展出新的数据模型

新的数据模型在数据构造器和数据处理原语上都有了突破。比较典型的有函数数据模型（FDM）、语义数据模型（SDM）等。这些新的数据模型较为复杂，所需的技术还在不断发展，因此尚处于理论研究阶段。但其思路与方向，代表了数据库在数据模型方面的发展方向。

二、数据库技术与新技术结合

其他领域技术的进步，也推动了数据库技术的发展。随着一些新技术的出现，数据库技术与这些新型技术相结合，提高了数据库的处理能力和可用性，形成了各种新型数据系统。

1. 分布式数据库

分布式数据库是数据库管理系统与分布式处理技术相结合的产物。相对于集中式数据库，分布式数据库在技术上更为复杂，但能更好地为大型数据库应用系统提供可靠的数据处理和存储服务。分布式数据库系统的特点是存储的分散性与逻辑处理的整体性。

2. 并行数据库

并行数据库是并行计算技术与数据库技术结合的产物。通过多个处理结点并行执行数据库任务，提高整个数据库系统的性能和可用性。数据仓库和数据挖掘的出现，电子商务等应用的高速发展，数据库所要处理的数据量远大于过去，对数据库的处理能力提出了更高的要求。并行计算机系统使大量的微处理器协同工作，在存储上使用磁盘阵列等技术提高系统 I/O 能力。数据库技术与并行计算技术结合后，能把复杂的数据处理分散到不同的处理器和不同的存储服务器上运行，使数据处理的效率得到大幅提高。

3. 主动数据库

主动数据库是人工智能技术与数据库技术结合的产物。通过人工智能技术，提高数据库系统的主动性，而非仅按传统方式被动地根据用户的明确请求或是程序的明确指令去完成数据处理操作。主动数据库的特征是事件响应与响应规则制定。当预定事件发生时，数据库会主动去检查数据库及数据状态，如满足事先约定的条件，则会触发相应的动作。这些特征使得数据库系统具有更高的灵活性，降低了对程序设计者的要求，能更好地根据场景变化做出数据处理策略上的调整。

三、数据库技术在新领域的拓展

数据库的应用已经从传统的数据存储和事务处理等通用领域，发展到了数据仓库、空间数据库、工程数据库等更加专业的领域。数据挖掘、大数据处理和智能分析等更是把数据库技术推向了更广阔的应用领域。

1. 空间数据库

空间数据库是随着地理信息系统的发展而兴起的数据库应用新领域。传统数据对于空间数据的存储、管理上都存在问题，难以对物体的空间状态信息、位置信息及空间关系信息进行合理有效的加工存储，从而催生了空间数据库这一新型数据库研究领域。空间数据模型较为复杂，可分为二维空间模型与三维空间模型两个大类；根据其空间变换状态，又可分为静态位置描述与动态位置描述两类。所以在处理空间数据时，需引入新型数据模型技术，如矢量数据结构或点阵数据结构等进行静态空间位置描述或动态空间轨迹描述。

2. 工程数据库

工程数据库是为满足工程领域的特定需求而发展出来的一种数据库，是一种能存储与处理复杂 CAD 之类的专业化数据库系统。工程领域的数据结构复杂，数据量极大，相互之间的关系涵盖多个方面，因此简单地使用传统数据库处理工程数据，是不能满足工程设计需要的。为适应工程领域数据处理的需要，工程数据库系统出现。工程数据库能较好地支撑复杂对象的表示与处理、可扩展数据类型、支持工程长事务与嵌套事务并发控制等。

3. 数据挖掘

数据挖掘是数据库应用的新领域。数据挖掘又称为知识发现，是信息技术发展、深化的结果，是从大量的数据中通过算法搜索隐藏信息的过程。数据挖掘是基于关系数据库、数据仓库等基础技术之上的，涉及人工智能、机器学习、统计学、模式识别、高性能计算等复杂数据应用领域。利用数据挖掘技术，能在更大程度上将各行各业产生的海量数据转变成有用的信息和知识。其核心在于知识发现，而非传统数据库领域中的查询与统计。

4. 大数据

在信息化时代，每个人、每个行业、每件事都是数据的产生者，所产生的巨量数据对人类社会将产生深远的影响。大数据就是在这样一个背景下提出，其特点可概括为 4V，即大量性（volume）、多样性（variety）、高速性（velocity）、价值性（value）。大数据不但对信息处理、存储与传输技术提出了新的要求，也使数据库技术及其应用领域展开了新篇章。只有引入新的数据处理模式，提高对数据的加工能力，才能充分发挥大数据的决策力与发现力，在拥有庞大数据"资产"的基础之上得到真正的信息"资产"。现在大数据处理一般依托于云计算平台。

第二节 数据库技术发展趋势

数据库技术的发展方向是伴随着社会需求与主流技术发展方向而发展的，可以从信息源与信息形态发展趋势、应用领域发展趋势、处理技术发展趋势 3 个方面来研究与掌握数据库技术发展趋势。

一、发展趋势

1. 信息源与信息形态发展趋势

信息源或可采集信息源的多样化是推动数据库技术发展的主要因素之一。虽然人类与自然活动都是数据产生的来源，但是否可收集与是否有价值则取决于当前的技术手段和客观需要。现在，互联网已成为最重要的信息源，SNS（社会化网络系统）、电子商务平台、各类专业流媒体平台都在产生着数量巨大的信息，成为信息社会的首要推动力量。随着物联网的发展与传感技术的成熟，物件空间位置信息与状态信息成为另一大类信息来源地。物件信息是物联网的基础，也是未来多维信息社会的支撑，数据库技术将在这一领域内发挥更加重要的作用。传统的信息源如科学研究、管理活动、工程与医学等领域也在发生着变化，信息源的形态、深度和广度都与过去不一样，所产生信息的复杂度也日趋增大。

信息形态多样化是数据库技术发展中较为明显的特征。传统数据库的结构化信息形态早以不能满足社会信息多元化的需要。如今，信息形态从原来的结构化形态扩展到了半结构化与非结构化形态，图形、流媒体、自然语言描述、XML 等多种非结构化或半结构化信息需要通过数据库进行加工处理，这是数据库技术发展的趋势与方向，也已取得了一些成果。

2. 应用领域发展趋势

数据库的应用领域较为广泛，但主要集中在基于结构化数据的处理领域，如管理信息系统、事务处理系统等。这些领域最显著的特点是数据可结构化与规范化，与当时的数据库处理技术相适应，应用需求旺盛。随着互联网、物联网、生命科学与工程学领域的发展，这些领域内对数据库技术的需求也从简单的结构化数据存储提高到全面数据存储和处理。这些领域内的数据大多非结构化，并且数据量巨大，需要处理的算法复杂程度高，正是数据库技术拓展应用领域，扩大使用面的机会与驱动力。从长远看，数据库技术的应用将涵盖人类社会活动的方方面面，为更好地适应实际应用的需要，数据库工程还有很多技术与理论问题亟待解决。

3. 处理技术发展趋势

随着数据库应用领域的拓展，数据库在存储、检索、安全和效率方面遇到比传统领域更大的挑战；甚至在传统领域，由于大数据的出现，数据库技术也面临着巨大的挑战。需要相关领域技术的发展及数据库自身技术的进步，才能使数据库在面临新领域、新形态的数据处理任务时做到游刃有余。

（1）硬件技术发展对数据库技术的影响　软件技术在一定程度上受限于硬件技术。计算机硬件技术在摩尔定律的影响下快速发展，数据库在这些新硬件的支撑下，就能实现更加高效与可靠的数据管理服务。如利用多处理机实现并行处理；利用大内存实现内存数据库引擎；利用高速缓存提高访问响应等。而计算机网络技术的发展，也使得数据库在架构模式上从集中模式走向了分布式模式，从本机存储发展为网络存储等。硬件技术对数据库技术的影响主要集中在性能、架构模式、存储模式和安全等方面。

（2）软件与算法技术发展对数据库技术的影响　新的建模工具、优化的查询算法、并发控制与灾难恢复算法、人工智能与云计算等，也对数据库的发展产生了深远的影响。如伴随优化查询算法出现的搜索引擎支撑数据库；依托于云计算平台的虚拟化数据库；与人工智能紧密结合的商务智能与数据挖掘数据库应用等。

二、主流技术发展趋势

1. 信息集成

随着互联网的发展与成熟，传统信息系统与应用都过渡到了互联网平台，加上 WWW 的流行，使互联网成了最大的信息库资源。这些信息资源并非孤立，而是有着逻辑关联，形成一个涵盖全球信息的宝库。但数据处理难题同样存在于互联网平台，Web 数据源的类型多样、模式结构的差异性使信息集成技术成为互联信息汇集的重要解决手段。对于医疗行业，基于区域健康档案与电子病历共享及医疗业务协同，也成为了信息集成的重大课题。

信息集成一般的解决方案是数据仓库及 wrapper/mediator（包装/中介）方法。数据仓库方法相对易于理解，其实现模式为根据需求，从各数据源获取数据并清洗、转换后存储在数据仓库，然后由数据仓库直接给访问者提供所需要的汇聚信息。在区域卫生信息平台建设中，多采用这模式来完成健康档案数据库建设。其优势在于核心共享信息已集中，对于查询与关键信息的获取非常方便与快捷，利于个人健康档案在区域内的共享。而 wrapper/mediator 方法中，数据是非集中存储的，当集成信息需求发出后，包装器将各局部数据按要求进行包装处理，然后中介器将各数据源的局部数据集中起来提供给应用层。其优势在于对于异构数据不必耗费大成本集中存储，相对风险性降低，但包装与中介都是需要消耗时间，对效率有所影响。在区域卫生信息化中，影像数据共享一般采用此方式实现。

2. 网格数据管理

网格技术是指把网络中的软、硬资源组合成一个逻辑上的整体，为用户提供一体化的信息资源服务与信息共享，消除信息孤岛，实现业务协同处理的技术。网格技术能充分发挥网内硬件与软件的计算能力，形成一个强大的"虚拟超级计算机"，来满足日益增长的数据运算需求。

按应用方向上的差异，可以把网格分为计算网格、数据网格与信息服务网格三种。其中数据网格与数据库技术密切相关。数据网格的出现在一定程度上解决了复杂数据模型访问的难题，使用户无需精确知道所要访问数据的物理位置，数据类型与数据模型，只需要通过统一的数据访问接口向数据网格发出请求，由数据网格的低层技术来定位不同的数据库物理服务器并获取分散存储的数据，再通过相应的聚合器与访问协议完成异构数据的组装，最后以用户请求的格式返回。这是一种理想化的模式，还存在很多具体的技术难题需要解决。

3. 传感器数据库技术

随着物联网技术的兴起与微电子技术的发展，传感器技术应用越来越广泛。每一个传感器都是一个数据源，为整个系统提供诸如位置、环境状态等数据。随着系统中传感器数量的增加，应用环境的变化，从而对处理传感数据的数据库技术提出了新的要求。

传感器作为数据源终端，具有分散性、移动性等特点，并且在整个传感网络环境中，还受到信号干扰与安全性等问题的制约，因此与传感器相配合的数据库系统需具有一定的分布式处理能力来满足传感器分散与移动的特点；需具有一定的智能调节能力来满足传感器上线与离线对整个查询计划的影响；需具有运算迁移能力来满足传感器大并发量数据传递的场景；需具有初步的人工智能满足对多源传感信号的综合定性处理。

传感器所面临的实用环境是复杂的，可能是在线传输数据，也可能是离线传输，因此对数据库的要求更高，当然也可以通过应用程序层面去解决上述问题，但如果数据库自身能解决，则其效率与可靠性就会更高。这些都是数据库技术在发展时所必须综合考虑的问题。

4. 微型数据库技术

在移动设备高度流行的今天，移动设备对微型数据系统的需求是数据库技术发展的另一片天地。微型数据库一般服务于手持式移动设备，运行于嵌入式操作系统之上或是精简后的通用操作系统之上。微型数据库所承担的任务主要是移动设备单机的用户数据存储，因此相比于大型数据库，移动数据并不强调多用户、多任务及高性能等特点，而是在于其可靠性与系统资源占用的经济性。

5. 移动数据管理

移动数据管理有多层含义，前述的传感器数据库技术及微型数据库技术都与移动数据管理有关。这里集中讨论在移动环境下对数据与信息访问所带来的数据库技术的变化。研究移动环境中的数据库技术是分布式数据库研究的一个方向，与基于固定网络的传统计算环境相比，移动环境下集中式的数据库系统并不能很好地支撑移动运算，所以移动数据管理必须具有分布式能力，且可以在集中式与分布式模式之间定位数据，实现诸如主索引集中存储，业务数据分布式存储这类移动数据管理的普适特征。从另一个层面分析，移动数据库系统应支持移动用户在不同网络条件下都能够有效地访问到所需数据，完成数据查询和事务处理。通过移动数据库的复制/缓存技术或者数据广播技术，移动用户即使在离线的情况下也可以继续访问所需的数据，使工作不至于延误，这些特性的实现使得移动数据库系统具有较强的实用性。

6. DBMS 的自适应管理

数据库如果要较好地发挥出性能，最大限度地为应用系统服务，需要根据当时的软、硬件环境与业务场景进行数据库配置优化，这也是 DBA 的重要工作内容之一。随着数据库应用范围扩大，业务场景复杂化，数据库的配置、调整与优化工作变得愈发重要与困难，因此数据库系统自调优与自适应管理的需求成为了关注与研究的热点。与复杂 ERP 类似，现在软件系统的自适应能力并没到达完全人工智能化的程度，但可以在数据库系统中预置典型应用场景参数，通过规则匹配来自适应当前应用场景。除此之外，DBMS 还应能发现故障与冲突，能自行调整与解决，这都是数据库管理系统自适应高级特性的表现。现在几大流行数据库管理系统都具了一些管理智能化的能力，但要达到完全的自适应管理还需要进一步努力。

第三节　新型数据库系统

随着数据库技术的日新月异，有别于传统关系型数据库的几类新型数据库已在数据库领域崭露头角，并在互联网与大数据时代承担起重任。其中有代表性的数据库与数据库技术为分布式数据库系统、对象关系数据库系统、XML 数据库系统、NoSQL 数据库、数据仓库与数据挖掘技术等。分布式数据库是新技术与数据库结合的产物；对象关系数据库与 XML 数据库是新型数据模型与数据库技术结合的产物；数据仓库与数据挖掘技术则是数据库在新应用领域的综合拓展。

一、分布式数据库系统

1. 分布式数据库系统定义与特点

分布式数据库较为确切的定义是数据库数据分布在网络中的不同计算机上，网络中的每个数据库结点都具有独立数据处理能力，也能在数据库系统的调度指挥下进行统一数据处理。分布式数据库强调两个要点：一是分布性，指关联数据在物理存储时，其实际存储位置分布在不同的存储设备内。二是逻辑整体性，指分布式数据库对于使用者来说，其分布性是透明的。对是否属于分布式数据库系统较好的一种判断方式是：看处于网络中的各数据库结点是否支持"局部"应用，并且在分布式数据库管理系统的指挥下还能通过网络完成"全局"应用，否则有可能与基于多台计算机的集中式网络数据库或是远程数据库相混淆。

分布式数据库是在集中式数据库基础之上根据应用需要与相关技术逐步发展起来的。分布式数据库系统除了拥有集中式数据库的特征之外，其自身的特点也较为显著。

（1）数据独立性 数据库的初衷就是分离程序与数据，使数据能为更多的程序与用户所共享。在分布数据库中，数据独立性要求更高。除了逻辑独立性与物理独立性外，还体现在分布透明性上。分布透明性的实现，让程序在操作分布式数据库时，与操作传统数据库在方式上基本一致，提高了系统灵活性，降低了迁移与使用成本。

（2）集中与自治相结合的控制机制 为保证数据的安全、完整性，有效地给多个用户提供数据，集中式数据库采用的是集中统一控制机制。在分布式数据库中，为满足"局部"与"全局"两种应用模式，相应的控制机制也分为了集中与自治两种控制结构。局部的 DBMS 能独立控制与管理局部数据，拥有自治功能；同时集中控制机制又能指挥与协调各局部 DBMS 来满足全局应用的需要。

（3）适当增加数据冗余度 控制数据冗余是数据库设计模式的基本要求。在分布式数据库中，却需要适当的数据冗余，在不同的存储介质中存储同一数据的副本。这样处理的意义在于提高系统的性能与可用性，但存在与集中式数据库数据冗余相同的副作用，可能出现更新异常与删除异常，这就需要分布式数据库系统能很好地解决此类问题。

（4）全局一致性、可串行性与可恢复性 分布式数据库在处理事务机制时，其技术难度远大于集中式数据库，因此全局一致性等特点就是体现分布式数据库能力的关键。比如分布式数据在涉及多个数据结点的全局事务回滚操作时，这比集中式数据库回滚在实现上要复杂得多，业界已提出一些相关理论来支撑分布式数据库系统实现全局一致性等特性需要。

2. 分布式数据库系统的体系结构

分布式数据库系统体系结构是源于集中式数据库，在此基础上之演绎出分布式数据库的体系结构。数据库系统的三级模式在分布式数据库系统中依然存在，并增加了全局外模式、全局概念模式、分片模式与分布模式来满足数据分布存储的需要。其中全局概念模式用于定义分布式数据库中的整体逻辑结构，使数据库操作透明化；分片模式可将全局关系拆分为若干不相交的部分，称为片段，并定义全局与局部之间的映射关系；分布模式定义片段的存储结点，并控制数据的冗余模式。

对分布式数据库系统的体系结构的理解关键在于分片模式与分布模式上。数据分片存储而非按关系存储是分片模式的模式核心。分片的方式可以是多种，如对关系表进行水平分片，或是垂直分片等。但无论采用哪种方式进行分片，必须要满足完全性、不相交性与可重构性要求。现在主流的数据库系统实际都支持分片模式便于充分利用存储器提高 I/O 效率；分布模式则用于控制已分片后数据的存储模式。分布模式定义存放结点，并决定是否在不同的结点上对数据进行冗余存储。比如一个区域的居民健康档案表是一个记录数巨大，且字段较多的超大型表，如果采用分布式数据库模式进行处理时，就可以按生命周期（从新生儿到老年共 8 个生命周期）对数据进行水平分片，然后再把不同生命周期的居民健康记录存储到不同的存储服务结点上来实现对居民健康档案这种异常庞大数据表的存储管理。

3. 分布式数据库管理系统与分布事务管理

（1）分布式数据库管理系统（D – DBMS）类似于传统的数据库管理系统，是一套对分布数据进行管理、维护与支撑的软件系统。一般的，分布式数据库管理系统由 4 个部分组成。①全局数据库管理系统，用于实现分布式数据库访问透明，并协调各局部数据库系统完成全局应用。②局部数据库管理系统，用于局部数据库的各项数据管理，同时响应全局控制请求完成全局应用处理。③全局数据字典，功能上类似于集中式数据库的数据字典，用于存放全局数据库管理所需要的诸如分片模式，分布模式用户权限等重要数据与参数。④通信管理，完成分布式数据库各结点间的数据、消息与任务调度的通信管理职能。

（2）事务处理控制能力是数据库系统保证数据完整性与可靠性的重要能力之一。在分布式数据库系统中，事务处理特别是全局事务处理，既涉及各局部数据库系统，也涉及通讯网络系统，出现问题后的事务处理与恢复的算法与处理过程相应更加复杂。分布式数据库的事务处理是通过局部事务管理器相互配合来完成，通常采用的技术是两段提交协议。该协议的实现原理是把一个分布事务的管理分为协调者与参与者，协调者负责决定事务是提交还是撤销，而所有参与者负责相应的局部事务处理与数据的读写操作。

（3）并发控制在分布式数据库系统中与事务处理一样变得更加复杂。在分布式数据库中，并发控制也采用封锁技术，不过在控制上比起传统数据库要额外考虑局部数据库中多副本存在的情况。如当封锁只在一个副本上进行，而其他副本没有锁定，则会出现数据异常。因此在分布式数据库中进行加锁操作时，对某副本数据进行锁定时，要通知所有拥有该副本的其他局部数据库同时进行锁定来保证数据一致性。由于分布式锁定整个系统的开销很大，因此可引入一定的策略来提高锁定的效率，比如读副本操作只对该副本加锁，而写副本操作则采用全局加锁等策略。在分布式系统中，要完全实现一致性，可用性和容错性难度是很大的，一般情况要下根据应用领域与应用场景进行合理安排，所以并发控制在分布式数据库中就显得非常重要了。

二、对象关系数据库系统

关系数据库系统虽然取得了巨大的成功，但随着数据库应用领域拓展及需求的改变，传统的关系数据库在处理基于对象描述客观现实领域遭遇瓶颈，导致对象关系数据模型及相关研究出现。在程序设计语言领域，面向对象程序设计已成为普遍的开发模式，对象关系数据库则在探索中前进。一般文献认为对象关系数据库沿着三个研究方向在开展：①以面向对象程序设计语言为基础，研究支持面向对象模型的持久化程序设计语言或是中间件。②建立新的面向对象数据库系统，直接支持面向对象模型。③以传统关系数据库及 SQL 为基础，融入面向对象技术。三个发展方向各有利弊，以面向对象程序设计语言来实现对象持久化是现在较为常见的实现方式，而在关系数据库模型里融入面向对象技术则在数据库业界各方努力下取得了显著的成果。

三、XML 数据库系统

可扩展标记语言（XML）是伴随着互联网发展起来的一种标准化数据描述与数据交换技术，是通用标记语言（SGML）的一个子集。XML 并非 HTML 的替代技术，HTML 负责数据的显示，而 XML 负责数据的结构与内容描述。XML 没有预定义标签，结构规范，易于学习与使用。下面是一个典型的 XML 文档示例。

例 11.1 XML 文档结构示例。

```
< ? xml version = "1. 0" encoding = "utf - 8"? >
< students >
    < student >
```

```
        < name gender = "male" > mike </name >
        < age >18 </age >
        < class > one </class >
    </student >
    < student >
        < name gender = "female" > rose </name >
        < age >19 </age >
        < class > two </class >
    </student >
</students >
```

在上例中，可以看到，除了第一行作为对 XML 文档属性进行描述而采用了预定义的标签之外，整个文档的标签与内容完全由使用者来定制，只需要注意标签的闭合性即可。并且 XML 是树形结构，所以能描述较为复杂的带有层次结构的业务数据，在这一点上比关系型数据模型有所领先。

上述 XML 文档中，"< students >""< name >" 等称为元素，元素可以嵌套，但必须有一个根元素，如本例中的 < students >。元素可以带有属性，如 "id"，这里有初学者常提的问题：XML 中一个数据是作为元素还是作为属性存好？对于这个问题 W3C 并没有严格的规定，一般情况下数据以元素方式存在则其可扩展性与层次性更好，能描述较为复杂的内容；而作为属性存在则操作上简单，相对节约空间。

1. XML 特点

XML 具有以下明显特征使之区别于 HTML 成为互联网时代数据描述与数据交换的核心技术。

（1）*可扩展性*　XML 并没有预定义元素标签与属性，完全由使用者自定义，因此具有很强的可扩展性与高度的灵活性，可以很方便地描述不同行业不同形态与结构的数据。

（2）*自描述性*　XML 的数据及对数据含义的表述都包含在同一文档中，这对于机器理解或人工理解都优于其他数据模型。

（3）*数据描述与数据呈现分离*　XML 文档是对数据自身内容的描述，它并不处理数据的显示格式与形式。可以通过定义不同的样式表（XSLT）根据场景需要对同一 XML 数据展现不同的外观表现形式。

（4）*易用性*　XML 是字符流模式，易于通过现有的网络协议进行传输，易于通过防火墙。配合 web services 技术，已成为互联网时代数据交换的标准方式。

2. XML DTD 与 XML Schema

XML 的可扩展性与自描述性等特性使得 XML 作为数据交换技术广泛使用。但如果没有一个手段来约定或是规范这种自定义结构，则一样会出现数据交换上的障碍。XML DTD 与 XML Schema 就是用于描述与规范 XML 文档结构的技术。通过 DTD 或 Schema 来规定 XML 文档中所包含的元素、属性、嵌套关系等。可以理解为 XML 数据的结构定义。DTD 是最早出现的技术，但由于存在对元素约束精确度不高，且本身没有采用 XML 的格式，现在一般使用经过改进后的 XML Schema 进行 XML 文档结构进行约束。针对例 11.2 定义其 Schema 如下。

例 11.2　基于 Schema 的 XML 文档结构约束。

```
<!--定义根元素 -- >
< xs:element name = "students" >
```

```
< xs:complexType >
    < xs:sequence >
        <!--定义节点元素,此节点元素仍包含子节点 -- >
        < xs:element name = "student" maxOccurs = "unbounded" >
            < xs:complexType >
                < xs:sequence >
                    <!--定义节点元素 -- >
                    < xs:element name = "name" >
                        < xs:complexType >
                            < xs:simpleContent >
                                < xs:extension base = "xs:string" >
                                <!--定义属性 -- >
                                    < xs:attribute name = "gender" type = "xs:
                                        string"/ >
                                </xs:extension >
                            </xs:simpleContent >
                        </xs:complexType >
                    </xs:element >
                    < xs:element name = "age" type = "xs:int"/ >
                    < xs:element name = "class" type = "xs:string"/ >
                </xs:sequence >
            </xs:complexType >
        </xs:element >
    </xs:sequence >
</xs:complexType >
</xs:element >
```

如果例 11.2 中的 XML 引用了上面的 Schema,且完全按照 Schema 的约束条件组织数据,能通过 XML 解析器校验,则称此 XML 为有效文档。通过上例可以看出 XML Schema 对 XML 文档结构约束模式更为精细与完善,其自身也是 XML 格式,方便解析器处理。

3. SQL/XML

XML 日益流行,人们已不仅在交换数据时才使用 XML,而是深入到了系统开发的各个环节甚至直接用于存储数据,各数据库厂商也实现了对 XML 的支持。由于没有相应的国际标准,因此在实现方式上有所差异。本节以 SQL 为例简要介绍数据库技术与 XML 的结合。

SQL/XML 为 XML 定义了一种新的数据类型,并实现了一组对 XML 的操作函数。这组函数可完成 XML 的生成与存取,还可以实现 XML 数据与关系数据之间的转换等。存储在关系数据库中的 XML 数据可以用 XML 的标准查询语言 XQuery 实现交互操作,也可以将关系数据转换成 XML 文档格式提供给访问者。下面以 3 个简单示例展示 SQL/XML 的具体实现。

例 11.3 XML 数据类型的定义。

CREATE TABLE student (id int, student_ info XML);

例 11.4 将 XML 文档写入到数据库中。

```
INSERT INTO studentVALUES(1,XMLPARSE(
'<? xml version = "1.0" encoding = "utf - 8"? >
<student>
    <name gender = "male" > mike </name>
    <age >18 </age>
    <class > one </class>
</student>'
));
```

本例中引入的 xmlparse 函数将 XML 字符串解析为 XML 文档结构存入到数据库，反之也可以利用 xmlserialize 把 XML 类型转化为字符串使用。

例 11. 5 从 XML 类型表中读取数据。

```
SELECT ID,
    XMLSERIALIZE(
        XMLQUERY('//student[ @ age >20]')
    ASVARCHAR(100))
FROM student
```

不同的数据库系统或是不同的版本在实现上述 SQL/XML 时有细微差异，实际应用时应查阅相应的数据库文档获取最新的解决方案。SQL/XML 基于关系模型，SQL 经过多年积累，已有了成熟可靠的技术支撑，在 SQL 查询中通过调用相应的函数处理 XML 文档使关系数据与 XML 数据取得很好地结合。

4. XML 在电子病历（EMR）中的应用

电子病历（EMR）是医疗行业最重要的数据之一，是居民在医疗机构历次就诊过程中产生和被记录的完整、详细的临床信息资源。电子病历所涉及的数据类型众多，数据结构层次复杂，关系型数据模型已难以适应电子病历的存储与处理，而 XML 可扩展性、自描述性与可嵌套的模型正好适应了电子病历对信息描述与存储的需要。因此在计算机技术人员与医疗信息化技术人员的共同努力下，以 XML 来描述电子病历已成为医疗信息化领域内的重要课题并取得了一系列的成果。下面例子是电子病历"门诊就诊摘要"的 XML 片段。

例 11. 6 电子病历的 XML 片段。

```
<? xml version = "1.0" encoding = "UTF - 8"? >
<ClinicalDocument   xmlns = "urn:hl7 - org:v3"   xmlns:voc = "urn:hl7 - org:v3/voc"
xmlns:mif = "urn:hl7 - org:v3/mif"
xmlns:xsi = "http://www. w3. org/2001/XMLSchema - instance" >
    <realmCode code = "CN"/>
    <typeId root = "2. 16. 840. 1. 113883. 1. 3" extension = "POCD_HD000040"/>
    <templateId root = "1. 2. 156. 1. 3. 1. 100. 300. 1"/>
    <id root = "2. 16. 156. 12345. 1. 1000. 3211. 123. 1. 1002. 40699. 1802. 1"/>
    <code       code = "51845 - 6"       displayName = "门诊就诊摘要"
codeSystem = "2. 16. 840. 1. 113883. 6. 1" codeSystemName = "LOINC"/>
    <title >门诊就诊摘要 </title>
    <!-- 就诊日期 -->
```

```
< effectiveTime value = "20110605000000"/ >
< confidentialityCode code = "N" codeSystem = "2.16.840.1.113883.5.25"/ >
< languageCode code = "zh - CN"/ >
< recordTarget >
    < patientRole >
        <!--身份证号-- >
        < id extension = "321111198401045544" root = "1.2.156.2.100.1"/ >
        <!--城乡居民健康档案编号-- >
        < id extension = "0181326" root = "1.2.156.2.100.100"/ >
        <!--门诊记录表编号-- >
        < id extension = "000475" root = "1.2.156.2.100.15"/ >
        <!--患者地址-- >
        < addr use = "HP" >北京 </addr >
        < addr use = "WP" >北京二街 </addr >
        <!--患者电话-- >
        < telecom use = "HP" value = "6598126"/ >
        < patient >
            <!--患者姓名-- >
            < name >
                < family >测试用户 </family >
            </name >
            <!--患者性别-- >
            < administrativeGenderCode codeSystem = "1.2.156.1.1.2261.1.2003"
                codeSystemName = "性别分类及代码" code = "2" displayName = "
                女"/ >
            <!--患者生日-- >
            < birthTime value = "19640104"/ >
            <!--患者婚姻状态-- >
                < maritalStatusCode codeSystem = "1.2.156.1.1.2261.2.2003"
                    codeSystemName = "中国国家标准婚姻状态代码" code = "20"
                    displayName = "已婚"/ >
            <!--患者民族-- >
            < raceCode codeSystem = "1.2.156.1.1.3304.1991" codeSystemName = "民
                族" code = "HA" displayName = "汉族"/ >
        </patient >
        <!--患者就诊机构-- >
        < providerOrganization >
            < id extension = "123"/ >
            < name >某人民医院 </name >
            < telecom nullFlavor = "UNK"/ >
```

```
            < addr nullFlavor = " UNK"/ >
        </providerOrganization >
    </patientRole >
</recordTarget >
<!-- 主治医师/责任医师 -- >
< author >
    < time value = "20110605000000"/ >
    < assignedAuthor >
        < id extension = "3211. 123. 095" root = "1. 2. 156. 2. 1. 101. 4"/ >
        < addr nullFlavor = " UNK"/ >
        < telecom nullFlavor = " UNK"/ >
        < assignedPerson >
            < name >
                < family >某医生 </family >
            < / name >
        < / assignedPerson >
    < / assignedAuthor >
< / author >
```
……

分析上述 XML 片段，我们看到当电子病历采用 XML 模式时，对患者就诊信息表述的科学性优于过去采用关系数据模式，能更好地体现出信息的层次与内在联系，而 XML 自描述特点使得电子病历在交换与直接阅读时都无障碍。基于 XML 电子病历的出现使区域医疗信息共享真正有了可靠的基础。

四、NoSQL 数据库系统

1. NoSQL 基本概念与原理

NoSQL 泛指非关系型的数据库，其单词原型是"not only SQL"，寓意除了 SQL 与关系模型外，还有更适合的新型数据库模型存在。随着 Web 2.0 时代信息高速发展，用户与网站的交互达到空前，在一些超大规模社交网站中，每天数以亿计博文与图片的分享给使用传统关系型数据库为基础的网站系统带来了巨大的压力，出现了很多难以克服的技术问题。当前互联网所面临的技术压力可归结为：①对数据库高并发读、写的需求。②对海量数据的高效率存储和访问需求。③对数据库的高可扩展性和高可用性的需求。非关系型的数据库因数据模式与架构优势适合 Web 2.0 这类业务数据处理的特点，从而得到迅猛发展。但在基于事务处理的高可靠性复杂企业管理信息系统中，关系型数据库依然是最重要的支撑力量。

NoSQL 数据存储一般不需要固定的表结构，它是以"键""值"对的形式存储数据，每一个元组可以有不一样的字段，每个元组可以根据需要增加一些自己的键值对，这样就不会局限于固定的结构，通常也不存在连接操作，可以减少一些时间和空间的开销，在大数据存取上具备关系型数据库无法比拟的性能优势。SNS 这类系统所涉及的数据大多非结构化，也不需要复杂事务处理，因此 Web 2.0 这类以传统关系型数据库作为后台数据服务支撑的平台，在高并发访问时遇到性能瓶颈就成为 NoSQL 出现与发展的驱动力。

NoSQL 具有灵活的数据模型、高性能、分布式与最终一致性等特点。

（1）灵活的数据模型　NoSQL 在存储数据时，不需事先建立字段，根据应用场景需要随时存储自定义的数据。去掉了关系数据库的关系特性后，数据库的扩展变得较为容易，在架构层面实现了高扩展性。

（2）高性能　NoSQL 结构简单，是 key-value 数据格式的 hash 数据库，这种模式下，不但存储速度高，并且可以实现基于键的细粒度的缓存，这比关系数据库粗粒度缓存性能上高很多。

（3）分布式与最终一致性　CAP（consistency, availability, partition tolerance）理论表明，一个分布式系统不可能同时满足一致性，可用性和分区容错性这三个需求，最多只能同时满足两个。对于涉及民生等系统，比如金融或是医疗行业，其数据是不能出错的，因此强调高一致性与事务处理。但大多数 SNS 并不需要强一致性，DNS 全球刷新就类似于此，只要最终结果一致就达到 SNS 的目标。因此 NoSQL 数据库在实现分布式处理上，比传统关系型数据库，或是分布式数据库要容易得多，通过相应的 hash 算法，可以方便地把数据存储在不同的位置，并能根据键值快速读取。因不涉及事务处理，所以就算是分布式刷新存在时间差，也不会引起致命的错误，最终用户将会得到一致的结果。

2. NoSQL 分类

NoSQL 是一类数据库系统的统称，类似于关系数据库是关系型数据库统称。NoSQL 根据其模型与实现技术上的不同，可以分为不同的种类，根据相关技术文档，NoSQL 大致分为以下几类。

（1）面向列的数据模型　在面向列的数据库系统中，数据是以列为单位存储的，而传统的关系型数据库是以行为单位进行存储。关系型数据库最难以克服的字段扩展在 NoSQL 中得以解决，可以较为容易的实现数据的纵、横向扩展达到海量存储的目的。特别是针对列的查询效率很高。但在涉及多表的复杂查询时存在一定效能问题。BigTable 与 Hbase 是面向列 NoSQL 的代表。

（2）键、值数据模型　键、值数据模型是一种简单的数据存储模式，每个键对应任意类型的值。键可以是用户自定义的 id，也可以是值的 hash，NoSQL 数据库管理系统维护键与值的对应关系。这种模式下，利用键对值的查询利率非常高，非常适合于高负载模式下的大数据处理。如果值是结构化数据，则还能利用关系模型进行更为复杂的处理。但键、值模型无法处理关联关系，如果存在关联关系数据，则需要多次迭代才能完成。此模式具有代表性的是 Redis 与 memcached。

（3）文档存储模型　这种模式下，所存储的文档一般是能结构化的文档内容，并转成 JSON（javascript object notation）等格式，这样本质上还是键、值模式，但是可以进行键值嵌套，有更强的数据查询与处理能力。此模式的代表是 MongoDB、CouchDB 及 Riak。

除上述三种模型之处，NoSQL 还有图结构存储模型、对象存储模型等。

3. NoSQL 与医学信息化

国家高度重视卫生与医学信息化建设，提出了"46312 工程"的总体建设目标，发布了《健康档案基本架构与数据标准》《基于电子病历的医院信息平台建设技术解决方案》《基于健康档案的区域卫生信息平台建设指南》等多个与卫生信息化相关的指导文件。医疗行业信息标准化促进了医疗信息的互联互通，推动了医疗业务协同的发展。医学信息系统对数据精准度要求高，医疗业务的事务性强，因此在院内系统中，一般是采用关系型数据库作为信息系统的支撑。随着医学信息工作的深入，所产生的数据海量化，跨医疗、跨地区数据交换与查询日趋频繁，医疗大数据处理迫在眉睫。NoSQL 以其自身架构与模型优势，对大数据时代的医学信息处理提供了解决方案。如电子健康档案的公众查询，完全可以利用 NoSQL 来支撑，院内系统保持原有关系型数据库，将医疗活动中产生的电子健康摘要信息同步到基于 NoSQL 的区域卫生信息主平台进行发布，并利用 NoSQL 的分布式处理能力同步到所有参与过该患者诊疗活动的医疗机构平台数据库中。这时无论是公众查询，还是医务工作者查询，甚至医疗决策者做大数据统计，都可以直接利用 NoSQL 来完成。通过医疗行业 NoSQL 的应用案例，我们得出结论：NoSQL 并非要放弃 SQL，而是根据不同的应用场景有更适合的选择来完成信息处理工作，这才是 NoSQL 的本质所在。

五、数据仓库与数据挖掘

数据仓库与数据挖掘都是近年来数据处理领域的新技术，是决策支持、知识发现等应用领域的关键技术。数据仓库是为了解决数据大量产生后如何更好地为决策服务。数据挖掘则是在数据仓库中寻找潜在的关系与未知的信息。

1. 数据仓库概述

数据仓库是在数据库技术基础上发展起来面向主题的、集成的、稳定的，并且随时更新数据集以满足管理决策的一种新的数据处理手段。数据仓库的体系结构由后台工具、数据仓库服务器、OLAP（联机分析处理）服务器与前台工具构成。数据仓库通常服务于分析型业务，其特征如下。

（1）数据仓库的数据是面向主题的　在数据库系统中，数据是按业务过程归类，如就诊过程中产生的数据；在数据仓库中，数据的归类是按主题进行的。如患者，则会把与患者这个主题相关的数据增加进来，形成一个完备的数据域。

（2）数据仓库的数据是集成的　数据仓库中的数据来源于数据库中的分散数据，在进入数据仓库前，必须要经过加工与集成，这个加工过程可能包括字段名一致性处理，单位类型一致性处理等简单处理，还包括原始结构从面向应用到面向主题的转换，以及数据的综合工作等较为复杂的处理。

（3）数据仓库的数据是稳定的　数据仓库的数据主要用于决策支持，因此进入数据仓库后的数据一般不再修改。即使是时点指标数据，也是按时间发生顺序多次记录其在不同时点的值，而不会去修改旧值。

（4）数据仓库的数据是变化的　数据仓库的数据变化不是指修改主题原有的值，而是指随着时间的推移，数据仓库中不断添加新的与主题相关的内容，删除已超过业务有效期的旧值。数据仓库中的数据都包含时间码以便根据需要进行数据的归整处理。

2. 联机分析处理技术概述

联机分析处理技术（OLAP）是在数据仓库海量数据之上，从不同的维度，不同的层次进行数据查询，方便、快捷地为决策者提供所需的数据分析结果。

多维数据模型是联机分析处理的重要模型，体现了一个主题的不同数据领域。联机分析处理技术提供切片、旋转、上卷与下钻等操作，使操作者能从不同维度、不同的层次观察数据，从而深入了解包含在这些数据中的信息与内涵。如居民的多维健康档案模型，联机分析处理就可以从生命周期维度、重要健康事件维度及健康干预维度等不同方面来分析居民的健康状况，从而及早发现居民潜在的患病可能性或是疾病规律。

3. 数据挖掘概述

数据挖掘是指从大量数据中找出隐含的、事先未知的但又有价值的信息知识的一种技术。数据挖掘是一门交叉学科，涵盖了人工智能、机器学习、数据库技术、统计分析等多种技术。借助数据挖掘技术，改变了人们对数据应用的层次，从简单数据查询上升到从数据中找未知与隐藏规律的主动过程，形成了新的技术热点。

数据挖掘与传统分析的区别是显著的。传统的决策支持系统是通过事先设定好的模式来验证数据是否满足预定的某种假设。而数据挖掘是在没有明显假设前提下，通过数据挖掘算法，自动分析、推理与归纳来得到新的可能结果。数据挖掘最经典的案例就是在连锁店数据挖掘中，发现了小孩尿布与啤酒之间的销售关联，从而通过调整商品摆位来提高销量的故事。

数据挖掘的功能较多，本节介绍 3 个主要功能。

（1）关联分析　关联是指事件之间的因果联系。关联关系是一类重要的可被发现的知识。关联分析的目的是找出数据中存在的而人们事先并不知道的关系。比如疾病与诱导因素之间的关联等。

（2）分类　通过研究已知数据的特征，建立分类模型，利用该模型对新数据进行筛选，从而得到预测结果的处理方法。

（3）聚类　聚类也是对数据的分类，将差异值最小数据抽取出来归为一组的方法。聚类与分类功能上是不同的，分类是预先写好特征值后对数据进行分组，而聚类事先并不知道特征值，而是根据对象特征值的相似性自动进行的分组。比如按居民健康档案记录中收集的家族史、体检资料、环境资料等对居民进行聚类分析，一个没有疾病记录的健康人如与某类疾病患者分在一组，则应该引起社区医生的重视。

数据挖掘的应用领域非常广泛，所涉及的技术面较广，复杂程度高。

第四节　健康医疗大数据

随着以大数据、云计算、人工智能、物联网、区块链为代表的新兴技术的出现，整个人类社会出现了加速发展，特别是大数据技术为人类更好地理解、认知与掌握世界提供了更强有力的手段。大数据在社会各个行业的深度融合应用，促进了社会的进步，同时也丰富了大数据自身的生态。我国非常重视大数据技术的研究与应用，2017 年 12 月 8 日习近平总书记在中共中央政治局就实施国家大数据战略进行第二次集体学习时强调，大数据发展日新月异，要推动实施国家大数据战略，加快建设数字中国。

一、大数据基础

1. 大数据概述

大数据是时代发展的产物，是随着人们对数据资源需求的不断扩大，加工处理数据的技术手段与方法进一步发展而产生的。由过去的粗犷式数据利用发展到现在的精细化数据利用，人们对数据"量"的要求大大提高。人们在实践中体验到，所掌握的数据量越大，粒度越细，连续性越高，就越利于从数据中得到对事物本质的深度认知。因此，大数据已经成为人类社会活动的基础要素之一，成为这个时代的关键技术与核心资产。

大数据成为重要的社会发展支撑与大数据"量大"这个本质特征密切相关。在过去，人们很少体验到购物推荐，这是因为没有足够的消费大数据支持的情况下，无法精准分析出人的购物习惯与潜在需求。一旦有了大量的购买行为数据记录，通过大数据分析算法进行处理，就能很好地实现购物推荐，并且推荐的准确度相当高。

由于大数据技术本身还在持续发展过程，因此暂没有完全统一完整的科学定义，一般情况下对大数据定义的描述是：传统数据处理应用软件不足以处理的大或复杂的数据集。这种定义只是对数据的量进行了定义，并没有完整描述大数据的客观性。随着人们对大数据认识进一步加深后，对大数据定义才会更加准确与完整。

2. 大数据特征

大数据具有明显的特征。基于大数据的特征，人们对大数据的认识会逐渐明晰与深入，大数据将给人类社会带来更大的价值。业界公认"4V"是大数据最显著的特征表现。

（1）大量性（volume）　数据体量大是大数据的首要特征。人们已普遍认识到，要对事物进行深度理解与掌握，对代表事物本质属性的数据量的掌握就必须足够多。因此，在信息时代，数据需求在量级上突飞猛进，成为大数据的第一特征。

（2）多样性（variety）　代表事物属性的数据形式是多样的，因此大数据的形式也是多样的，只有拥有了足够多样的数据才能更为全面地了解客观事物。因此，多样性是大数据的特征之一。

（3）高速性（velocity）　信息是有时效性的，而当今时代人们对产生信息的实时性需求更加强烈。大数据处理的高速性是大数据显著特征。

（4）价值性（value）　大数据整体上具有非常大的内在价值，但因数据量巨大，需要用专业的大数据处理技术对大数据进行整体加工与分析，才能获取到其价值，因此大数据的价值性特征是应用价值高，但数据的价值密度低。

3. 大数据主流技术概述

大数据要真正用起来，发挥其价值性，就需要有对大数据进行采集、存储、加工处理的技术手段与平台体系。现概要介绍主流的大数据技术生态。

（1）Hadoop 生态　大数据处理需要一种完整的数据处理技术生态来实现，包括基础设施、数据采集、数据存储、数据分析处理等不同的组件。近年开源的 Hadoop 以优异的分布式运算性能、较好的平台兼容性与可扩展性，成为了主流大数据技术生态基础设施。在这个生态下，围绕大数据处理的不同阶段出现了一系列重要组件，共同为大数据运算提供服务。

1）数据采集和传输：大数据运算的起始工作是数据的采集。大数据系统一般不直接面向交互终端，而是通过工具从指定位置文件夹、传统数据库或是消息流中得到数据。通过这些工具把数据采集、处理并传输到存储体系中。在 Hadoop 体系中，较为常用的日志等类型数据的采集工具为 Flume。Flume 可以从多种数据源获取数据，并具备初步加工的能力。Sqoop 是把关系型数据库的表数据传输到 Hadoop 分布式文件系统中的一种工具，可有效打通传统数据库与大数据平台之间的通道。Kafka 是较为优秀的分布式消息中间件，在多个消息的生产者与消费者之间搭建起高效的通道。实际应用中通常把 Flume 与 Kafka 结合使用，以达到一定的大数据实时运算能力。

2）数据存储：Hadoop 是通过 HDFS（分布式文件系统）实现分布式且高容错的数据存储。HDFS 能提供高吞吐量的数据访问，非常适合为超大数据量的应用提供数据存储服务。HBase 是一个分布式的、面向列的开源数据库，是一个适合非结构化数据存储的数据库。HBase 以 HDFS 作为其文件存储系统。

3）数据计算：大数据最为关键的一环就是数据计算。在 Hadoop 生态中，是通过 MapReduce 计算模型来实现的。MapReduce 是用于处理海量数据的分布式计算模型，适合离线数据处理业务场景。MapReduce 计算模型的核心思想是分解复杂问题，分别进行处理后，把结果集进行合并组成整个问题的解。

Hive 是基于 Hadoop 的一个数据仓库工具，本质上是一个 SQL 解析引擎，用来进行数据的提取转化。Hive 可以查询和分析存储在 Hadoop 中的大规模数据，提供 HQL 语句（类 SQL）查询功能，并支持多种实现引擎，如 MapReduce 等。

Spark 是一个通用的处理大规模数据计算引擎，其计算模式也类似于 MapReduce，但不局限于 Map 和 Reduce 操作，还提供了多种数据集操作类型。Spark 的特点是提供了内存计算模式，可将中间结果放到内存中，对于迭代运算效率更高。

4）资源管理：在大数据计算运行过程中，需要对整个系统的资源进行有效管理，如跟踪资源消耗和可用性、调度作业任务、跟踪进度、为任务提供容错，或是加载或关闭任务、定时报告任务状态等。在 Hadoop 生态中常用 Yarn 来实现。Yarn 就是一种通用的资源管理系统和调度平台，通过 Yarn 来实现 Hadoop 生态中大数据计算时的资源分配及计算结束之后资源回收等工作。

（2）大数据新生态　随着大数据技术的发展与应用场景的广泛化，一些新的大数据技术生态也逐渐诞生成长和起来，成为了整个大数据生态的重要组成内容，为日趋复杂的大数据应用需求提供了更多的解决方案选择。其中，ClickHouse 是具有代表性的一种技术。

在 Hadoop 生态逐渐变得臃肿和复杂的情况下，人们需要一种相对简洁的技术手段来适应当前一些时效性高且轻量级的大数据应用场景的需求。ClickHouse 就是满足上述需求的代表。它是一种基于分布式架构，满足高性能、列式存储、具有完备 DBMS 功能的大数据库，适合于商业智能、医疗、科研、互联网、物联网等典型领域的数据分析，其整体效率比起 Hadoop 在同等硬件条件下具备显著优势。ClickHouse 在技术上采用列式存储与数据压缩，向量化执行，多样化的表引擎，多线程与分布式使其在进行大数据处理时效率非常高。

二、健康医疗大数据基础

大数据在健康医疗领域有着广泛的应用前景，这与健康医疗行业数据基数大、数据类型多、数据连续性强、数据价值密度分散等特征相符合。

1. 健康医疗大数据的定义

健康医疗大数据应围绕大数据服务于人全生命周期的健康医疗全过程和全社会的健康医疗管理进行定义与描述。国内外对健康医疗大数据的定义普遍涵盖了以人为主体的全生命周期跨度、全社会事件影响、全过程行为记录的数据范围，同时包含了大数据服务的目标与方法。下面引用《健康医疗大数据》中对健康医疗大数据的定义：健康医疗大数据是涉及人们生老病死、衣食住行、工农商学等生命全周期、生活全方位、生产全过程中所产生、发生及交互产生的有关生理、心理、生产、生活、道德、环境及社会适应、疾病防治、公共卫生、健康管理等方面形成的数据，其终极愿景是以打造人人所享有的个性化、专属化、科学化、可视化、实时化和智能化的全时全程服务的"全息数字人"为目标。健康医疗大数据是大数据的核心资产，是人人需要的数据，也是需要人人作贡献的数据。建成服务于全国人民医疗健康全数字化管理服务需求的国家健康医疗大数据中心，对民生发展、经济增长、社会效益及科学制定国家长远战略规划都具有普遍性、实用性、成长性、带动性等多重价值。健康医疗大数据是"未知大于已知、已知蕴藏未知"的国家战略新领域，事关国人生命安全、国家生物国防和战略安全，受到党中央国务院的高度重视。

2. 健康医疗大数据的意义

充分利用大数据技术为健康医疗卫生事业服务，提高人民的健康水平，优化医疗服务水平与质量，降低医疗服务成本，是健康医疗大数据的重要意义。

健康医疗大数据在健康干预、临床诊疗、宏观决策等方面非常有效，当采集到大量人群的社会行为数据、生理指标数据与疾病数据，并对这些数据按大数据算法进行加工处理后，就能很好的实现健康干预、辅助临床诊疗，并为宏观决策提供可信的数据支撑。如在健康干预领域，人的健康受多种因素影响，比如遗传、生活习惯、自然社会环境与人文因素等，当采集到足量人群健康大数据样本并训练出健康分组模型后，就可以对具有同类特征人群的未来健康进行预估，并在此基础上进行有效干预，这种干预的精准度非常高。

3. 推进健康医疗大数据应用的基础条件

要推进健康医疗大数据的应用，除国家政策导向因素外，还需要具备一些基础条件，如技术基础、数据规范与数据标准，以及区域或全国性的全民健康信息平台建设等。

（1）技术基础条件 大数据处理与应用是非常复杂的体系，需要计算机相关技术的支撑。云计算、高速网络环境、数据安全存储技术、大数据软件体系、数据分析处理算法、数据采集工具与手段等都是大数据能落地的基础条件。随着技术的进步，这些前置条件在我国已基本成熟，能满足当前健康医疗大数据应用的需求。

（2）数据规范与数据标准 健康医疗大数据的应用需要全量连续性数据，而人的健康医疗数据来自于不同的机构、设备与不同的生命周期时间段。如果没有健康数据规范标准，人在不同机构与设备所采集的数据就无法有效整合。比如某患者在 A 医院就诊登记时只记录了患者的姓名，对患者的诊断结论用疾病中文名称进行记录，而在 B 医院只登记了患者的手机号，对患者的诊断结论用疾病编码进行记录，如果没有主索引等机制，则无法把此患者在不同的机构的医疗数据整合在一起，也无法对患者的疾病进行统计分析。因此，要推动健康医疗大数据应用，需要先推进数据规范与数据标准的制定工作。近年来，我国政府陆续颁布了大量的数据应用指南、数据标准等规范性文件，为我国健康医疗大数据的应用打下了坚实的基础。

（3）全民健康信息平台建设 全民健康信息平台是指以政府主导建设、合力建设，服务于群众健康管理、医疗卫生机构医疗业务活动，政府决策支持的专业化信息系统。全民健康信息平台分为国家平台、省平台、市平台及区县平台四级，其建设目标是成为各区域的健康医疗大数据平台。全民健康信息平台的建设解决了区域内健康大数据的标准、采集、共享、存储及应用支撑等问题，是健康医疗大数据的具体实现。

三、健康医疗大数据应用

健康医疗大数据是国家重要的基础性战略资源和重要的生产要素。要全面推进健康医疗大数据应用，使健康医疗大数据真正给老百姓带来获得感，给医疗卫生工作带来新方法，给卫生事业管理带来新手段。

1. 在公共卫生领域的应用

健康医疗大数据在公共卫生中的应用涵盖慢性病管理、免疫规划、传染病直报、职业病防控、突发公共卫生事件处理等领域。这些领域的数据具有大量性、长期性、连续性、突变性等特征，是大数据应用的典型场景。近年来，通过健康医疗大数据来提升慢性病的管防治已取得一定的成果，是老百姓能直接感受到的应用领域。除此之外，健康医疗大数据的应用还包括利用慢性病大数据管理系统干预亚健康人群健康生活方式、监督患病人群的用药与指标状态、制定个性化的健康管理处方、对高危指标人群进行预警与随访介入等。在传染病直报与突发公共卫生事件处理这两个领域的大数据应用，为各国在新冠疫情防控中的流调管理，感染趋势预测等提供了有力支撑。随着国家进一步推进"健康中国"战略，健康医疗大数据在公共卫生领域内的应用会得到进一步普及和深入，以充分提升公共卫生服务能力与应急能力。

2. 在临床医疗与医学科研领域的应用

大数据在临床医疗与医学科研领域的应用已较为广泛，较为典型的应用场景是人工智能影像分析、手术机器人等。除此之外，大数据在临床医疗与医学科研领域还有很多应用场景尚在探索与落地的过程中，较为热点的应用场景有。

（1）临床专科大数据系统　充分利用院内外的病历资料等，用大数据的方法充分挖掘历史病历资料中的深度价值，辅助医务人员更好地进行疾病诊断、治疗及开展相关科学研究。

（2）新药研发大数据系统　可以帮助机构进行新药的研发与临床试验。利用药物研发早期获得的数据建立相关分析模型，帮助药物研发机构确立药品化学结构式，有针对性进行结构改造，快速分析药物临床实验，建立药代动力学模型，高效评估疗效，预判不良反应，从而缩短研发周期，降低研发风险。

（3）基因大数据系统　辅助各机构进行遗传性疾病诊断与癌症早期筛查等应用。

3. 在卫生管理与统计决策领域的应用

大数据在卫生管理与统计决策领域的优势体现在可对全量数据按统计口径进行计算。比起过去用抽样或逐层统计的方式，具有严谨性、可靠性与权威性的优势，且效率更高，增加了管理者对结果的信任，促进卫生管理与卫生决策水平的提升。

大数据在卫生管理与统计决策领域的应用主要体现在两个方面：一是对业务的监管与问题发现；二是对决策的推理与研判。医疗卫生行业面对的是人的生命，因此其业务工作受到非常严格地监管。国家与地方制定了大量的监管与评估指标来确保医疗行为的合法、合规、质量及水平。随着监管工作的深化，监管指标所涉及数据的广度已跨越地区与机构，其粒度已细分到每个医疗业务过程。因此，只有用大数据的方法手段，才有可能实现这种精细化的管理。同时，通过大数据模型训练，发现医疗行为中非显著的问题与危险，提升管理水平。当管理部门拿到大量真实数据后，就能更好的利用数据进行决策模型的训练，在此基础上建设多参数决策推演系统，辅助管理者进行未来决策的科学选择。

小　结

本章内容讲述数据库技术的新发展。数据库的发展主要表现在数据库模式的发展、数据库技术的发展、新型数据库、大数据及应用等方面。这几方面的发展是相辅相成的，没有新的模式与技术，就不可能出现新型数据库。本章内容所涉及的领域较新、较广，学生可先试着理解这些与数据库相关的新名词、新概念与新技术。在此基础上认识到：新需求是数据库发展的源动力，新技术是解决数据库适应能力的手段，新模式是数据库发展能力的体现。本章是全书最后一章，学生在掌握了传统数据库的经典理论与方法后，通过本章的学习，能拓宽视野，提高数据库技术水平，掌握数据技术发展趋势，从而更好地把数据库新技术应用到医疗卫生事业中，为人民群众的健康服务。

习　题

1. 数据模型多样化发展主要表现在哪几个方面？
2. 数据库技术与新技术结合后产生哪几个新型数据库？
3. 简述 XML 数据模型在医学信息化中的应用情况。
4. 分布式数据库的特点是什么？
5. 什么是数据挖掘，它与传统统计分析的差异是什么？

6. 什么是大数据？

7. 硬件技术的发展对数据库技术有何影响？

8. 简述 DBMS 自适应管理的内容。

9. 简述对象关系数据库系统 3 条实现路线。

10. 什么是 NoSQL，其适用领域有哪些？

实 验

扫一扫，查阅本章数字资源，含PPT、音视频、图片等

实验1 DBMS 的安装

一、实验目的

1. 熟练掌握 DBMS 的安装。
2. 了解 DBMS 的系统构架和组件，为今后实验搭建平台。

二、实验平台

操作系统：Windows 10。

数据库管理系统：SQL SERVER 2019。在安装数据管理系统之前，请仔细检查硬件配置要求。

三、实验内容

1. 根据安装文件的要求及说明安装数据库管理系统。在安装过程中认真记录安装时的各项选择及设置，并且认真思考，为什么要做这样的设置，对今后的数据库管理系统是否有影响。

2. 如何启动和停止数据库服务，思考可以用哪些方式来完成启动和停止。

3. 了解 SQL SERVER 2019 的系统构架。

（1）了解数据库系统的逻辑组件　它们主要是数据库对象，包括基本表、视图、触发器、存储过程等。今后将学习如何操作这些数据对象。

（2）了解数据库的物理组件　思考数据库物理存储的存储单位是什么，数据主要是以什么方式存放，如何确定数据的存放位置。

4. 了解 SQL SERVER 2019 的管理和使用。例如，了解 SQL SERVER 2019 如何通过它提供的工具对数据和数据库服务器进行管理和使用。初步了解 SQL SERVER 2019 的主要功能和用法，为今后的实验做准备。

实验2 数据库、数据表的创建与维护

一、实验目的

1. 熟悉 DBMS 中 SQL 语句的执行环境。
2. 熟悉 SQL 语句的运行与调试基本方法。

3. 熟系 SQL 语句中数据库、表、索引的创建与维护。

4. 熟悉 DBMS 的数据类型。

二、实验平台

利用实验 1 中安装的 DBMS 提供的交互查询工具来操作 SQL 语言（SQL Server 中该工具为 Microsoft SQL Server Management Studio）。

三、实验内容和要求

1. 基础练习

（1）创建医院门诊系统数据库（名称为 HISDB），数据库的初始大小和位置根据需要自行定义。

（2）在 HISDB 中创建三张基本表医生表 Doctor、病人表 Patient 以及总费用表 CureFee，并为各张表建立主键、外键（需要时）以及各类自定义约束（需要时）。

（3）为 Doctor 表增加两列：性别 Sex CHAR（2）和年龄 Aage TINYINT。

（4）为 Doctor 表的列 Sex 增加默认约束 DF_Sex，要求默认为"男"。

（5）为 Doctor 表的列 Sex 增加检查约束 CK_Sex，要求取值为"男"或"女"。

（6）删除 Doctor 表的约束 DF_Sex。

（7）删除 Doctor 表的列 Aage。

（8）为 Doctor 表建立唯一索引，要求按医生 ID（dID）降序。

（9）试着删除 Doctor 表，理解出现的错误信息。

2. 加强练习

（1）在 DBMS 中创建一个数据库"学生选课"（S_T），然后在 S_T 数据库中创建学生情况表 Student，课程表 Course，学生选课表 SC。各张表的表结构如下。

Student 表结构

列名	描述	数据类型	长度	是否允许为空值	说明
Sno	学号	Char	11	N	主键
Sname	姓名	Char	8	N	
Ssex	性别	Char	2	Y	
Sbirth	出生年月	Smalldatetime		Y	
Sdept	所在系	Char	10	N	

Course 表结构

列名	描述	数据类型	长度	是否允许为空值	说明
Cno	课程号	Char	3	N	主键
Cname	课程名	Char	20	N	
Cpno	先修课	Char	10	Y	
Ccredit	学分	Tinyint		Y	小于 6

SC 表结构

列名	描述	数据类型	长度	是否允许为空值	说明
Sno	学号	Char	11	N	外键
Cno	课程号	Char	3	N	外键
Grade	成绩	numeric	(4, 1)	Y	

（2）对上述三张表完成以下操作。

1）将 Course 表中的 Cpno 列的长度改为 3。

2）将 Student 表中的 Sdept 列的长度改为 50。

3）为 Student 表中的 Ssex 列增加默认约束，默认值为"男"。

4）为 Course 表增加一列 Teacher，CHAR（8）。

5）删除 Course 表的 Teacher 列。

6）为 SC 表的 Grade 列创建检查约束 CK_SC_GRADE，要求 Grade 的取值范围为［0，100］。

7）为 Student 表创建唯一索引，要求按 Sno 升序。

8）为 SC 表创建唯一索引，要求按 Sno 升序，Cno 降序。

实验 3　数据表的单表查询

一、实验目的

1. 掌握 SELECT 语句的基本语法，理解 SELECT 的执行过程。

2. 掌握 WEHRE 子句的表达方法。

3. 理解 GROUP BY/HAVING 子句的作用，熟悉其使用方法。

4. 掌握 ORDER BY 子句的作用和使用方法。

二、实验平台

利用实验 1 中安装的 DBMS 提供的交互查询工具。

三、实验内容

1. 基础练习

打开"实验 2"中创建的数据库 HISDB，完成以下查询。

（1）查询"内科"医生的基本信息。

（2）查询年龄大于 30 岁的女病人的姓名、性别、年龄、电话。

（3）查询所有姓李的医生的基本信息。

（4）查询没有助手的医生的基本信息。

（5）查询病人的就诊信息，查询的结果按就诊总费用降序排列。

（6）统计每个医生接诊的所有病人的就诊总费。

（7）统计科室医生人数超过 1 个的科室。

2. 加强练习

打开"实验 2"中创建的数据库 S_T，完成以下查询。

（1）查询全体学生的姓名、年龄及所在系。

（2）查询选修了课程的学生学号。

（3）查询年龄在 18 – 20 岁间的 2013 级的学生姓名及学号。

（4）查询"CS"、"MA"、"IS"等系的学生的学号及姓名。

（5）查找所有姓李的学生的基本信息。

（6）查找所有已选修但没有成绩的学生学号。

（7）对所有选课的学生按学号进行升序排列，同时要求每个学生的成绩按照降序排列。

（8）统计每门课程的选课人数。

（9）统计重名的学生姓名及人数。

（10）统计男生与女生的人数。

（11）查询"CS"系年龄最大的学生的基本信息。

注意：每个查询都需要有不为空查询结果，因此需要读者自己提供相应的记录，在未掌握数据插入语句之前，可以直接将记录录入到数据库表中。

实验4　数据表的复合查询

一、实验目的

1. 理解连接查询的执行方式。
2. 熟练使用自然联接、自身连接、复合连接查询。
3. 理解外连接的作用并熟练使用。
4. 理解嵌套查询中的不相关子查询和相关子查询并熟练使用。
5. 理解带 EXITST 的嵌套查询。
6. 熟悉集合查询的用法。

二、实验平台

利用实验 1 中安装的 DBMS 提供的交互查询工具。

三、实验内容

1. 基础练习

打开"实验 2"中创建的数据库 HISDB，完成以下查询。

（1）查询"刘秀"医生诊治的病人的基本信息。

（2）用左外连接完成：查询所有医生诊治病人的情况。

（3）查询就诊费用超过 500 元的病人的基本信息及就诊总费用。

（4）用嵌套查询完成：查询与王丹医生同一科室的医生的基本信息。

（5）查询每个医生的病人就诊总费用超出该医生接诊所有病人的平均就诊总费用的医生 ID、病人和诊治费用。

（6）查询至少诊治了 p1 和 p3 病人的医生 ID。

2. 加强练习

打开"实验 2"中创建的数据库 S_T，完成以下查询。

（1）查询"IS"系学生的学号、所选课程名称及该门课程的成绩。

（2）查询"CS"系成绩不及格的学生姓名。

（3）查询每一门的课程的间接先修课程。

（4）查询所有的学生的选课情况，要求没有选课的学生的信息也能在结果中显示。

（5）查询每个学生超过他选修课程平均成绩的课程号，课程名称及成绩。

（6）查询"IS"系的学生以及"数据库系统原理"成绩在70~80之间的学生。

（7）用两种方法实现：选修了"001"课程和"002"课程的学生学号。

（8）查询至少选修了"001"课程和"002"课程的学生学号。

实验5　数据表的数据更新

一、实验目的

1. 掌握数据表中插入单条和多条记录的方法。

2. 掌握更新和删除记录的方法。

3. 理解更新操作对数据库中数据一致性问题的影响。

4. 理解完整性约束在数据更新时所起的作用。

二、实验平台

利用实验1中安装的 DBMS 提供的交互查询工具。

三、实验内容

1. 基础练习

打开"实验2"中创建的数据库 HISDB，完成以下操作。

（1）将表3-5、表3-6、表3-7的记录分别插入到 Doctor 表、Patient 表以及 CureFee 表中。

（2）新建一张表，并将所有医生的 ID、其接诊病人的总费用存入到该表中。

（3）给每个病人的总费用优惠5%。

（4）删除"内科"医生的诊治记录。

（5）试着从 Doctor 表删除医生 ID 为"d2"的医生，是否会出错，为什么？

2. 加强练习

打开"实验2"中创建的数据库 S_T，完成以下操作。

（1）给每张表插入三条记录。

（2）新建一张表，并将所有学生的学号、平均成绩增加到其中。

（3）假设所有的学生都选了"008"课程，请将记录一次性插入到 SC 表中。

（4）将"CS"系成绩不及格学生的成绩加5分。

（5）删除选了"数据库"课程的学生的选课记录。

（6）删除所有的学生记录。

实验6　视图的创建与更新

一、实验目的

1. 理解视图的作用。

2. 掌握视图的创建的方法，理解 WITH CHECK OPTION 子句的作用。

3. 掌握视图的查询。

4. 掌握视图更新的方法，理解视图的条件。

二、实验内容

1. 基础练习

打开"实验2"中创建的数据库 HISDB，完成以下操作。

（1）建立"呼吸科"医生视图 B_D。

（2）在 B_D 视图的基础上查询"呼吸科"的"主任医师"的基本信息。

（3）在 B_D 视图的基础上更改"李灿"医生的助手为"d3"。

2. 加强练习

打开"实验2"中创建的数据库 S_T，完成以下查询。

（1）建立信息系学生的视图。

> CREATE VIEW　IS_student
>
> AS
>
> SELECT * FROM Student　WHERE　Sdept = 'IS'
>
> WITH CHECK OPTION

并向该视图中插入类似以下的语句：

> INSERT INTO IS_student（Sno，Sname，Sage）
>
> VALUES（' 20121100101'，'王一'，20）

是否能插入成功，为什么，如何更改？

（2）建立"CS"系学生的视图 CS_S。

（3）在 CS_S 视图的基础上查询"CS"系男生的基本信息。

（4）在 CS_S 视图的基础上更改"张三"的出生年月为"1995 – 02 – 05"。

（5）建立"IS"系选修了"001"号课程的学生的视图 IS_SC。

（6）在视图 IS_S 的基础上建立信息系选修了 1 号课程且成绩在 90 分以上的学生的视图 IS_SC_C。

（7）删除"选修"表（SC 表），看看 IS_SC 视图以及 IS_SC_C 是否存在。

实验 7　数据库的完整性与安全性控制

一、实验目的

1. 理解并掌握利用 SQL 语言进行完整性控制的基本操作和命令。

2. 理解并掌握利用 SQL 语言进行安全性控制的基本操作和命令。

二、实验平台

SQL Server 2019

三、实验内容

1. 创建职工_收入数据库

2. 在该数据库下，创建 3 个基本表。

职工（职工号，姓名，性别，年龄）

职称（职称代码，称谓，工资标准，岗位津贴，挂号费标准）

聘任（职工号，职称代码，聘任时间）

创建时，先不设主键，检查是否能够插入重复值。

3. 给 3 个基本表添加主键：职工表主键为职工号，职称表主键为职称代码，聘任表主键为职工号和职称代码。

（1）检查是否能够插入重复值。

（2）检查聘任表中能否插入职工表和职称表中没有的职工号和职称代码。

4. 给聘任表添加外键，职工号为外键，被参照表为职工，职称代码为外键，被参照表为职称。检查聘任表中能否插入职工表和职称表中没有的职工号和职称代码。

5. 在职称表中创建触发器，修改或插入时触发，为主任医师的工资标准不得低于 5000 元，如果低于 5000 元，自动改为 5000 元。

6. 在服务器上创建两个以 SQL Server 身份验证的登录名，登录名称自定。为这两个登录名在数据库中分别映射两个用户为马丽、王萍。授予马丽对职工表 INSERT 权限，并允许她可以将此权限授予其他用户；授予王萍对 3 个基本表有 UPDATE 和 DELETE 权限；收回马丽的 INSERT 权限。

实验 8　SQL Server 数据库管理

一、实验目的

本实验主要了解 SQL Server 数据库的安全机制和备份策略。通过本实验，读者将学会用户的创建和权限的管理以及数据库的备份和恢复。

二、实验环境

- Microsoft SQL Server 2019
- HISDB 数据库

三、实验内容

1. 将 HISDB 数据库完全备份到磁盘文件 D：\\HisdbBackup 中，然后使用备份文件 D：\\HisdbBackup 进行完全恢复操作。

2. 建立一个名称为"HIS 维护计划"的数据库维护计划，将 HISDB 数据库每天0：00 备份到磁盘目录 D：\\下，事务日志每隔 8 小时备份一次到磁盘目录 D：\\下。

3. 将 HISDB 数据库中的病人信息表数据（Patient）导出到 Excel 文件 D：\\Patient. xls。

4. 将 HISDB 数据库进行分离，然后再练习附加数据库 HISDB_Data. MDF 的操作。

5. 创建一个用户名为"John"的用户，密码为"123456"，该用户对 HISDB 数据库中的 Patient 表只有查询的权限，没有删除、插入和修改权限。以该用户名和密码登录到 SQL Server 服务器，对 Patient 表进行查询、插入、删除和修改操作来验证用户权限。

6. 修改上题中"John"用户的权限，授予其对 Patient 表的查询、插入和修改权限，重新再对该用户权限进行验证。

7. 为 HISDB 数据库创建一个名称为"MyRole"的数据库角色，设置其对所有表具有 Select 权限，此外，对 Patient 表和 Doctor 表还具有修改、插入或删除权限，禁止在 Curefee 表执行Delete

操作。

8. 为 HISDB 数据库创建一个名称为"zhangsan"的用户，该用户对应 SQL Server 登录帐户"zhangsan"，将该用户添加为数据库角色 MyRole 的成员。

课程（大作业）设计

设计一个"药房库存管理系统"，包含如下基本内容。

1. 药房进货、库存和销售的药品近万种。

2. 每种药品的名称、剂型、用法、存量、厂家、进价、售价、进货日期、有效期、销售日期和特殊禁忌等均需记录。

3. 药物按品种可分为十几类（西药外用、西药内服、西药注射、中成药、中药饮片等）。

4. 每天、周、月、年药品的销售信息。

5. 每天、周、月、年药品的进货信息。

6. 库存的每种药品的详细信息。

主要参考文献

[1] （美）西尔伯沙茨，（美）科思，（印）苏达尔尚．数据库系统概念［M］.7 版．杨冬青，译．北京：机械工业出版社，2021.

[2] 王珊，萨师煊．数据库系统概论［M］.5 版．北京：高等教育出版社，2014.

[3] 万常选，廖国琼，吴京慧，等．数据库系统原理与设计［M］.3 版．北京：清华大学出版社，2018.

[4] 冯天亮．数据库原理及其医学应用［M］.北京：电子工业出版社，2014.

[5] 李玲玲．数据库原理及应用［M］.北京：电子工业出版社，2020.

[6] 李月军．数据库原理与设计：Oracle 版［M］.北京：清华大学出版社，2012.

[7] 屠建飞．SQL Server 2012 数据库管理［M］.2 版．北京：清华大学出版社，2016.

[8] 俞海，顾金媛．数据库基本原理及应用开发教程［M］.南京：南京大学出版社，2017.

[9] 李雁翎．数据库原理及应用——基于 GaussDB 的实现方法［M］.北京：清华大学出版社，2021.

[10] 苗雪兰，刘瑞新，宋歌，等．数据库系统原理及应用教程［M］.5 版．北京：机械工业出版社，2023.

[11] 何玉洁．数据库原理与应用［M］.3 版．北京：机械工业出版社，2017.

[12] 李俊山，叶霞．数据库原理及应用（SQL Server）［M］.4 版．北京：清华大学出版社，2020.

[13] 王洪峰．数据库系统原理与应用教程［M］.北京：科学出版社，2022.

[14] 贺桂英，周杰，王旅，等．数据库安全技术［M］.北京：人民邮电出版社，2018.

[15] 黄水萍，马振超．数据库安全技术［M］.北京：机械工业出版社，2022.

[16] 宋亚伟，吴晓光．数据库安全应用基础［M］.北京：高等教育出版社，2021.

[17] （美）斯坦普．信息安全原理与实践［M］.2 版．张戈，译．北京：清华大学出版社，2013.

[18] 范红，胡志昂，金丽娜，等．信息系统等级保护安全设计技术实现与使用［M］.北京：清华大学出版社，2010.

[19] 蒋建春，文伟平，焦健，等．信息安全工程师教程［M］.2 版．北京：清华大学出版社，2020.

[20] 中国国家标准化管理委员会．GB/T 20009-2019 信息安全技术数据库管理系统安全评估准则［S］.北京：中国标准出版社，2019.

[21] 国家质量技术监督局．GB 17859-1999 计算机信息系统安全保护等级划分准则［S］.

北京：中国标准出版社，1999.

[22] 徐洁磐，操凤萍．数据库系统教程［M］.2 版．北京：高等教育出版社，2018.

[23] 陈红，王珊，张孝，等．数据库系统原理教程［M］.2 版．北京：清华大学出版社，2021.

[24] 钱育蓉．数据库原理与技术（金仓 KingbaseES 版）［M］．北京：电子工业出版社，2022.

[25] 李俊山，叶霞．数据库原理及应用［M］.4 版．北京：清华大学出版社，2020.

[26] 张友生．软件体系结构原理、方法与实践［M］.3 版．北京：清华大学出版社，2021.

[27] 左美云．信息系统开发与管理教程［M］.4 版．北京：清华大学出版社，2020.

[28] 芦丽萍．网络数据库系统开发技术应用［M］．天津：南开大学出版社，2016.

[29] 刘云．医院信息系统［M］．南京：东南大学出版社，2022.

[30] 温川飙．数字化医疗软件［M］．北京：中国医药科技出版社，2011.

[31] 胡铮．电子病历系统［M］．北京：科学出版社，2011.

[32] 卫生部．医院信息系统基本功能规范［Z］，2002.

[33] 尹志宇，郭晴．数据库原理与应用教程——SQL Server 2012［M］．北京：清华大学出版社，2019.

[34] 卜耀华，石玉芳．PHP + MySQL 网站开发与实践教程［M］．北京：清华大学出版社，2019.

[35] 金小桃．健康医疗大数据［M］．北京：人民卫生出版社，2022.

教材目录

注：凡标☆号者为"核心示范教材"。

（一）中医学类专业

序号	书名	主编		主编所在单位	
1	中国医学史	郭宏伟	徐江雁	黑龙江中医药大学	河南中医药大学
2	医古文	王育林	李亚军	北京中医药大学	陕西中医药大学
3	大学语文	黄作阵		北京中医药大学	
4	中医基础理论☆	郑洪新	杨柱	辽宁中医药大学	贵州中医药大学
5	中医诊断学☆	李灿东	方朝义	福建中医药大学	河北中医药大学
6	中药学☆	钟赣生	杨柏灿	北京中医药大学	上海中医药大学
7	方剂学☆	李冀	左铮云	黑龙江中医药大学	江西中医药大学
8	内经选读☆	翟双庆	黎敬波	北京中医药大学	广州中医药大学
9	伤寒论选读☆	王庆国	周春祥	北京中医药大学	南京中医药大学
10	金匮要略☆	范永升	姜德友	浙江中医药大学	黑龙江中医药大学
11	温病学☆	谷晓红	马健	北京中医药大学	南京中医药大学
12	中医内科学☆	吴勉华	石岩	南京中医药大学	辽宁中医药大学
13	中医外科学☆	陈红风		上海中医药大学	
14	中医妇科学☆	冯晓玲	张婷婷	黑龙江中医药大学	上海中医药大学
15	中医儿科学☆	赵霞	李新民	南京中医药大学	天津中医药大学
16	中医骨伤科学☆	黄桂成	王拥军	南京中医药大学	上海中医药大学
17	中医眼科学	彭清华		湖南中医药大学	
18	中医耳鼻咽喉科学	刘蓬		广州中医药大学	
19	中医急诊学☆	刘清泉	方邦江	首都医科大学	上海中医药大学
20	中医各家学说☆	尚力	戴铭	上海中医药大学	广西中医药大学
21	针灸学☆	梁繁荣	王华	成都中医药大学	湖北中医药大学
22	推拿学☆	房敏	王金贵	上海中医药大学	天津中医药大学
23	中医养生学	马烈光	章德林	成都中医药大学	江西中医药大学
24	中医药膳学	谢梦洲	朱天民	湖南中医药大学	成都中医药大学
25	中医食疗学	施洪飞	方泓	南京中医药大学	上海中医药大学
26	中医气功学	章文春	魏玉龙	江西中医药大学	北京中医药大学
27	细胞生物学	赵宗江	高碧珍	北京中医药大学	福建中医药大学

序号	书 名	主 编		主编所在单位	
28	人体解剖学	邵水金		上海中医药大学	
29	组织学与胚胎学	周忠光	汪 涛	黑龙江中医药大学	天津中医药大学
30	生物化学	唐炳华		北京中医药大学	
31	生理学	赵铁建	朱大诚	广西中医药大学	江西中医药大学
32	病理学	刘春英	高维娟	辽宁中医药大学	河北中医药大学
33	免疫学基础与病原生物学	袁嘉丽	刘永琦	云南中医药大学	甘肃中医药大学
34	预防医学	史周华		山东中医药大学	
35	药理学	张硕峰	方晓艳	北京中医药大学	河南中医药大学
36	诊断学	詹华奎		成都中医药大学	
37	医学影像学	侯 键	许茂盛	成都中医药大学	浙江中医药大学
38	内科学	潘 涛	戴爱国	南京中医药大学	湖南中医药大学
39	外科学	谢建兴		广州中医药大学	
40	中西医文献检索	林丹红	孙 玲	福建中医药大学	湖北中医药大学
41	中医疫病学	张伯礼	吕文亮	天津中医药大学	湖北中医药大学
42	中医文化学	张其成	臧守虎	北京中医药大学	山东中医药大学
43	中医文献学	陈仁寿	宋咏梅	南京中医药大学	山东中医药大学
44	医学伦理学	崔瑞兰	赵 丽	山东中医药大学	北京中医药大学
45	医学生物学	詹秀琴	许 勇	南京中医药大学	成都中医药大学
46	中医全科医学概论	郭 栋	严小军	山东中医药大学	江西中医药大学
47	卫生统计学	魏高文	徐 刚	湖南中医药大学	江西中医药大学
48	中医老年病学	王 飞	张学智	成都中医药大学	北京大学医学部
49	医学遗传学	赵丕文	卫爱武	北京中医药大学	河南中医药大学
50	针刀医学	郭长青		北京中医药大学	
51	腧穴解剖学	邵水金		上海中医药大学	
52	神经解剖学	孙红梅	申国明	北京中医药大学	安徽中医药大学
53	医学免疫学	高永翔	刘永琦	成都中医药大学	甘肃中医药大学
54	神经定位诊断学	王东岩		黑龙江中医药大学	
55	中医运气学	苏 颖		长春中医药大学	
56	实验动物学	苗明三	王春田	河南中医药大学	辽宁中医药大学
57	中医医案学	姜德友	方祝元	黑龙江中医药大学	南京中医药大学
58	分子生物学	唐炳华	郑晓珂	北京中医药大学	河南中医药大学

（二）针灸推拿学专业

序号	书 名	主 编		主编所在单位	
59	局部解剖学	姜国华	李义凯	黑龙江中医药大学	南方医科大学
60	经络腧穴学☆	沈雪勇	刘存志	上海中医药大学	北京中医药大学
61	刺法灸法学☆	王富春	岳增辉	长春中医药大学	湖南中医药大学
62	针灸治疗学☆	高树中	冀来喜	山东中医药大学	山西中医药大学
63	各家针灸学说	高希言	王 威	河南中医药大学	辽宁中医药大学
64	针灸医籍选读	常小荣	张建斌	湖南中医药大学	南京中医药大学
65	实验针灸学	郭 义		天津中医药大学	

序号	书　名	主　编		主编所在单位	
66	推拿手法学☆	周运峰		河南中医药大学	
67	推拿功法学☆	吕立江		浙江中医药大学	
68	推拿治疗学☆	井夫杰	杨永刚	山东中医药大学	长春中医药大学
69	小儿推拿学	刘明军	邰先桃	长春中医药大学	云南中医药大学

（三）中西医临床医学专业

序号	书　名	主　编		主编所在单位	
70	中外医学史	王振国	徐建云	山东中医药大学	南京中医药大学
71	中西医结合内科学	陈志强	杨文明	河北中医药大学	安徽中医药大学
72	中西医结合外科学	何清湖		湖南中医药大学	
73	中西医结合妇产科学	杜惠兰		河北中医药大学	
74	中西医结合儿科学	王雪峰	郑　健	辽宁中医药大学	福建中医药大学
75	中西医结合骨伤科学	詹红生	刘　军	上海中医药大学	广州中医药大学
76	中西医结合眼科学	段俊国	毕宏生	成都中医药大学	山东中医药大学
77	中西医结合耳鼻咽喉科学	张勤修	陈文勇	成都中医药大学	广州中医药大学
78	中西医结合口腔科学	谭　劲		湖南中医药大学	
79	中药学	周祯祥	吴庆光	湖北中医药大学	广州中医药大学
80	中医基础理论	战丽彬	章文春	辽宁中医药大学	江西中医药大学
81	针灸推拿学	梁繁荣	刘明军	成都中医药大学	长春中医药大学
82	方剂学	李　冀	季旭明	黑龙江中医药大学	浙江中医药大学
83	医学心理学	李光英	张　斌	长春中医药大学	湖南中医药大学
84	中西医结合皮肤性病学	李　斌	陈达灿	上海中医药大学	广州中医药大学
85	诊断学	詹华奎	刘　潜	成都中医药大学	江西中医药大学
86	系统解剖学	武煜明	李新华	云南中医药大学	湖南中医药大学
87	生物化学	施　红	贾连群	福建中医药大学	辽宁中医药大学
88	中西医结合急救医学	方邦江	刘清泉	上海中医药大学	首都医科大学
89	中西医结合肛肠病学	何永恒		湖南中医药大学	
90	生理学	朱大诚	徐　颖	江西中医药大学	上海中医药大学
91	病理学	刘春英	姜希娟	辽宁中医药大学	天津中医药大学
92	中西医结合肿瘤学	程海波	贾立群	南京中医药大学	北京中医药大学
93	中西医结合传染病学	李素云	孙克伟	河南中医药大学	湖南中医药大学

（四）中药学类专业

序号	书　名	主　编		主编所在单位	
94	中医学基础	陈　晶	程海波	黑龙江中医药大学	南京中医药大学
95	高等数学	李秀昌	邵建华	长春中医药大学	上海中医药大学
96	中医药统计学	何　雁		江西中医药大学	
97	物理学	章新友	侯俊玲	江西中医药大学	北京中医药大学
98	无机化学	杨怀霞	吴培云	河南中医药大学	安徽中医药大学
99	有机化学	林　辉		广州中医药大学	
100	分析化学（上）（化学分析）	张　凌		江西中医药大学	

序号	书 名	主 编	主编所在单位	
101	分析化学（下）（仪器分析）	王淑美	广东药科大学	
102	物理化学	刘 雄 王颖莉	甘肃中医药大学	山西中医药大学
103	临床中药学☆	周祯祥 唐德才	湖北中医药大学	南京中医药大学
104	方剂学	贾 波 许二平	成都中医药大学	河南中医药大学
105	中药药剂学☆	杨 明	江西中医药大学	
106	中药鉴定学☆	康廷国 闫永红	辽宁中医药大学	北京中医药大学
107	中药药理学☆	彭 成	成都中医药大学	
108	中药拉丁语	李 峰 马 琳	山东中医药大学	天津中医药大学
109	药用植物学☆	刘春生 谷 巍	北京中医药大学	南京中医药大学
110	中药炮制学☆	钟凌云	江西中医药大学	
111	中药分析学☆	梁生旺 张 彤	广东药科大学	上海中医药大学
112	中药化学☆	匡海学 冯卫生	黑龙江中医药大学	河南中医药大学
113	中药制药工程原理与设备	周长征	山东中医药大学	
114	药事管理学☆	刘红宁	江西中医药大学	
115	本草典籍选读	彭代银 陈仁寿	安徽中医药大学	南京中医药大学
116	中药制药分离工程	朱卫丰	江西中医药大学	
117	中药制药设备与车间设计	李 正	天津中医药大学	
118	药用植物栽培学	张永清	山东中医药大学	
119	中药资源学	马云桐	成都中医药大学	
120	中药产品与开发	孟宪生	辽宁中医药大学	
121	中药加工与炮制学	王秋红	广东药科大学	
122	人体形态学	武煜明 游言文	云南中医药大学	河南中医药大学
123	生理学基础	于远望	陕西中医药大学	
124	病理学基础	王 谦	北京中医药大学	
125	解剖生理学	李新华 于远望	湖南中医药大学	陕西中医药大学
126	微生物学与免疫学	袁嘉丽 刘永琦	云南中医药大学	甘肃中医药大学
127	线性代数	李秀昌	长春中医药大学	
128	中药新药研发学	张永萍 王利胜	贵州中医药大学	广州中医药大学
129	中药安全与合理应用导论	张 冰	北京中医药大学	
130	中药商品学	闫永红 蒋桂华	北京中医药大学	成都中医药大学

（五）药学类专业

序号	书 名	主 编	主编所在单位	
131	药用高分子材料学	刘 文	贵州医科大学	
132	中成药学	张金莲 陈 军	江西中医药大学	南京中医药大学
133	制药工艺学	王 沛 赵 鹏	长春中医药大学	陕西中医药大学
134	生物药剂学与药物动力学	龚慕辛 贺福元	首都医科大学	湖南中医药大学
135	生药学	王喜军 陈随清	黑龙江中医药大学	河南中医药大学
136	药学文献检索	章新友 黄必胜	江西中医药大学	湖北中医药大学
137	天然药物化学	邱 峰 廖尚高	天津中医药大学	贵州医科大学
138	药物合成反应	李念光 方 方	南京中医药大学	安徽中医药大学

序号	书 名	主编		主编所在单位	
139	分子生药学	刘春生	袁 媛	北京中医药大学	中国中医科学院
140	药用辅料学	王世宇	关志宇	成都中医药大学	江西中医药大学
141	物理药剂学	吴 清		北京中医药大学	
142	药剂学	李范珠	冯年平	浙江中医药大学	上海中医药大学
143	药物分析	俞 捷	姚卫峰	云南中医药大学	南京中医药大学

（六）护理学专业

序号	书 名	主编		主编所在单位	
144	中医护理学基础	徐桂华	胡 慧	南京中医药大学	湖北中医药大学
145	护理学导论	穆 欣	马小琴	黑龙江中医药大学	浙江中医药大学
146	护理学基础	杨巧菊		河南中医药大学	
147	护理专业英语	刘红霞	刘 娅	北京中医药大学	湖北中医药大学
148	护理美学	余雨枫		成都中医药大学	
149	健康评估	阚丽君	张玉芳	黑龙江中医药大学	山东中医药大学
150	护理心理学	郝玉芳		北京中医药大学	
151	护理伦理学	崔瑞兰		山东中医药大学	
152	内科护理学	陈 燕	孙志岭	湖南中医药大学	南京中医药大学
153	外科护理学	陆静波	蔡恩丽	上海中医药大学	云南中医药大学
154	妇产科护理学	冯 进	王丽芹	湖南中医药大学	黑龙江中医药大学
155	儿科护理学	肖洪玲	陈偶英	安徽中医药大学	湖南中医药大学
156	五官科护理学	喻京生		湖南中医药大学	
157	老年护理学	王 燕	高 静	天津中医药大学	成都中医药大学
158	急救护理学	吕 静	卢根娣	长春中医药大学	上海中医药大学
159	康复护理学	陈锦秀	汤继芹	福建中医药大学	山东中医药大学
160	社区护理学	沈翠珍	王诗源	浙江中医药大学	山东中医药大学
161	中医临床护理学	裘秀月	刘建军	浙江中医药大学	江西中医药大学
162	护理管理学	全小明	柏亚妹	广州中医药大学	南京中医药大学
163	医学营养学	聂 宏	李艳玲	黑龙江中医药大学	天津中医药大学
164	安宁疗护	邸淑珍	陆静波	河北中医药大学	上海中医药大学
165	护理健康教育	王 芳		成都中医药大学	
166	护理教育学	聂 宏	杨巧菊	黑龙江中医药大学	河南中医药大学

（七）公共课

序号	书 名	主编		主编所在单位	
167	中医学概论	储全根	胡志希	安徽中医药大学	湖南中医药大学
168	传统体育	吴志坤	邵玉萍	上海中医药大学	湖北中医药大学
169	科研思路与方法	刘 涛	商洪才	南京中医药大学	北京中医药大学
170	大学生职业发展规划	石作荣	李 玮	山东中医药大学	北京中医药大学
171	大学计算机基础教程	叶 青		江西中医药大学	
172	大学生就业指导	曹世奎	张光霁	长春中医药大学	浙江中医药大学

序号	书 名	主 编		主编所在单位	
173	医患沟通技能	王自润	殷 越	大同大学	黑龙江中医药大学
174	基础医学概论	刘黎青	朱大诚	山东中医药大学	江西中医药大学
175	国学经典导读	胡 真	王明强	湖北中医药大学	南京中医药大学
176	临床医学概论	潘 涛	付 滨	南京中医药大学	天津中医药大学
177	Visual Basic 程序设计教程	闫朝升	曹 慧	黑龙江中医药大学	山东中医药大学
178	SPSS 统计分析教程	刘仁权		北京中医药大学	
179	医学图形图像处理	章新友	孟昭鹏	江西中医药大学	天津中医药大学
180	医药数据库系统原理与应用	杜建强	胡孔法	江西中医药大学	南京中医药大学
181	医药数据管理与可视化分析	马星光		北京中医药大学	
182	中医药统计学与软件应用	史周华	何 雁	山东中医药大学	江西中医药大学

（八）中医骨伤科学专业

序号	书 名	主 编		主编所在单位	
183	中医骨伤科学基础	李 楠	李 刚	福建中医药大学	山东中医药大学
184	骨伤解剖学	侯德才	姜国华	辽宁中医药大学	黑龙江中医药大学
185	骨伤影像学	栾金红	郭会利	黑龙江中医药大学	河南中医药大学洛阳平乐正骨学院
186	中医正骨学	冷向阳	马 勇	长春中医药大学	南京中医药大学
187	中医筋伤学	周红海	于 栋	广西中医药大学	北京中医药大学
188	中医骨病学	徐展望	郑福增	山东中医药大学	河南中医药大学
189	创伤急救学	毕荣修	李无阴	山东中医药大学	河南中医药大学洛阳平乐正骨学院
190	骨伤手术学	童培建	曾意荣	浙江中医药大学	广州中医药大学

（九）中医养生学专业

序号	书 名	主 编		主编所在单位	
191	中医养生文献学	蒋力生	王 平	江西中医药大学	湖北中医药大学
192	中医治未病学概论	陈涤平		南京中医药大学	
193	中医饮食养生学	方 泓		上海中医药大学	
194	中医养生方法技术学	顾一煌	王金贵	南京中医药大学	天津中医药大学
195	中医养生学导论	马烈光	樊 旭	成都中医药大学	辽宁中医药大学
196	中医运动养生学	章文春	邬建卫	江西中医药大学	成都中医药大学

（十）管理学类专业

序号	书 名	主 编		主编所在单位	
197	卫生法学	田 侃	冯秀云	南京中医药大学	山东中医药大学
198	社会医学	王素珍	杨 义	江西中医药大学	成都中医药大学
199	管理学基础	徐爱军		南京中医药大学	
200	卫生经济学	陈永成	欧阳静	江西中医药大学	陕西中医药大学
201	医院管理学	王志伟	翟理祥	北京中医药大学	广东药科大学
202	医药人力资源管理	曹世奎		长春中医药大学	
203	公共关系学	关晓光		黑龙江中医药大学	

序号	书 名	主编		主编所在单位	
204	卫生管理学	乔学斌	王长青	南京中医药大学	南京医科大学
205	管理心理学	刘鲁蓉	曾 智	成都中医药大学	南京中医药大学
206	医药商品学	徐 晶		辽宁中医药大学	

（十一）康复医学类专业

序号	书 名	主 编		主编所在单位	
207	中医康复学	王瑞辉	冯晓东	陕西中医药大学	河南中医药大学
208	康复评定学	张 泓	陶 静	湖南中医药大学	福建中医药大学
209	临床康复学	朱路文	公维军	黑龙江中医药大学	首都医科大学
210	康复医学导论	唐 强	严兴科	黑龙江中医药大学	甘肃中医药大学
211	言语治疗学	汤继芹		山东中医药大学	
212	康复医学	张 宏	苏友新	上海中医药大学	福建中医药大学
213	运动医学	潘华山	王 艳	广东潮州卫生健康职业学院	黑龙江中医药大学
214	作业治疗学	胡 军	艾 坤	上海中医药大学	湖南中医药大学
215	物理治疗学	金荣疆	王 磊	成都中医药大学	南京中医药大学